간호결과 및 측정지표

Nursing Outcomes
Measurement Indicators

간호결과 및 측정지표

Nursing Outcomes Measurement Indicators

최순희 · 이은주 · 박민정 · 김혜숙 · 김미향 · 최자윤

전남대학교출판부

머리말

전문직으로서의 간호는 독립적인 지식체에 근거한 간호사의 독자적인 기능이 핵심이다. 간호과정은 간호사가 실무에서 사용하는 과학적인 문제해결 방법으로, 이를 통해서 간호가 제공될 때 법적으로 인정되는 실무의 범위가 규명되고, 업무 수행에 따른 독자적인 역할과 책임의 한계가 명시될 수 있으므로 간호과정의 적용만이 간호실무의 과학화에 기여하게 된다. 그 동안 간호실무에서 간호과정의 적용을 촉진시키기 위해 표준화된 용어체계인 NANDA (North American Nursing Diagnosis Association) 간호진단분류, NIC(Nursing intervention classification) 간호중재분류 및 NOC(Nursing outcome classification) 간호결과분류체계가 개발되었고 이어서 NANDA－NOC－NIC 연계관련 연구가 진행되어 오고 있다.

간호과정은 흔히 사정, 진단, 계획, 수행 및 평가의 5단계로 설명되고 있지만 요즈음 계획단계를 결과계획과 중재계획의 두 단계로 구분하고 있다. 결과계획은 간호사들이 무엇을 생각하고 행할 것인가를 결정하는 것에 초점을 두며, 이 단계에서 설정된 기대되는 결과들은 대상자의 경과상태와 간호활동의 성공여부를 평가하는 기준으로 사용된다. 이 결과계획 시에 적용 가능한 NOC의 많은 표준화된 환자결과들은 근거중심 실무를 더욱 발전시키고 보건정책에 영향을 주기 위한 간호의 효과와 질 평가연구를 위해 매우 중요하며, 간호에 민감한 환자결과는 간호의 최소 자료세트의 하나로서 간호사에게 효과적인 간호실무 결정에 필요한 정보를 제공할 수 있다.

간호사들은 지난 수 십 년 동안 간호중재에 대한 결과를 기록해오고 있으나 일반화된 결과에 대한 용어부족과 결과관련 측정법의 결여로 간호중재의 효과성에 관한 정보를 수집하고 분석해서 합성하는데 어려움이 있었다. 간호사가 표준화된 결과자료를 사용하게 될 때 간호지식을 설명하고 진보된 이론의 개발과 보건정책수립을 위한 간호의 효과확인이 가능해진다.

현재 전자의무기록의 시행이나 건강관리제도 내에서 계속적으로 비용효과에 중점을 두는 상황에 직면하고 있는 간호현장에서 NOC결과에 근거한 실무가 이루어진다면 전문직 간호에서 결과측정을 위한 간호사의 노력이나 환자관리에 시간이 많이 소요되는 상황을 변화시킬 수 있어서 간호지식과 간호의 질을 증가시킬 것이다. 결과측정은 제공된 간호중재가 환자에게 효과가 있었는지를 파악하고 간호요구의 변화에 따른 의사결정시에 도움이 되는 것으로 입증되어 왔으므로 국내 간호교육이나 임상현장에서 표준화된 결과용어 사용 및 측정에 도움이 되고자 한다.

따라서 본 저서의 제 1부에서는 간호학생이나 임상, 지역사회, 가정 간호사가 간호현장에서 간호과정 적용 시에 필요한 표준화된 201개 간호진단명과 관련요인, 그 진단상의 문제가 해결되었을 때 대상자에게 나타날 기대되는 결과 그리고 그 결과에 도달하기 위해 수행되어야 할 주요 간호중재를 연계하여 서술하였다. 제 2부에서는 간호제공자들이 임상현장에서 특정한 간호결과에 관련된 환자상태를 평가하여 수량화할 때 쉽고 도움이 되도록 하기 위해 NOC 385개 간호결과들의 지표와 측정척도를 서술하였으므로 진단적 추론과 진단-결과-중재간의 연계검증에 관련된 연구와 교육을 촉진시킬 수 있을 뿐만 아니라 간호실무에 간호과정을 보다 손쉽게 적용하는데 유익할 것으로 기대된다.

2012년 1월　책임저자

목차

1. 간호결과의 중요성

보건의료전달의 결과를 측정하기 위해 고안된 다양한 평가도구들이 개발되어 사용됨으로써 의료전달을 향상시키고 의사들의 진료와 조직의 결과들에 대한 정보를 제공할 수 있게 되었지만 대부분의 평가시스템 안에서 간호중재와 결과들은 쉽사리 눈에 띄지 않고 있다. 또한 보건의료 제공자들간의 의사소통과 협동 부족으로 인해 환자 안전과 간호의 질이 저하되고 환자 케어의 우선순위에도 보건의료 팀원들 간에 차이가 있다고 보고되고 있다.

간호사는 다양한 현장에서 매일 환자에게 전달되는 보건의료를 모니터링하고 관리하는 것에 대한 일차적인 책임이 있으며, 환자의 합병증과 문제를 조기발견 해야 하고 부정적인 환자결과를 최소화시키는 조치를 취할 가장 좋은 위치에 있다. 간호사들의 임상적 추론과 의사결정은 질적인 보건의료에 매우 중요하고 환자의 안전과 질적 간호를 유지함에 있어서도 간호사의 역할이 중요하지만 간호중재에 대한 결과들은 대부분 간과되고 있다. 간호는 간호중재와 결과를 정의하고 이런 표준화된 명명법이 임상 간호 정보시스템과 대규모의 데이터 세트에 포함되어서 조직적인 분석에 이용되도록 함으로써 보건의료의 질을 향상시키고 환자 안전을 지키기 위한 노력이 필요한 실정이다.

2. 간호결과의 개발

간호의 질을 평가하기 위해 환자 결과들을 사용한 것은 1960년대 중반에 시작되었는데 그 당시 Aydelotte가 간호전달시스템의 효과를 평가하기 위해서 환자들의 행위적·신체적 특성의 변화들을 이용했다. 그 이후에 간호에 대한 결과측정법들이 개발되었고 다양한 환자결과들이 간호의 질과 간호중재의 효과를 평가하기 위해 사용되고 있다.

결과측정법들의 개발과 검증이외에도 간호사들은 결과들을 분류하였고 최근에는 핵심적인 결과 측정법들을 확인하기 위해 상당한 노력을 해오고 있다. 1970년대 후반에는 간호에 민감한 환자결과를 분류하는 초기 작업이 시작되었으며, Hover와 Zimmer는 환자의 지식에 초점을 둔 5가지 일반적인 결과 측정법들 즉 질병과 치료에 관한 지식, 투약에 관한 지식, 자가간호 기술, 적응행위 및 건강상태를 규명하였는데 그 당시 이런 광범위한 결과범주들은 간호사들이 사용한 환자결과를 재검토할 때 기반이 되었다.

1980년대에는 간호연구에 사용된 결과들을 재검토한 내용을 근거로 두 가지 결과 분류들이 공식화되었다. Lang과 Clinton은 다음과 같은 6가지 결과 범주들 즉 신체적 건강상태, 정신적 건강상태, 사회적·신체적 기능, 건강에 대한 태도, 지식, 행위, 전문적 건강자원 이용, 간호의 질에 대한 환자인지를 규명하였다. Marek은 간호를 평가하는데 사용된 연구결과들을 재검토해서 환자상태와 자원을 서술하고 있는 15가지 결과범주들 즉 생리학적 측정, 사회심리적 측정, 기능적 측정, 대상자 행위, 대상자 지식, 증상조절, 가정유지, 안녕, 목적달성, 환자만족, 안전, 서비스의 빈도, 비용, 재입원 및 간호진단의 해결을 확인하였다.

1990년대에는 보건의료의 효과성에 대한 중요성이 커짐에 따라 간호의 효과성을 평가하기 위한 핵심적 환자결과들을 확인하는 시도를 포함해서 환자간호결과 개발에 역점을 두게 되었다. 미국간호협회(ANA)는 병원들을 위해 Nursing Care Report Card를 개발하였는데 이는 구조, 과정 및 결과 지표들을 포함하고 있는 일련의 핵심적인 간호의 질 지표들을 확인해주고 있다. 결과 지표들은 사망율, 입원기간, 부작용, 병원감염이나 욕창과 같은 합병증 및 간호시 환자만족을 포함하고 있다. ANA 결과지표들은 개인적인 환자보다는 오히려 병원이나 환자 간호단위를 특징짓는 측정법들을 모아놓은 것이다.

간호중재에 민감한 핵심적인 결과측정법 규명이외에도 간호에 연관된 환자결과 그리고 환자 결과, 구조 및 과정 요소들 간의 관계를 서술하는 개념적 모형이나 틀 개발에 더욱 역점을 두게 되었다. 또한 간호용어와 분류법의 개발에 역점을 두게 되면서 간호를 위한 두 가지 다른 결과 체계들이 사용되고 검증되었다. 즉 결과사정 정보세트(Outcome Assessment Information Set: OASIS)가 개발되었는데 OASIS 자료세트는 환자의 인구학적이나 기타 정보 이외에 환자의 감각, 피부, 호흡, 배설, 신경, 정서, 행위 및 기능적 상태에 관한 정보를 포함한다. 또 다른 중요한 간호분류로서 국제간호 실무분류체계(International Classification for Nursing Practice: ICNP)가 개발되었다. ICNP는 세 개의 개념피라미드 즉 간호문제/진단인 간호현상을 서술하는 피라미드, 내·외과적 절차에 보충적인 간호활동을 서술하는 피라미드, 간호에 의한 임상결과를 서술하는 간호결과 피라미드로 구성되어 있다.

간호실무를 평가하는데 사용된 환자결과들의 추상성수준은 다양하다. 구체적인 측정법이 없는 많은 광범위한 결과 범주들이 확인되기도 했고 반대로 다양한 구체적인 결과 측정법들이 특정한 간호진단이나 중재에 대한 환자 결과들을 평가하기 위해 임상실무와 임상연구에서 사용되었다. 또한 중간의 추상성수준인 결과들의 수가 간호계획, 임상적 경로, 질 보장 프로그램 및 간호정보시스템에서 증가하고 있다. 불행히도 임상실무에서 사용된 많은 구체적인 중간수준의 결과들은 어떤 평가나 다른 세팅과의 연관성 없이 특정한 세팅을 위해 개발되었다. 그러므로 질적 간호를 위해서는 지속적으로 간호실무에 민감한 결과들을 확인해서 표준화시키고 검증해나가야 한다.

3. 간호결과 분류체계(Nursing Outcome Classification: NOC)

이 책에서 다루는 간호결과는 NOC의 결과들인데 NOC은 환자결과를 서술하고 있는 표준화된 용어들의 체계를 말한다. NOC에서의 결과는 간호중재에 민감하거나, 주로 간호중재의 영향을 많이 받는 측정 가능한 환자, 가족 또는 지역사회의 상태, 행위 또는 인지이며, 이는 하나의 변수로 개념화되어 광범위하게 진술된 1-3개 단어의 표준화된 이름이다. NOC에서 일컫는 간호에 민감한 결과는 간호중재를 통해서 도달될 수 있거나 중재의 영향을 받을 수 있는 중재에 대한 대상자의 반응으로 정의되며, 그 결과는 대상자의 상태가 긍정적 변화, 부정적 변화 또는 무변화인지를 확인할 수 있도록 중립적 상태로 서술되어 있다. 각 결과마다 명칭, 정의, 지표목록 및 Likert형의 측정척도가 포함되어 있으며, 결과가 측정되기 위해서는 좀 더 구체적인 다양한 지표들이 확인되어야 한다.

1) 개발배경

간호사들이 제공한 간호중재에 대한 대상자들의 반응인 간호결과의 규명과 측정을 위한 표준화된 용어의 개발이 필요하다고 생각되어 1991년 간호에 민감한 환자결과에 대한 분류체계를 개발하기 위해 Marion Johnson과 Meridean Maas가 이끄는 연구팀이 Iowa대학에서 구성되었다. 이 대규모 연구팀은 Sigma Theta International과 NINR로부터 연구에 필요한 자금지원을 받아 NIC 개발시 사용되었던 과정과 유사한 일련의 연구단계들을 거쳐서 간호중재에 의해 민감하게 나타나는 대상자들의 반응을 개념화하고 명명하여 분류한 Nursing Outcomes Classification (NOC)을 개발하였다. 처음에는 간호중재 후 환자상태의 변화를 측정하고 평가할 수 있는 190개 결과를 포함한 NOC을 발표하였고, 2000년에 NOC은 7개영역, 29개 범주 및 260개 결과로 보완되었다. 최근 2008년에 NOC은 7개 영역, 38개 범주 및 385개 간호결과들로 구성되어 있다.

2) 구성

NOC은 환자 및 가족 간호제공자들에 대한 결과를 포함하고 있으며, 간호중재에 반응을 보일 것으로 기대되는 지표들을 사용하여 환자나 간호제공자의 상태를 서술하고 있다.

NOC은 간호결과의 추상성 수준에 따라 3단계 즉 가장 높은 추상성 수준인 영역(domain), 높은 추상성 수준인 범주(class) 및 중간 정도의 추상성 수준인 명칭(label)으로 나누어져 있다. 또한 낮은 정도의 추상성 수준인 지표와 경험적 수준인 측정척도도 포함되어 있다.

NOC은 NIC과 같이 사용의 편리를 위해 7개 영역들과 38개 범주들로 분류되어 있으며, 각 영역(1-7)과 범주(A-Z, a-e)는 코드화가 완성되었고, NOC의 각 결과도 전산화를 용이하게 해주는 고유번호를 가지고 있다.

NOC에서 코드화가 중요한 이유는 각 분류체계의 요소를 표현하고 있고, 컴퓨터 시스템에서 NOC의 사용을 촉진시키며, 대규모의 지역적, 국가적 건강관련 데이터베이스와 연결될 수 있는 간호자료 세트를 개발가능하게 하고, 환자간호의 질을 향상시키기 위한 환자결과의 평가를 촉진시키는 역할을 하기 때문이다. NOC의 코드화 체계는 영역, 범주, 명칭, 지표, 측정척도 그리고 사용자가 매기는 실제적인 점수를 포함한다.

3) 영역, 범주 및 결과명

NOC의 7개 영역, 38개 범주 및 385개 결과명들을 제시해보면 아래와 같다.

영 역	범 주	간 호 결 과 명
1. 기능적 건강	A. 에너지유지	활동 내구성(Activity Tolerance)
		내구력(Endurance)
		에너지 보존(Energy Conservation)
		피로 수준(Fatigue Level)
		휴식(Rest)
		수면(Sleep)
		정신운동 에너지(Psychomotor Energy)
	B. 성장과 발달	아동 발달: 1개월(Child Development: 1 Months)
		아동 발달: 2개월(Child Development: 2 Months)
		아동 발달: 4개월(Child Development: 4 Months)
		아동 발달: 6개월(Child Development: 6 Months)
		아동 발달: 12개월(Child Development: 12 Months)
		아동 발달: 2세(Child Development: 2 Years)
		아동 발달: 3세(Child Development: 3 Years)
		아동 발달: 4세(Child Development: 4 Years)
		아동 발달: 5세(Child Development: 5 Years)
		아동 발달: 학령기(6~11세)(Child Development: Middle Childhood(6~11 Years))
		아동 발달: 청소년기(12~17세)(Child Development: Adolescence(12~17 Years))
		발달: 성인 후기(Development: Late Adulthood)
		발달: 성인 중기(Development: Middle Adulthood)
		발달: 성인 초기(Development: Young Adulthood)
		태아 상태: 산전(Fetal Status: Antepartum)
		태아 상태: 분만중(Fetal Status: Intrapartum)
		성장(Growth)
		신생아 적응(Newborn Adaptation)

영 역	범 주	간 호 결 과 명
	B. 성장과 발달	신체적 노화(Physical Aging)
		신체적 성숙: 여성(Physical Maturation: Female)
		신체적 성숙: 남성(Physical Maturation: Male)
		놀이 참여(Play Participation)
		조산 영아 조직화(Preterm Infant Organization)
		성 기능(Sexual Functioning)
	C. 기동성	이동(Ambulation)
		이동: 휠체어(Ambulation: Wheelchair)
		균형(Balance)
		체위변경: 자기 주도(Body Positioning: Self-Initiated)
		부동의 결과: 생리적(Immobility Consequences: Physiological)
		부동의 결과: 심리-인지적(Immobility Consequences: Psycho-Cognitive)
		관절운동(Joint Movement)
		관절운동: 팔꿈치(Joint Movement: Elbow)
		관절운동: 손가락(Joint Movement: Fingers)
		관절운동: 엉덩이(Joint Movement: Hip)
		관절운동: 무릎(Joint Movement: Knee)
		관절운동: 목(Joint Movement: Neck)
		관절운동: 수동적(Joint Movement: Passive)
		관절운동: 어깨(Joint Movement: Shoulder)
		관절운동: 척추(Joint Movement: Spine)
		관절운동: 손목(Joint Movement: Wrist)
		기동력(Mobility)
		골격 기능(Skeletal Function)
		이동 수행(Transfer Performance)
	D. 자가 간호	퇴원준비: 독립적인 생활(Discharge Readiness: Independent Living)
		퇴원준비: 지원받는 생활(Discharge Readiness: Supported Living)
		자가 간호 상태(Self-Care Status)
		자가 간호: 일상 생활 활동(Self-Care: Activities of Daily Living (ADL))
		자가 간호: 목욕(Self-Care: Bathing)
		자가 간호: 옷입기(Self-Care: Dressing)
		자가 간호: 음식섭취(Self-Care: Eating)
		자가 간호: 위생(Self-Care: Hygiene)
		자가 간호: 도구적 일상 생활 활동(Self-Care: Instrumental Activities of Daily Living (IADL))
		자가 간호: 경구 및 국소투약(Self-Care: Non-Parenteral Medication)
		자가 간호: 구강 위생(Self-Care: Oral Hygiene)
		자가 간호: 비경구 투약(Self-Care: Parenteral Medication)
		자가 간호: 배뇨/배변(Self-Care: Toileting)
2. 생리적 건강	E. 심폐기계	혈액응고(Blood Coagulation)
		혈액손실 심각성(Blood Loss Severity)
		심박효율(Cardiac Pump Effectiveness)

영 역	범 주	간 호 결 과 명
	E. 심폐기계	심폐상태(Cardiopulmonary Status)
		순환상태(Circulation Status)
		인공호흡기 반응: 성인(Mechanical Ventilation Response: Adult)
		인공호흡기 제거 반응: 성인(Mechanical Ventilation Weaning Response: Adult)
		호흡 상태(Respiratory Status)
		호흡기 상태: 기도 개방(Respiratory Status: Airway Patency)
		호흡 상태: 가스 교환(Respiratory Status: Gas Exchange)
		호흡 상태: 환기(Respiratory Status: Ventilation)
		조직 관류: 복부 장기(Tissue Perfusion: Abdominal Organs)
		조직 관류: 심장(Tissue Perfusion: Cardiac)
		조직 관류: 세포(Tissue Perfusion: Cellular)
		조직 관류: 뇌(Tissue Perfusion: Cerebral)
		조직 관류: 말초(Tissue Perfusion: Peripheral)
		조직 관류: 폐(Tissue Perfusion: Pulmonary)
	F. 배설	배변 조절(Bowel Continence)
		배변(Bowel Elimination)
		신장기능(Kidney Function)
		배뇨조절(Urinary Continene)
		배뇨(Urinary Elimination)
	G. 수분과 전해질	전해질 및 산/염기 균형(Electrolyte & Acid/Base Balance)
		체액 균형(Fluid Balance)
		체액 과다 심각성(Fluid Overload Severity)
		수화(Hydration)
	H. 면역 반응	알러지 반응: 국소적(Allergic Response: Localized)
		알러지 반응: 전신의(Allergic Response: Systemic)
		천식 자가관리(Asthma Self-Management)
		수혈 반응(Blood Transfusion Reaction)
		면역과민반응(Immune Hypersensitivity Response)
		면역상태(Immune Status)
		감염 심각성(Infection Severity)
		감염 심각성: 신생아(Infection Severity: Newborn)
	I. 대사조절	체온 조절(Thermoregulation)
		체온 조절: 신생아(Thermoregulation: Neonate)
		활력징후(Vital Signs)
		체중: 체질량(Weight: Body Mass)
	J. 신경인지적	급성혼돈 수준(Acute Confusion Level)
		인지력(Cognition)
		지남력(Cognitive Orientation)
		의사소통(Communication)
		의사소통: 표현력(Communication: Expressive)
		의사소통: 수용능력(Communication: Receptive)

영역	범주	간호결과명
	J. 신경인지적	집중력(Concentration) 의사결정(Decision Making) 환부에 대한 주의(Heedfulness of Affected Side) 과잉행동 수준(Hyperactivity Level) 정보처리(Information Processing) 기억력(Memory) 신경계 상태(Neurological Status) 신경계 상태: 자율신경(Neurological Status: Autonomic) 신경계 상태: 중추 운동 조절(Neurological Status: Central Motor Control) 신경계 상태: 의식(Neurological Status: Consciousness) 신경계 상태: 뇌신경 감각/운동 기능(Neurological Status: Cranial Sensory/Motor Function) 신경계 상태: 말초(Neurological Status: Peripheral) 신경계 상태: 척수 감각/운동 기능(Neurological Status: Spinal Sensory/Motor Function)
	K. 영양	식욕(Appetite) 모유수유 관계형성: 영아(Breastfeeding Establishment: Infant) 모유수유 관계형성: 모성(Breastfeeding Establishment: Maternal) 모유수유 유지(Breastfeeding Maintenance) 모유수유 중단(Breastfeeding Weaning) 위장관 기능(Gastrointestinal Function) 영양 상태(Nutritional Status) 영양 상태: 생화학적 측정(Nutritional Status: Biochemical Measures) 영양 상태: 에너지(Nutritional Status: Energy) 영양 상태: 음식 및 수분 섭취(Nutritional Status: Food & Fluid Intake) 영양 상태: 영양소 섭취(Nutritional Status: Nutrient Intake) 연하 상태(Swallowing Status) 연하 상태: 식도 부분(Swallowing Status: Esophageal Phase) 연하 상태: 구강 부분(Swallowing Status: Oral Phase) 연하 상태: 인두 부분(Swallowing Status: Pharyngeal Phase)
	a. 치료적 반응	혈당수준(Blood Glucose Level) 투약 반응(Medication Response) 절차 후 회복(Post-Procedure Recovery) 전신적 독소 제거: 투석(Systemic Toxin Clearance: Dialysis)
	L. 조직통합	골 치유(Bone Healing) 화상 치유(Burn Healing) 화상 회복(Burn Recovery) 혈액투석 접근성(Hemodialysis Access) 구강 위생(Oral Hygiene) 조직 통합성: 피부와 점막(Tissue Integrity: Skin & Mucus Membranes) 상처 치유: 일차 유합(Wound Healing: Primary Intention) 상처 치유: 이차 유합(Wound Healing: Secondary Intention)

영 역	범 주	간 호 결 과 명
	Y. 감각기능	감각기능(Sensory Function) 감각기능: 촉각(Sensory Function: Cutaneous) 감각기능: 청각(Sensory Function: Hearing) 감각기능: 고유수용감각(Sensory Funtion: Proprioception) 감각기능: 미각과 후각(Sensory Function: Taste & Smell) 감각기능: 시각(Sensory Function: Vision)
3. 정신사회적 건강	M. 정신적 안녕	초조감 수준(Agitation Level) 불안수준(Anxiety Level) 신체상(Body Image) 우울 수준(Depression Level) 공포의 수준(Fear Level) 공포의 수준: 아동(Fear Level: Child) 희망(Hope) 정체성(Identity) 외로움 심각성(Loneliness Severity) 마음의 평정(Mood Equilibrium) 동기(Motivation) 자존감(Self-Esteem) 성 정체성: 수용(Sexual Identity: Acceptance) 스트레스 수준(Stress Level) 삶에 대한 의지(Will to Live)
	N. 정신사회적 적응	수용: 건강상태(Acceptance: Health Status) 신체적 장애에 대한 적응(Adaptation to Physical Disability) 아동의 입원생활 적응(Child Adaptation to Hospitalization) 대응(Coping) 위엄있는 죽음(Dignified Life Closure) 비통감 해소(Grief Resolution) 개인적 회복력(Personal Resiliency) 심리사회적 적응: 생활 변화(Psychosocial Adjustment: Life Change)
	O. 자기 통제	학대행위 자기억제(Abusive Behavior Self-Restraint) 공격성 조절(Aggression Self-Control) 불안 조절(Anxiety Self-Control) 우울 조절(Depression Self-Control) 왜곡된 사고에 대한 통제(Distorted Thought Self-Control) 두려움 조절(Fear Self-Control) 충동 자가 조절(Impulse Self-Control) 자해 억제(Self-Mutilation Restraint) 물질 중독 결과(Substance Addiction Consequences) 자살자제(Suicide Self-Restraint)
	P. 사회적 상호작용	부모-영아 애착(Parent-Infant Attachment) 역할 수행(Role Performance)

영 역	범 주	간 호 결 과 명
	P. 사회적 상호작용	사회적 상호작용 기술(Social Interaction Skills) 사회적 참여(Social Involvement) 사회적 지지(Social Support)
4. 건강 지식 및 행위	Q. 건강행위	치료이행 행위(Adherence Behavior) 치료이행 행위: 건강식이(Adherence Behavior: Healthy Diet) 알코올 남용 중단 행동(Alcohol Abuse Cessation Behavior) 천식 자가 관리(Asthma Self-Management) 신체 역학 수행(Body Mechanics Performance) 심질환 자가 관리(Cardiac Disease Self-Management) 순응행위(Compliance) 순응행위: 처방식이(Compliance Behavior: Prescribed Diet) 순응행위: 처방약물(Compliance Behavior: Prescribed Medication) 당뇨 자가관리(Diabetes Self-Management) 약물남용 중단행동(Drug Abuse Cessation Behavior) 건강 증진 행위(Health Promoting Behavior) 건강 추구 행위(Health Seeking Behavior) 청력 보상 행위(Hearing Compensation Behavior) 여가활동 참여(Leisure Participation) 다발성 경화증 자가관리(Multiple Sclerosis Self-Management) 오심과 구토 조절(Nausea&Vomiting Control) 장루 자가간호(Ostomy Self-Care) 통증 조절(Pain Control) 보건 의료 결정 참여(Participation in Health Care Decisions) 개인적 자율성(Personal Autonomy) 산후 모성 건강 행위(Postpartum Maternal Health Behavior) 산전 건강 행위(Prenatal Health Behavior) 발작 조절(Seizure Control) 간호에 대한 자가 지시(Self-Direction of Care) 금연 행위(Smoking Cessation Behavior) 증상 조절(Symptom Control) 치료행위: 질병 또는 손상(Treatment Behavior: Illness or Injury) 시력 보상 행위(Vision Compensation Behavior) 체중증가 행위(Weight Gain Behavior) 체중감소 행위(Weight Loss Behavior) 체중유지 행위(Weight Maintenance Behavior)
	R. 건강신념	건강 신념(Health Beliefs) 건강 신념: 인지된 수행 능력(Health Beliefs: Perceived Ability to Perform) 건강 신념: 인지된 통제력(Health Beliefs: Perceived Control) 건강 신념: 인지된 자원(Health Beliefs: Perceived Resources) 건강 신념: 인지된 위협(Health Beliefs: Perceived Threat) 건강에 대한 견해(Health Orientation)

영 역	범 주	간 호 결 과 명
	S. 건강지식	지식: 관절염 관리(Knowledge: Arthritis Management)
		지식: 천식 관리(Knowledge: Asthma Management)
		지식: 신체 역학(Knowledge: Body Mechanics)
		지식: 모유 수유(Knowledge: Breastfeeding)
		지식: 암 관리(Knowledge: Cancer Management)
		지식: 암 위협 감소(Knowledge: Cancer Threat Reduction)
		지식: 심장질환 관리(Knowledge: Cardiac Disease Management)
		지식: 울혈성 심부전 관리(Knowledge: Congestive Heart Failure Management)
		지식: 아동 신체 안전(Knowledge: Child Physical Safety)
		지식: 임신 예방(Knowledge: Conception Prevention)
		지식: 우울 관리(Knowledge: Depression Management)
		지식: 당뇨병 관리(Knowledge: Diabetes Management)
		지식: 식이(Knowledge: Diet)
		지식: 질병 과정(Knowledge: Disease Process)
		지식: 에너지 보존(Knowledge: Energy Conservation)
		지식: 낙상 예방(Knowledge: Fall Prevention)
		지식: 생식능력 증진(Knowldege: Fertility Promotion)
		지식: 건강 행위(Knowledge: Health Behaviors)
		지식: 건강 증진(Knowledge: Health Promotion)
		지식: 건강 자원(Knowledge: Health Resources)
		지식: 고혈압 관리(Knowledge: Hypertension Management)
		지식: 질병 간호(Knowledge: Illness Care)
		지식: 영아 간호(Knowledge: Infant Care)
		지식: 감염 관리(Knowledge: Infection Management)
		지식: 진통과 분만(Knowledge: Labor and Delivery)
		지식: 투약(Knowledge: Medication)
		지식: 다발성 경화증 관리(Knowledge: Multiple Sclerosis Management)
		지식: 장루 간호(Knowledge: Ostomy Care)
		지식: 통증 관리(Knowledge: Pain Management)
		지식: 양육(Knowledge: Parenting)
		지식: 개인의 안전(Knowledge: Personal Safety)
		지식: 산후 모성 건강(Knowledge: Postpartum Maternal Health)
		지식: 임신전 모성건강(Knowledge: Preconception Maternal Health)
		지식: 임신(Knowledge: Pregnancy)
		지식: 임신/산후 성기능(Knowledge: Pregnancy & Postpartum Sexual Functioning)
		지식: 처방된 활동(Knowledge: Prescribed Activity)
		지식: 미숙아 간호(Knowledge: Preterm Infant Care)
		지식: 성 기능(Knowledge: Sexual Functioning)
		지식: 물질 사용 통제(Knowledge: Substance Use Control)
		지식: 치료 절차(Knowledge: Treatment Procedure(s))
		지식: 치료 요법(Knowledge: Treatment Regimen)
		지식: 체중 관리(Knowledge: Weight Management)

영 역	범 주	간 호 결 과 명
	T. 위험통제 및 안전	흡인 예방(Aspiration Prevention)
		도주 발생(Elopement Occurrence)
		도주습관 위험(Elopement Propensity Risk)
		낙상 예방 행위(Fall Prevention Behavior)
		낙상 발생(Falls Occurrence)
		예방접종 행위(Immunization Behavior)
		개인 안전 행위(Personal Safety Behavior)
		신체적 상해 심각성(Physical Injury Severity)
		절차전 준비성(Pre-Procedure Readiness)
		위험 통제(Risk Control)
		위험 통제: 음주(Risk Control: Alcohol Use)
		위험 통제: 암(Risk Control: Cancer)
		위험 통제: 심혈관 건강(Risk Control: Cardiovascular Health)
		위험 통제: 약물 사용(Risk Control: Drug Use)
		위험 통제: 청력 손상(Risk Control: Hearing Impairment)
		위험 통제: 고체온(Risk Control: Hyperthermia)
		위험 통제: 저체온(Risk Control: Hypothermia)
		위험 통제: 감염과정(Risk Control: Infectious Process)
		위험 통제: 성전염성질환(Risk Control: Sexually Transmitted Diseases (STD))
		위험 통제: 태양 노출(Risk Control: Sun Exposure)
		위험 통제: 담배 사용(Risk Control: Tobacco Use)
		위험 통제: 원하지 않는 임신(Risk Control: Unintended Pregnancy)
		위험 통제: 시력 손상(Risk Control: Visual Impairment)
		위험 발견(Risk Detection)
		안전한 가정환경(Safe Home Environment)
		안전한 배회(Safe Wandering)
5. 인지된 건강	U. 건강과 삶의 질	안위 상태(Comfort Status)
		안위 상태: 환경(Comfort Status: Environment)
		안위 상태: 신체적(Comfort Status: Physical)
		안위 상태: 심리영적(Comfort Status: Psychospiritual)
		안위 상태: 사회문화적(Comfort Status: Sociocultural)
		편안한 죽음(Comfortable Death)
		개인적 건강상태(Personal Health Status)
		개인적 안녕(Personal Well-Being)
		삶의 질(Quality of Life)
		영적 건강(Spiritual Health)
		학생 건강 상태(Student Health Status)
	V. 징후 상태	불편감 수준(Discomfort Level)
		오심과 구토: 파괴적 영향(Nausea & Vomiting: Disruptive Effects)
		오심과 구토: 심각성(Nausea & Vomiting Severity)
		통증: 부정적인 심리 반응(Pain: Adverse Psychological Response)
		통증: 파괴적 영향(Pain: Disruptive Effects)

영 역	범 주	간 호 결 과 명
	V. 징후 상태	통증수준(Pain Level) 물질 금단 심각성(Substance Withdrawal Severity) 고통의 심각성(Suffering Severity) 증상 심각성(Symptom Severity) 증상 심각성: 폐경 전후(Symptom Severity: Perimenopause) 증상 심각성: 월경전 증후군(Symptom Severity: Premenstrual Syndrome(PMS))
	e-간호에 대한 만족	대상자 만족(Client Satisfaction) 대상자 만족: 간호 자원에의 접근성(Client Satisfaction: Access to Care Resources) 대상자 만족: 돌봄(Client Satisfaction: Caring) 대상자 만족: 사례관리(Client Satisfaction: Case Management) 대상자 만족: 의사소통(Client Satisfaction: Communication) 대상자 만족: 간호의 지속성(Client Satisfaction: Continuity of Care) 대상자 만족: 문화적 욕구 충족(Client Satisfaction: Cultural Needs Fulfillment) 대상자 만족: 기능적 도움(Client Satisfaction: Functional Assistance) 대상자 만족: 통증 관리(Client Satisfaction: Pain Management) 대상자 만족: 물리적 환경(Client Satisfaction: Physical Environment) 대상자 만족: 권리 보호(Client Satisfaction: Protection of Rights) 대상자 만족: 심리적 간호(Client Satisfaction: Psychological Care) 대상자 만족: 안전(Client Satisfaction: Safety) 대상자 만족: 증상 조절(Client Satisfaction: Symptom Control) 대상자 만족: 교육(Client Satisfaction: Teaching) 대상자 만족: 간호의 기술적 측면(Client Satisfaction: Technical Aspects of Care)
6. 가족건강	W. 가족 간호 제공자 상태	환자 입원에 대한 돌봄제공자의 적응(Caregiver Adaptation to Patient Institutionalization) 돌봄제공자의 가정 간호 준비(Caregiver Home Care Readiness) 돌봄제공자의 생활양식 방해(Caregiver Lifestyle Disruption) 돌봄제공자-환자 관계(Caregiver-Patient Relationship) 돌봄제공자의 수행: 직접 간호(Caregiver Performance: Direct Care) 돌봄제공자의 수행: 간접 간호(Caregiver Performance: Indirect Care) 돌봄제공자 역할 인내(Caregiver Role Endurance) 돌봄제공자의 스트레스원(Caregiver Stressors)
	Z. 가족구성원 상태	학대 중지(Abuse Cessation) 학대 보호(Abuse Protection) 학대 회복(Abuse Recovery) 학대 회복: 감정적(Abuse Recovery: Emotional) 학대 회복: 재정적(Abuse Recovery: Financial) 학대 회복: 신체적(Abuse Recovery: Physical) 학대 회복: 성적(Abuse Recovery: Sexual) 돌봄제공자의 정서적 건강(Caregiver Emotional Health) 돌봄제공자의 신체적 건강(Caregiver Physical Health) 돌봄제공자의 안녕(Caregiver Well-Being) 모성 상태: 산전(Maternal Status: Antepartum)

영 역	범 주	간 호 결 과 명
	Z. 가족구성원 상태	모성 상태: 분만중(Maternal Status: Intrapartum) 모성 상태: 산후(Maternal Status: Postpartum) 방치 중단(Neglect Cessation) 방치 회복(Neglect Recovery)
	X. 가족안녕	가족 대응(Family Coping) 가족 기능(Family Functioning) 가족 건강상태(Family Health Status) 가족 통합성(Family Integrity) 가족 정상화(Family Normalization) 전문 간호에 가족의 참여(Family Participation in Professional Care) 가족 회복력(Family Resiliency) 가족의 사회적 분위기(Family Social Climate) 치료 중 가족 지지(Family Support During Treatment)
	d-양육	양육: 청소년 신체적 안전(Parenting: Adolescent Physical Safety) 양육: 초기/중기 아동기 신체적 안전 (Parenting: Early/ Middle Childhood Physical Safety) 양육: 영아/유아 신체적 안전(Parenting: Infant/ Toddler Physical Safety) 양육 수행(Parenting Performance) 양육: 심리사회적 안전(Parenting: Psychosocial Safety)
7. 지역사회 건강	b. 지역사회 안녕	지역사회 능력(Community Competence) 지역사회 건강상태(Community Health Status) 지역사회 건강상태: 면역(Community Health Status: Immunity) 지역사회 폭력수준(Community Violence Level)
	c. 지역사회 건강예방	지역사회 재난대비(Community Disaster Readiness) 지역사회 재난반응(Community Disaster Response) 지역사회 위험 통제: 만성 질병(Community Risk Control: Chronic Disease) 지역사회 위험 통제: 전염성 질병(Community Risk Control: Communicable Disease) 지역사회 위험 통제: 납 노출(Community Risk Control: Lead Exposure) 지역사회 위험 통제: 폭력(Community Risk Control: Violence)

4. 간호 진단-결과-중재(NANDA-NOC-NIC: NNN) 연계

Iowa 대학에서 NIC과 NOC을 개발한 연구팀은 표준화된 간호용어와 분류체계 개발에 이어 각 간호진단에 대해 어떤 간호중재가 필요한지를 NANDA 간호진단과 NIC으로 연계하여 표현하였으며, 간호중재 후 간호진단이 어떤 상태가 되기를 기대하는 지를 NANDA 간호진단과 NOC의 연계로 표현하였다. 기대되는 간호결과에 도달하기 위해 각 결과에 필요한 중재들이 NOC과 NIC의 연계로 표현되었고, 이어서 보다 효율적이고 쉽게 간호과정을 적용할 수 있도록 하기 위해 NANDA-NOC-NIC(NNN) 연계가 개발되었다.

NANDA-NOC-NIC 연계의 형태는 특정 간호진단에 대한 정의와 기대되는 결과 몇가지를 제시하였고, 각 결과마다 주요 중재, 제안된 중재 및 부가적 중재로 구분된 중재들이 연결되어 있어 간호사가 대상자 상황에 대한 지식과 임상적 판단에 근거하여 적절한 중재를 선택하는데 도움이 된다. 여기에서는 아래의 NANDA 간호진단목록 순서로 간호진단명의 정의와 관련요인, 각 간호진단에 연계된 간호결과명 그리고 각 간호결과에 도달하기 위해 수행될 수 있는 주요중재와 제안된 중재를 연계하여 서술하고자 한다.

1) NANDA 간호진단목록

	영문진단명	한글진단명	해당페이지
83	Rape-trauma syndrome	강간-상해 증후군	131
84	Rape-trauma syndrome: compound reaction	강간-상해 증후군: 복합반응	132
85	Rape-trauma syndrome: silent reaction	강간-상해 증후군: 침묵반응	134
86	Impaired religiosity	신앙심 손상	135
87	Readiness for enhanced religiosity	신앙심 향상 가능성	136
88	Relocation stress syndrome	환경변화 스트레스 증후군	136
89	Ineffective role performance	비효율적 역할수행	138
90	Self-care deficit: Bathing/Hygiene	자가간호 결핍: 목욕/위생	139
91	Self-care deficit: Dressing/Grooming	자가간호 결핍: 옷입기/치장하기	140
92	Self-care deficit: Feeding	자가간호 결핍: 식사하기	141
93	Self-care deficit: Toileting	자가간호 결핍: 화장실 이용	142
94	Readiness for enhanced self-concept	자아개념 향상 가능성	143
95	Chronaic low self-esteem	만성적 자존감 저하	143
96	Situational low self-esteem	상황적 자존감 저하	144
97	Self-mutilation	자해	145
98	Disturbed sensory perception: Auditory	감각지각 장애: 청각	146
99	Disturbed sensory perception: Gustatory	감각지각 장애: 미각	147
100	Disturbed sensory perception: Kinesthetic	감각지각 장애: 운동 감각	147
101	Disturbed sensory perception: Olfactory	감각지각 장애: 후각	149
102	Disturbed sensory perception: Tactile	감각지각 장애: 촉각	150
103	Disturbed sensory perception: Visual	감각지각 장애: 시각	151
104	Sexual dysfunction	성기능 장애	152
105	Ineffective sexuality patterns	비효과적 성적 양상	153
106	Impaired skin integrity	피부 통합성 장애	154
107	Sleep deprivation	수면 박탈	155
108	Disturbed sleep pattern	수면 양상 장애	156
109	Readiness for enhanced sleep	수면 향상 가능성	157
110	Impaired social interaction	사회적 상호작용 장애	157
111	Social isolation	사회적 고립	159
112	Chronic sorrow	만성적 슬픔	160
113	Spiritual distress	영적 고뇌	162
114	Readiness for enhanced spiritual well-being	영적 안녕 향상 가능성	162
115	Delayed surgical recovery	수술 후 회복 지연	163
116	Impaired swallowing	연하 장애	165

	영문진단명	한글진단명	해당페이지
150	Risk for falls	낙상 위험성	201
151	Risk for deficient fluid volume	체액 부족 위험성	202
152	Risk for imbalanced fluid volume	체액 불균형 위험성	203
153	Risk for grieving, dysfunctional	슬픔 반응 장애 위험성	204
154	Risk for disproportionate growth	불균형적 성장 위험성	205
155	Risk for disorganized infant behavior	비조직적인 영아 행동의 위험성	206
156	Risk for Infection	감염 위험성	207
157	Risk for Injury	손상 위험성	209
158	Risk for latex allergy response	라텍스 알러지 반응 위험성	210
159	Risk for Loneliness	외로움 위험성	211
160	Risk for imbalanced nutrition: more than body requirements	영양불균형 위험성: 영양과다	211
161	Risk for impaired attachment	애착 장애 위험성	212
162	Risk for impaired parenting	부모역할 장애 위험성	213
163	Risk for perioperative-positioning injury	수술전후 체위와 관련된 상해 위험성	214
164	Risk for peripheral neurovascular dysfunction	말초 신경 혈관기능 장애 위험성	215
165	Risk for poisoning	중독 위험성	216
166	Risk for post-trauma syndrome	외상후 증후군 위험성	217
167	Risk for powerlessness	무력감 위험성	218
168	Risk for impaired religiosity	신앙심 손상의 위험성	218
169	Risk for relocation stress syndrome	환경변화 스트레스 증후군 위험성	219
170	Risk for situational low self-esteem	상황적 자존감 저하 위험성	220
171	Risk for self-mutilation	자해 위험성	221
172	Risk for impaired skin integrity	피부통합성 장애 위험성	222
173	Risk for spiritual distress	영적 고뇌 위험성	223
174	Risk for sudden infant death syndrome	영아 돌연사 증후군 위험성	223
175	Risk for suffocation	질식 위험성	224
176	Risk for suicide	자살 위험성	225
177	Risk for trauma	외상 위험성	226
178	Risk for urge urinary incontinence	긴급성 요실금 위험성	228
179	Risk for other-directed violence	타인에 대한 폭력 위험성	229
180	Risk for self-directed violence	본인에 대한 폭력 위험성	230

2) NNN 연계

간호진단 1 : 활동 지속성 장애(Activity intolerance)

정의: 개인이 필요하거나 원하는 일상활동을 지속하거나 완료할 심리적 혹은 생리적 에너지가 불충분한 상태.

관련요인

- 침상 안정 또는 부동성
- 산소공급과 수요의 불균형
- 앉아서 일하는 생활방식
- 전신적인 허약감

결과: 활동 내구성

주요중재	· 활동 요법 · 운동 요법: 근육 조절	· 운동 증진: 근력 훈련	· 운동 요법: 관절 운동
제안된 중재	· 천식관리 · 체력 관리 · 운동 증진: 스트레칭 · 통증 관리	· 신체 역학 증진 · 환경관리 · 운동 요법: 보행 · 교육: 처방된 활동/운동	· 심장 간호: 재활 · 운동 증진 · 운동 요법: 균형

결과: 내구력

주요중재	· 활동 요법	· 체력 관리	· 운동 증진: 근력 훈련
제안된 중재	· 운동 증진 · 교육: 처방된 활동/운동	· 영양 관리	· 수면 증진

결과: 에너지 보존

주요중재	· 체력 관리	· 환경 관리	
제안된 중재	· 활동 요법 · 운동 증진 · 교육: 처방된 활동/운동	· 신체 역학 증진 · 영양 관리	· 환경 관리: 안위 · 수면 증진

결과: 신체적 건강

주요중재	· 활동 요법	· 체력 관리	· 운동 증진: 근력 훈련
제안된 중재	· 신체 역학 증진 · 운동 요법: 관절 운동 · 교육: 처방된 활동/운동	· 운동 요법: 보행 · 운동 요법: 근육 조절 · 활력징후 감시	· 운동 요법: 균형 · 자가간호 보조: 도구적 일상생활 활동

결과: 정신운동 에너지

주요중재	· 체력 관리	· 정서관리	
제안된 중재	· 동물이용요법 · 운동 증진 · 오락요법	· 상담 · 희망 주입 · 치료그룹	· 정서적 지지 · 투약관리

결과: 자가간호: 일상 생활 활동

주요중재	· 운동 증진: 근력 훈련	· 자가간호 보조	
제안된 중재	· 체력관리 · 운동 요법: 균형 · 자가간호 보조: 입기/몸치장 · 자가간호 보조: 이동	· 운동 증진: 스트레칭 · 운동 요법: 관절 운동 · 자가간호 보조: 섭식 · 교육: 처방된 활동/운동	· 운동 요법: 보행 · 자가간호 보조: 목욕/위생 · 자가간호 보조: 배변

결과: 자가간호: 도구적 일상 생활 활동

주요중재	· 가정환경관리 보조	· 자가간호 보조: 도구적 일상 생활 활동	
제안된 중재	· 자문 · 환경 관리: 가정 준비	· 체력 관리 · 의뢰	· 환경 관리

간호진단 2 : 적응 장애(Impaired adjustment)

정의: 변화된 건강상태에 맞게 생활양식이나 행동을 수정하지 못한 상태.

관련요인

- 다소 비관적임
- 행동을 바꾸려는 의지 부족
- 신념이나 습관을 변화시키는 사회적 지지의 결여
- 극도로 감정적임
- 스트레스를 일으키는 다양한 요인들
- 변화나 불구상태
- 건강행위에 대한 부정적 태도
- 생활양식의 변화를 초래하는 건강상태
- 행동변화를 위한 동기 부족

결과: 수용: 건강상태

주요중재	· 예측 지도	· 대응능력 강화	· 정서적 지지
제안된 중재	· 신체상 강화 · 애도작업증진 · 자가수정 보조 · 교육: 질병과정	· 상담 · 희망 주입 · 지지집단 · 진실 말하기	· 의사결정 지지 · 자기인식 강화 · 지지 체계 강화

결과: 신체장애에 대한 적응

주요중재	· 예측 지도	· 대응능력 강화	
제안된 중재	· 신체상 강화 · 학습촉진 · 자기책임 증진	· 상담 · 자가간호 보조	· 정서적 지지 · 자기수정 보조

결과: 순응 행위

주요중재	· 행동 수정	· 상호 목표 설정	· 환자와의 계약
제안된 중재	· 대응능력 강화 · 건강 체계 안내 · 자기책임 증진 · 교육: 개인가치 명료화	· 상담 · 학습 준비도 강화 · 지지 체제 강화	· 의사결정 지지 · 자가수정 보조 · 교육: 질병과정

결과: 대응

주요중재	· 대응능력 강화	· 상담	· 위기 조정
제안된 중재	· 예측 지도 · 정서적 지지 · 건강 체계 안내 · 통증 관리 · 지지 집단	· 불안 감소 · 가족 지지 · 희망 주입 · 역할 강화 · 가치 명료화	· 의사결정 지지 · 애도작업 증진 · 상호목표설정 · 영적지지

결과: 건강 추구 행위

주요중재	· 의사결정 지지	· 건강교육	· 가치 명료화
제안된 중재	· 예측지도 · 학습 촉진 · 환자와의 계약 · 자기책임강화 · 지지집단	· 상담 · 학습 준비도 강화 · 자기인식강화 · 금연지지 · 교육: 안전한 성	· 건강 체계 안내 · 상호목표설정 · 자기수정보조 · 물질사용예방 · 체중관리

결과: 동기

주요중재	· 자기수정보조	· 자기책임강화	· 가치 명료화
제안된 중재	· 행동 수정 · 의사결정 지지	· 대응능력 강화 · 상호목표설정	· 상담 · 환자와의 계약

결과: 심리사회적 적응: 생활 변화

주요중재	· 예측 지도	· 대응능력 강화	
제안된 중재	· 행동 수정 · 상담 · 자기인식강화	· 인지 재구조화 · 정서적지지 · 자존감 강화	· 복합적 대인관계 형성 · 역할 강화

간호진단 3 : 비효율적 기도 청결(Ineffective airway clearance)

정의: 기도개방을 유지하기 위해 호흡기 분비물이나 호흡기를 폐쇄시키는 것을 깨끗이 할 수 없는 상태.

관련요인

환경적
- 흡연
- 연기 흡입
- 간접 흡연

기도폐쇄
- 기도경련
- 분비물 정체
- 과도한 점액
- 인공 기도관
- 기도내 이물질
- 기관지내 분비물
- 폐포내 삼출물

생리적
- 신경근육 기능장애
- 기관지벽 비후
- 만성 폐쇄성 폐질환
- 염증
- 천식
- 알레르기성 기도

결과: 흡인 예방

주요중재	· 기도 흡인	· 흡인 예방	· 체위
제안된 중재	· 기도 관리 · 소생술: 신생아	· 기침 장려 · 감시	· 호흡 감시 · 연하 요법

결과: 호흡상태: 기도 개방

주요중재	· 기도 관리 · 기침 장려	· 기도 흡인	· 천식관리
제안된 중재	· 인공기도 삽입 · 흡입예방 · 호흡감시	· 불안감소 · 흉부 물리치료 · 감시	· 인공기도 관리 · 체위

결과: 호흡 상태: 환기

주요중재	· 기도 관리	· 호흡 감시	· 환기 보조
제안된 중재	· 인공기도 삽입 · 인공기도 관리 · 감염 통제 · 체위	· 기도 흡인 · 흡입예방 · 기계적 환기	· 알레르기 관리 · 체력 관리 · 투약: 흡입

간호진단 4 : 불안(Anxiety)

정의: 자발적인 반응(근원은 종종 대상자에게 명확하지 않거나 알려지지 않은 것)에 의해 발생되는 막연하고 편안하지 않은 불편감 또는 공포; 위험을 예감할 때 생기는 두려운 감정으로 절박한 위험을 알려주고, 개인이 그 위험을 처리하기 위한 조치를 취할 수 있게 하는 신호임.

관련요인

- 독소에 노출
- 대인관계 전달 혹은 접촉 · 건강상태
- 무의식적인 갈등 · 환경
- 스트레스
- 위협이나 변화
- 자아개념 위협 · 상호작용 관계
- 약물남용 · 경제적 상태
- 충족되지 않은 욕구
- 가족성의 관련 혹은 유전 · 역할상태
- 본질적인 인생의 가치와 목적에 대한 · 역할기능
- 죽음의 위협
- 상황적, 발달적 위기

결과: 불안 수준

주요중재	· 불안감소	· 평정법	
제안된 중재	· 적극적 경청 · 아로마 요법 · 주의분산 · 안전감 강화 · 치료집단	· 동물이용요법 · 대응능력 강화 · 투약 · 단순 상상화 지도 · 단순 이완요법	· 예측지도 · 치매 관리 · 치매 관리: 목욕 · 점진적 근육이완

결과: 불안 조절

주요중재	· 불안 감소		
제안된 중재	· 적극적인 경청 · 행동 관리 · 대응능력 강화 · 검사 보조 · 투약 처방 · 점진적 근육이완 · 단순 이완요법	· 예측 지도 · 평정법 · 상담 · 운동 증진 · 예비감각 정보 · 안전감 강화 · 전화 상담	· 자율훈련법 · 분만 준비 · 치매 관리 · 투약 · 함께 있기 · 단순 상상화 지도

결과: 집중력

주요중재	· 불안 감소	· 평정법	
제안된 중재	· 예측 지도 · 학습준비도 강화 · 단순 이완 요법	· 행동 관리: 활동과다/부주의 · 회상요법	· 학습촉진 · 단순 상상화 지도

결과: 대응

주요중재	· 예측지도	· 대응능력 강화	· 정서적지지
제안된 중재	· 불안 감소 · 위기 조정 · 죄책감 극복 증진 · 명상 촉진 · 단순 이완요법	· 평정법 · 애도작업 증진 · 희망 주입 · 함께 있기 · 영적 지지	· 상담 · 애도작업 증진: 주산기 사망 · 유머 · 점진적 근육 이완법 · 지지 집단

간호진단 5 : 자율적 반사장애(Autonomic dysreflexia)

정의: 제 7흉추 이상의 척추손상 후 유해자극에 대한 교감신경의 반응이 억제되지 않아 생명이 위협받는 상태.

관련요인

- 방광팽만
- 장팽만
- 환자와 간호제공자의 지식부족
- 피부자극

결과: 신경계 상태

주요중재	· 반사장애 관리	· 활력징후 감시	
제안된 중재	· 응급간호 · 호흡과 관련된 자료 감시 · 체온조절	· 투약 · 발작 주의	· 신경계 관리 · 감시

결과: 신경계 상태: 자율신경

주요중재	· 반사장애 관리	· 활력징후 감시	
제안된 중재	· 응급간호 · 신경계 관리 · 감시	· 투약 · 체위 · 요배설 관리	· 투약관리 · 호흡과 관련된 자료 감시

결과: 감각기능: 촉각

주요중재	· 반사장애 관리	· 피부감시	
제안된 중재	· 배변관리 · 신경계 관리 · 압박관리 · 요배설 관리	· 하지관찰 · 통증관리 · 욕창간호	· 감염통제 · 체위 · 체온조절

결과: 활력징후

주요중재	· 반사장애 관리	· 활력징후 감시	
제안된 중재	· 기도관리 · 수액관리 · 투약관리	· 불안감소 · 수액감시 · 투약처방	· 환경관리 · 투약 · 쇽 예방

간호진단 6 : 신체상 손상(Disturbed body image)

정의: 자신의 신체상 지각에 혼란이 온 상태.

관련요인

- 심리사회적
- 생물학적
- 인지적 혹은 지각적
- 문화적 혹은 영적
- 발달상의 변화
- 질병
- 외상이나 상해
- 수술
- 질병 치료

결과: 신체적 장애에 대한 적응

주요중재	· 신체상 강화	· 자존감 강화	
제안된 중재	· 적극적인 경청 · 상담	· 예측 지도 · 애도작업 증진	· 대응능력 강화 · 지지 그룹

결과: 신체상

주요중재	· 신체상 강화		
제안된 중재	· 적극적인 경청 · 상담 · 자기인식 강화 · 지지 그룹 · 가치 명료화	· 절단 간호 · 정서적 지지 · 자가간호 보조 · 지지 체계 강화 · 체중 관리	· 대응능력 강화 · 애도작업 증진 · 자존감 강화 · 치료 집단

결과: 아동 발달: 2세

주요중재	· 발달 증진: 아동	· 부모 교육: 아동 양육 가족	
제안된 중재	· 예측 지도 · 안전감 강화	· 가족 참여 증진 · 사회화 증진	· 영양 관리

결과: 아동 발달: 3세

주요중재	· 발달 증진: 아동	· 부모 교육: 아동 양육 가족	
제안된 중재	· 예측 지도 · 배변 훈련 · 안전감 강화	· 변실금 간호: 유분 · 가족 참여 증진 · 사회화 증진	· 배변 관리 · 영양 관리 · 배뇨 습관 훈련

결과: 아동 발달: 4세

주요중재	· 발달 증진: 아동	· 부모 교육: 아동 양육 가족	
제안된 중재	· 예측 지도 · 안전감 강화 · 치료적 놀이	· 가족 참여 증진 · 자가간호 보조	· 영양 관리 · 사회화 증진

결과: 아동 발달: 5세

주요중재	· 발달 증진: 아동	· 부모 교육: 아동 양육 가족	
제안된 중재	· 예측 지도 · 영양 관리 · 사회화 증진	· 신체상 강화 · 안전감 강화 · 치료적 놀이	· 가족 참여 증진 · 자가간호 보조

결과: 아동 발달: 학령기(6-11세)

주요중재	· 발달 증진: 아동	· 부모 교육: 아동 양육 가족	· 위험도 확인
제안된 중재	· 학대예방 지원: 아동 · 운동 증진 · 영양 관리 · 자기인식 강화 · 자기책임 강화 · 요실금 간호: 야뇨증	· 예측 지도 · 가족 참여 증진 · 영양 감시 · 자존감 강화 · 물질사용 예방 · 가치 명료화	· 신체상 강화 · 상호 목표 설정 · 환자와의 계약 · 자가수정 보조 · 교육: 성 · 체중 관리

결과: 아동 발달: 청소년기(12-17세)

주요중재	· 발달 증진: 청소년 · 자존감 강화	· 부모 교육: 청소년	· 위험도 확인
제안된 중재	· 예측 지도 · 운동 증진 · 영양 관리 · 자기인식 강화 · 사회화 증진 · 교육: 안전한 성 · 체중관리	· 신체상 강화 · 가족 참여 증진 · 영양 상담 · 자가수정 보조 · 물질사용 예방 · 교육: 성	· 음식섭취장애관리 · 상호 목표 설정 · 영양 감시 · 자기책임 강화 · 교육: 개인 · 가치 명료화

결과: 심리사회적 적응: 생활 변화

주요중재	· 예측 지도	· 대응능력 강화	
제안된 중재	· 분만 준비 · 발달 증진: 아동 · 애도작업 증진	· 상담 · 임종 간호 · 건강 교육	· 발달 증진: 청소년 · 정서적지지

결과: 자존감

주요중재	· 자존감 강화		
제안된 중재	· 적극적인 경청 · 발달 증진: 청소년 · 정서적 지지 · 지지 집단	· 신체상 강화 · 발달 증진: 아동 · 자기인식 강화 · 체중 관리	· 상담 · 음식섭취장애관리 · 사회화 증진

간호진단 7 : 변실금(Bowel incontinence)

정의: 정상적인 배변습관이 변화되어 불수의적으로 변을 배설하는 상태.

관련요인

- 환경적요인
- 하부운동신경손상
- 전신적 근력의 약화
- 식습관
- 상부 운동신경손상
- 용변 자가간호결핍
- 하제남용
- 스트레스
- 비정상적 복부 및 장내 압력상승
- 분변매복
- 인지장애
- 만성설사
- 부동성
- 장이 완전히 비워지지 않음
- 비정상적 항문괄약근
- 항문괄약근 조절력상실
- 결장직장의 병변
- 약물
- 변의 저장능력의 장애

결과: 배변 조절

주요중재	· 변실금 간호	· 배변 훈련	
제안된 중재	· 배변 실금 간호: 유분증 · 설사 관리 · 투약 관리 · 자가 간호 보조: 배변	· 장세척 · 가스생성 감소 · 영양 관리	· 배변 관리 · 수액 관리 · 직장 하수 관리

결과: 배변

주요중재	· 변실금 간호	· 배변 관리	· 배변 훈련
제안된 중재	· 배변 실금 간호: 유분증 · 영양 관리	· 설사 관리 · 영양 감시	· 투약 관리 · 직장 하수 관리

결과: 조직 통합성: 피부와 점막

주요중재	· 변실금 간호	· 회음부 간호	· 피부 간호
제안된 중재	· 목욕 · 장루 간호	· 설사 관리 · 자가 간호 보조: 배변	· 영양 관리

간호진단 8 : 효과적 모유수유(Effective breastfeeding)

정의: 엄마, 영아 또는 가족이 모유수유 과정에 충분히 숙달되고 만족감을 느끼는 상태.

관련요인

- 34주 이상의 임신 기간
- 산모의 자신감
- 지지 자원
- 기초적인 수유 지식
- 유아의 정상적인 구강 구조
- 정상적인 유방 구조

결과: 모유수유 관계 형성: 영아

주요중재	· 모유수유 보조	· 수유 상담	
제안된 중재	· 애착 증진 · 부모 교육: 영아	· 평정법 · 함께 있기	· 신생아 간호 · 교육: 영아자극

결과: 모유수유 관계 형성: 모성

주요중재	· 모유수유 보조	· 수유 상담	
제안된 중재	· 예측 지도 · 영양 관리 · 피부 감시	· 수액 관리 · 영양 상담	· 감염 보호 · 체위

결과: 모유수유 유지

주요중재	· 수유 상담		
제안된 중재	· 체력 관리 · 수액 관리 · 영양 관리 · 피부 감시	· 가족 참여 증진 · 영아 간호 · 단순 이완 요법 · 수면 증진	· 가족 지지 · 감염 보호 · 피부 간호: 국소 치료 · 교육: 영아 영양

결과: 모유수유 중단

주요중재	· 수유 억제		
제안된 중재	· 적극적인 경청 · 가족 참여 증진 · 교육: 영아 영양	· 예측 지도 · 가족 지지	· 정서적 지지 · 피부 감시

간호진단 9 : 비효과적인 모유수유(Ineffective breastfeeding)

정의: 모유수유 과정시 엄마, 영아 또는 가족이 불만족하거나 어려움을 겪는 상태.

관련요인

- 배우자나 가족의 지지가 없음
- 이전에 모유수유 실패 경험
- 영아의 저조한 흡인 반사
- 지식결여
- 이전에 유방수술 경험
- 미숙아
- 모유수유의 중단
- 영아의 기형
- 영아의 젖병을 통한 보충식이 섭취
- 산모유방의 기형
- 산모의 불안이나 양가감정

결과: 모유수유 관계 형성: 영아

주요중재	· 모유수유 보조	· 수유 상담	
제안된 중재	· 애착 증진 · 부모 교육: 영아 · 감시	· 평정법 · 체위 · 교육: 영아자극	· 신생아 간호 · 함께 있기

결과: 모유수유 관계 형성: 모성

주요중재	· 모유수유 보조	· 수유 상담	
제안된 중재	· 적극적인 경청 · 불안 감소 · 환경 관리: 애착 형성 과정 · 수액 관리 · 부모 교육: 영아 · 피부 감시 · 교육: 처방된 식이	· 진통제 투여 · 퇴원 계획 · 가족 참여 증진 · 감염 보호 · 체위 · 교육: 영아 영양	· 예측 지도 · 정서적 지지 · 가족 지지 · 영양 관리 · 피부 간호: 국소 치료 · 교육: 영아 자극

결과: 모유수유 유지

주요중재	· 모유수유 보조	· 수유 상담	
제안된 중재	· 적극적인 경청 · 가족 참여 증진 · 감염 보호 · 피부 감시 · 교육: 개인	· 정서적 지지 · 가족 지지 · 영양 관리 · 수면 증진	· 체력 관리 · 수액 관리 · 피부 간호: 국소 치료 · 감시

결과: 모유수유 중단

주요중재	· 수유 억제		
제안된 중재	· 적극적인 경청 · 가족 참여 증진 · 교육: 영아 영양	· 예측 지도 · 가족 지지	· 정서적 지지 · 피부 감시

결과: 지식: 모유수유

주요중재	· 수유 상담		
제안된 중재	· 모유수유 보조 · 부모 교육: 영아	· 학습 촉진 · 교육: 개인	· 학습 준비도 강화 · 교육: 영아 영양

간호진단 10 : 모유수유 중단(Interrupted breastfeeding)

정의: 영아에게 모유수유를 할 수 없는 결과로써 모유수유과정의 중단상태.

관련요인

- 모유수유의 금기
- 이전에 모유수유 실패 경험
- 영아의 저조한 흡인 반사
- 산모의 직업
- 조산
- 지식결여
- 산모 또는 영아의 질병
- 갑자기 젖을 떼야 할 필요가 있는 영아

결과: 모유수유 유지

주요중재	· 인공 영양	· 정서적 지지	· 수유 상담
제안된 중재	· 대응 능력 강화 · 건강 체계 안내 · 투약 관리 · 피부 감시	· 가족 지지 · 감염 보호 · 단순 빨기 · 교육: 개인	· 수액 관리 · 수유 억제 · 피부 관리: 국소 치료 · 교육: 영아 영양

결과: 모유수유 중단

주요중재	· 인공 영양	· 수유 억제	
제안된 중재	· 예측 지도 · 수유 상담 · 피부 감시	· 불안 감소 · 통증 관리 · 교육: 영아 영양	· 대응 능력 강화 · 피부 간호: 국소 치료

결과: 지식: 모유수유

주요중재	· 수유 상담	· 수유 억제	
제안된 중재	· 인공 영양 · 부모 교육: 영아 · 교육: 영아 자극	· 학습 촉진 · 교육: 개인	· 학습 준비도 강화 · 교육: 영아 영양

결과: 부모-영아 애착

주요중재	· 애착 증진	· 환경 관리: 애착 형성 과정	
제안된 중재	· 인공 영양 · 캥거루식 돌봄	· 가족 통합성 증진 · 부모 교육: 영아	· 영아 간호

간호진단 11 : 비효율적 호흡양상(Ineffective breathing pattern)

정의: 흡기나 호기를 통한 환기가 충분하지 못한 상태.

관련요인

- 과도 환기
- 통증
- 신경근육계 손상
- 지각/인지적 손상
- 과소환기 증후군
- 흉벽의 기형
- 에너지 감소/피로
- 신경학적 미성숙
- 골 기형
- 불안
- 비만
- 호흡근의 피로

결과: 알러지 반응: 전신의

주요중재	· 기도 관리	· 아나필락시스 관리	· 천식 관리
제안된 중재	· 인공기도 삽입 · 불안 감소 · 투약: 비강	· 기도 흡인 · 응급 간호 · 호흡과 관련된 자료 감시	· 알러지 관리 · 투약 · 환기 보조

결과: 인공호흡기 반응: 성인

주요중재	· 인공기도 관리	· 기계적 환기	
제안된 중재	· 산-염기 감시 · 흡인 예방 · 신경계 관리 · 호흡과 관련된 자료 감시	· 기도 흡인 · 기계적 환기장치 제거 · 통증 관리	· 불안 감소 · 투약 관리 · 체위

결과: 인공호흡기 제거 반응: 성인

주요중재	· 기계적 환기	· 기계적 환기장치 제거	
제안된 중재	· 산 염기 감시 · 정서적지지 · 체위	· 기도 흡인 · 투약 관리 · 호흡과 관련된 자료 감시	· 불안 감소 · 산소 요법 · 활력징후 감시

결과: 호흡 상태: 기도 개방

주요중재	· 기도 관리	· 기도 흡인	
제안된 중재	· 인공기도 삽입 · 물리적 흉곽요법 · 호흡과 관련된 자료 감시	· 인공기도 관리 · 기침 장려 · 감시	· 흡인 예방 · 체위

결과: 호흡 상태: 환기

주요중재	· 기도 관리	· 호흡과 관련된 자료 감시	· 환기 보조
제안된 중재	· 인공기도 삽입 · 인공기도 관리 · 산소 요법 · 활력징후 감시	· 기도 흡인 · 흡인 예방 · 체위	· 불안 감소 · 기침 장려 · 점진적 근육 이완법

결과: 활력징후

주요중재	· 호흡과 관련된 자료 감시	· 활력징후 감시	
제안된 중재	· 산 염기 관리 · 수액 관리 · 투약 관리	· 기도 관리 · 정맥내 주입 · 감시	· 불안 감소 · 정맥주사요법 · 환기 보조

간호진단 12 : 심박출량 감소(Decreased cardiac output)

정의: 심장이 내뿜는 혈액량이 신체의 대사 요구를 충족시키기에 불충분한 상태.

관련요인

- 심박동수/리듬 변화
- 일회박출량 변화

결과: 혈액손실 심각성

주요중재	· 출혈 감소	· 출혈 억제	· 쇽관리: 혈량
제안된 중재	· 출혈 감소: 산전자궁 · 출혈 감소: 산후자궁 · 수액 감시 · 쇽관리 · 활력징후 감시	· 출혈 감소: 위장 · 출혈 감소: 상처 · 수액을 통한 인공소생법 · 쇽관리: 심장	· 출혈 감소: 비강 · 수액 관리 · 혈류동태 조절 · 쇽예방

결과: 심박효율

주요중재	· 심장 간호 · 쇽관리: 심장	· 심장 간호: 급성	· 혈류동태 조절
제안된 중재	· 산–염기 관리 · 심장 간호: 재활 · 전해질 관리 · 수액 관리 · 약물 투여 · 활력징후 감시	· 산–염기 감시 · 심장질환 예방을 위한 간호 · 전해질 감시 · 수액 감시 · 투약 관리	· 기도 관리 · 코드 관리 · 수분/전해질 관리 · 침습성 혈류동태 감시 · 일시적 심박조율기 관리

결과: 순환 상태

주요중재	· 혈액순환 간호 : 동맥혈 불충분	· 혈액순환 간호 : 기계적 보조기구	· 혈액순환 간호 : 정맥혈 불충분
제안된 중재	· 출혈 예방 · 혈류동태 조절 · 쇼크 예방	· 수액 감시 · 저혈량증 관리	· 수액을 통한 인공소생법 · 검사 결과의 해석

결과: 조직 관류: 복부 장기

주요중재	· 혈액순환 간호 : 동맥혈 불충분	· 혈액순환 간호 : 정맥혈 불충분	· 정맥주사요법
제안된 중재	· 산–염기 관리 · 산 염기 감시 · 전해질 관리 · 수액 감시 · 쇼크 예방	· 산–염기 관리: 대사성 산증 · 침상 옆 임상검사 시행 · 전해질 감시 · 저혈량증 관리 · 감시	· 산–염기 관리: 대사성 알칼리증 · 출혈 예방 · 수액 관리 · 검사 결과의 해석 · 활력징후 감시

결과: 조직 관류: 심장

주요중재	· 혈액순환 간호 : 동맥혈 불충분	· 쇽관리: 심장	
제안된 중재	· 불안 감소 · 코드 관리 · 수액 관리 · 산소 요법	· 심장 간호: 급성 · 부정맥 관리 · 수액 감시 · 통증 관리	· 혈액순환 간호: 정맥혈 불충분 · 전해질 관리 · 투약 관리

결과: 조직 관류: 뇌

주요중재	· 뇌 관류 증진	· 신경계 관리	
제안된 중재	· 수액 관리 · 저혈량증 관리 · 쇼크 예방	· 수액 감시 · 체위: 신경학적	· 수액을 통한 인공소생법 · 발작 주의

결과: 조직 관류: 말초

주요중재	· 혈액순환 간호 : 동맥혈 불충분	· 혈액순환 간호 : 정맥혈 불충분	· 색전 간호: 말초
제안된 중재	· 출혈 예방 · 심장 간호: 급성 · 수액 관리 · 함기성 지혈대 사용 주의	· 출혈 감소 · 혈액순환 간호: 기계적 보조 기구 · 혈류동태 조절 · 쇼크 예방	· 혈액제제 투여 · 순환장애 예방을 위한 간호 · 저혈량증 관리

결과: 조직 관류: 폐

주요중재	· 혈액순환 간호 : 동맥혈 불충분	· 폐색전 간호	
제안된 중재	· 산 염기 관리: 호흡성 산증 · 수액 관리 · 호흡과 관련된 자료 감시	· 산 염기 관리: 호흡성 알칼리증 · 수액 감시	· 불안 감소 · 산소 요법

결과: 활력징후

주요중재	· 혈류동태 조절	· 활력징후 감시	
제안된 중재	· 산-염기 관리 · 부정맥 관리 · 저혈량증 관리 · 투약 관리	· 불안 감소 · 전해질 관리 · 정맥주사 요법 · 투약 처방	· 심장 간호 · 수액 관리 · 약물 투여 · 쇼크 예방

간호진단 13 : 간호제공자 역할 부담감(Caregiver role strain)

정의: 간호제공자가 역할을 수행하는데 어려움이 있는 상태.

관련요인

간호대상자 건강상태
- 질병의 심각성
- 만성적인 질병
- 증가되는 간호요구와 의존성
- 예측할 수 없는 질병 경과
- 간호대상자 건강의 불안정성
- 문제 행동들
- 심리적 또는 인지적 문제
- 중독 또는 의존성

간호제공 활동
- 활동량
- 간호활동의 복잡성
- 24시간 간호에 대한 책임감
- 계속 변화되는 간호활동
- 간호제공 기간
- 예측할 수 없는 간호상황
- 특별 간호요구를 가진 가족원의 퇴원

가족기능
- 과거에 한계에 이른 가족대처
- 가족 기능장애의 과거력

간호제공자 건강상태
- 신체적 문제
- 심리적 또는 인지적 문제
- 중독 또는 의존성
- 한계에 이른 대처양상
- 자기 자신이나 다른 사람의 목표를 성취할 능력이 없음
- 자신에 대한 비현실적인 기대

사회경제적
- 다른 사람들로부터 격리
- 역할 위임
- 가족, 친구, 협력자로부터 소외
- 휴양 부족

간호제공자-간호대상자 관계
- 과거의 부적절한 관계
- 약물남용이나 폭력
- 간호대상자의 간호제공자에 대한 비현실적인 기대
- 대화가 단절되는 노인들의 정신 상태

자원
- 간호를 제공하는데 부적절한 물리적 환경
- 부적절한 지역사회 자원
- 부적절한 교통수단
- 지지 부족
- 재정 부족
- 간호제공자의 역할이 준비가 안됨
- 시간 부족
- 간호제공에 대한 경험이 없음
- 지역사회 자원에 대한 이용의 어려움이나 지식부족
- 정서적인 힘
- 지원과 지지(공식적, 비공식적)
- 지식부족
- 간호제공자의 프라이버시 부족
- 신체적인 에너지

결과: 돌봄제공자의 정서적 건강

주요중재	· 간호제공자 지원	· 대응능력 강화	· 휴식간호
제안된 중재	· 예측지도 · 정서적 지지 · 정서 관리 · 자기인식 강화	· 상담 · 가족 통합성 증진 · 함께 있기 · 영적 지지	· 의사결정지지 · 희망 주입 · 회복력 증진 · 지지 체계 강화

결과: 돌봄제공자의 생활양식 방해

주요중재	· 간호제공자 지지	· 대응능력 강화	· 휴식 간호
제안된 중재	· 자기주장 훈련 · 가족 지지 · 상호 목표 설정 · 지지 체계 강화	· 의사결정 지지 · 건강 체계 안내 · 역할 강화 · 전화 상담	· 정서적 지지 · 가정환경관리 보조 · 지지 그룹

결과: 돌봄제공자-환자 관계

주요중재	· 대응능력 강화	· 함께 있기	· 역할 강화
제안된 중재	· 적극적 경청 · 유머 · 사회화 증진	· 간호제공자 지지 · 상호 목표 설정 · 접촉	· 복합대인관계 형성 · 회상 요법

결과: 돌봄제공자의 수행: 직접 간호

주요중재	· 예측지도	· 역할 강화	
제안된 중재	· 간호제공자 지지 · 영아 간호 · 신생아 간호 · 부모교육: 영아 · 교육: 처방된 활동/운동 · 교육: 절차/치료	· 치매 관리: 목욕 · 학습 촉진 · 영양 관리 · 부모화 강화 · 교육: 처방된 식이 · 교육: 정신운동성 기술	· 가족 참여 증진 · 투약 관리 · 통증 관리 · 교육: 질병 과정 · 교육: 처방된 약물

결과: 돌봄제공자의 수행: 간접 간호

주요중재	· 상담	· 건강 체계 안내	
제안된 중재	· 예측지도 · 환경 관리 · 안전에 대한 환경 관리 · 상호 목표 설정	· 대응능력 강화 · 환경 관리: 안위도모 · 가족 참여 증진	· 의사결정 지지 · 환경 관리: 가정 준비 · 재정적 자원 보조

결과: 돌봄제공자의 신체적 건강

주요중재	· 체력 관리	· 영양 관리	
제안된 중재	· 신체적 기능증진 · 건강진단검사 · 교육: 개인	· 운동 증진 · 구강건강 유지 · 수면 증진	· 수액 관리 · 휴식 간호 · 체중 관리

결과: 돌봄제공자의 안녕

주요중재	· 간호제공자 지지	· 휴식 간호	· 교육: 개인
제안된 중재	· 대응 능력 강화 · 가족 지지 · 지지 그룹	· 가족 참여 증진 · 가정환경관리 보조 · 지지 체계 강화	· 가족 동원 · 희망 주입

결과: 양육 수행

주요중재	· 애착 증진	· 부모화 강화	· 역할 강화
제안된 중재	· 발달 간호 · 가족 통합성 증진: 출산 가족 · 정상화 증진 · 부모 교육: 영아 · 교육: 영아 안전 · 교육: 유아 안전	· 발달 증진: 청소년 · 가족 지지 · 부모 교육: 청소년 · 회복력 증진 · 교육: 영아 자극 · 교육: 배변 훈련	· 발달 증진: 아동 · 영아 간호 · 부모 교육: 아동양육가족 · 교육: 영아 영양 · 교육: 유아 영양

결과: 역할 수행

주요중재	· 역할 강화		
제안된 중재	· 학대예방지원: 아동 · 분노감 조절 보조 · 인지 재구조화 · 정서적지지 · 알코올 및 약물사용 치료	· 학대예방지원: 배우자 · 예측 지도 · 대응능력 강화 · 정서 관리 · 지지 그룹	· 학대예방지원: 노인 · 행동 수정 · 상담 · 알코올 및 약물사용 예방 · 가치 명료화

간호진단 14 : 언어소통 장애(Impaired verbal communication)

정의: 상징 체계를 사용하고 수용, 처리, 전달하는 능력이 감소되거나 지연 또는 결여된 상태.

관련요인

- 뇌혈류량 감소
- 신체적 장애 (예: 기관절개, 삽관)
- 환경적 장애
- 약물의 부작용
- 심리적 상태
- 자아 존중감 또는 자아 인식의 부족
- 문화적 차이
- 해부학적 결손 (예: 구개파열, 시각계, 청각계, 발성기관 신경근의 변화)
- 뇌종양
- 스트레스
- 정보 부족
- 정서적 상태
- 심리적 장애 (예: 정신증, 자극의 결여)
- 발달상의 연령과 관련된 차이
- 지각 장애
- 중요한 대상의 결여
- 근골격계의 약화
- 중추신경계의 변화

결과: 의사소통

주요중재	· 적극적인 경청	· 의사소통 강화: 청력 결손	· 의사소통 강화: 언어능력 부족
제안된 중재	· 불안 감소 · 함께 있기	· 의사소통 강화: 시력 결손 · 접촉	· 환경 관리

결과: 의사소통: 표현력

주요중재	· 의사소통 강화: 언어능력 부족		
제안된 중재	· 적극적인 경청 · 의사소통 강화: 청력 결손	· 불안 감소 · 의사소통 강화: 시력 결손	· 주장 훈련

결과: 의사소통: 수용 능력

주요중재	· 의사소통 강화: 청력 결손	· 의사소통 강화: 시력 결손
제안된 중재	· 의사소통 강화: 언어능력 부족	· 학습 준비도 강화

결과: 정보 처리

주요중재	· 불안 감소	· 기억력 훈련	
제안된 중재	· 인지 자극 · 학습 촉진 · 회상 요법	· 의사결정 지지 · 학습 준비도 향상	· 치매 관리 · 현실 적응

간호진단 15 : 의사소통 향상 가능성(Readiness for enhanced communication)

정의: 자신의 요구와 삶의 목표를 충족시키고 강화시키기 위해 다른 사람들과 정보와 생각을 교환하는 형태.

결과: 의사소통

주요중재	· 주장 훈련	· 복합대인관계 형성	· 사회화 증진
제안된 중재	· 적극적 경청 · 발달증진: 청소년 · 유머	· 불안 감소 · 발달증진: 아동	· 문화중개 · 용서촉진

결과: 의사소통: 표현력

주요중재	· 주장 훈련	· 의사소통 강화: 언어능력 부족	
제안된 중재	· 불안 감소	· 복합대인관계 형성	· 사회화 증진

결과: 의사소통: 수용 능력

주요중재	· 의사소통 강화: 청력 결손		
제안된 중재	· 의사소통 강화: 시력 결손 · 함께 있기	· 환경관리 · 자기인식강화	· 학습촉진

간호진단 16 : 비효율적 지역사회 대응(Ineffective community coping)

정의: 적응과 문제해결을 위한 지역사회의 활동양식이 지역사회의 요구에 충족되지 못한 상태.

관련요인

- 지역사회가 스트레스원 관리를 위한 힘을 갖음
- 이용가능한 사회적지지
- 문제해결에 이용가능한 자원

결과: 지역사회 능력

주요중재	· 생물테러에 대한 대비 · 환경관리: 지역사회	· 지역사회 재난 대비	· 지역사회 건강개발
제안된 중재	· 갈등 조절 · 환경적 위험 보호 · 프로그램 개발	· 환경 관리: 안전 · 재정 자원 관리 · 위험도 확인	· 환경 관리: 폭력 예방 · 건강관련 정책 감시 · 감시: 지역사회

결과: 지역사회 재난 대비

주요중재	· 생물테러에 대한 대비	· 지역사회 재난 대비	
제안된 중재	· 환경적 위험 보호 · 부상정도의 순위구분: 재난	· 프로그램 개발	· 감시: 지역사회

결과: 지역사회 건강상태

주요중재	· 전염병 관리	· 지역사회 건강 개발	· 건강 진단 검사
제안된 중재	· 환경 관리: 안전 · 건강 교육 · 위험도 확인	· 환경 관리: 폭력 예방 · 면역/예방주사 관리 · 감시: 지역사회	· 환경적 위험 보호 · 감염 통제

결과: 지역사회 건강상태: 면역

주요중재	· 면역/예방주사 관리		
제안된 중재	· 전염병 관리 · 건강 교육 · 위험도 확인	· 지역사회 건강 개발 · 건강 진단 검사 · 감시: 지역사회	· 환경적 위험 보호 · 감염 통제

결과: 지역사회 위험 통제: 만성 질병

주요중재	· 사례 관리	· 건강 교육	· 프로그램 개발
제안된 중재	· 지역사회 건강 개발 · 건강 진단 검사	· 환경적 위험 보호 · 감시: 지역사회	· 건강관련 정책 감시

결과: 지역사회 위험 통제: 전염성 질병

주요중재	· 전염병 관리	· 면역/예방주사 관리	
제안된 중재	· 건강 교육 · 프로그램 개발	· 건강관련 정책 감시 · 위험도 확인	· 건강 진단 검사 · 감시: 지역사회

결과: 지역사회 위험 통제: 납 노출

주요중재	· 환경 관리: 지역사회	· 환경적 위험 보호	
제안된 중재	· 사례 관리 · 건강 교육 · 감시: 지역사회	· 지역사회 건강 개발 · 프로그램 개발	· 환경 관리: 노동자 안전 · 위험도 확인

결과: 지역사회 위험 통제: 폭력

주요중재	· 환경 관리: 지역사회	· 환경 관리: 폭력 예방	
제안된 중재	· 환경 관리: 안전 · 감시: 지역사회	· 프로그램 개발	· 위험도 확인

결과: 지역사회 폭력 수준

주요중재	· 환경 관리: 폭력 예방	· 감시: 지역사회	
제안된 중재	· 환경 관리: 지역사회 · 프로그램 개발	· 환경 관리: 안전	· 환경적 위험 보호

간호진단 17 : 지역사회 대응 향상 가능성
(Readiness for enhanced community coping)

정의: 지역사회의 필요한 것이나 요구사항을 충분히 충족시킬 뿐만 아니라, 현재와 미래에 있을 문제와 스트레스원에 대한 관리능력을 향상시키기 위한 적응과 문제해결을 위한 지역사회 활동의 양식.

관련요인

- 지역사회가 스트레스원 관리를 위한 힘을 지님
- 이용가능한 사회적지지
- 문제해결에 이용가능한 자원

결과: 지역사회 능력

주요중재	· 생물테러에 대한 대비 · 프로그램 개발	· 지역사회 재난 대비	· 건강관련 정책 감시
제안된 중재	· 환경 관리: 지역사회 · 환경적 위험 보호 · 건강 진단 검사 · 차량안전 증진	· 환경 관리: 폭력 예방 · 재정 자원 관리 · 위험도 확인	· 환경 관리: 근로자 안전 · 건강 교육 · 스포츠 상해 예방: 청년

결과: 지역사회 재난 대비

주요중재	· 지역사회 재난 대비	· 생물테러에 대한 대비	
제안된 중재	· 보건정책 감시 · 감시: 지역사회	· 프로그램 개발	· 위험도 확인

결과: 지역사회 건강: 면역

주요중재	· 면역/예방주사 관리		
제안된 중재	· 지역사회 건강 개발 · 건강 진단 검사 · 감시: 지역사회	· 건강 교육 · 프로그램 개발	· 건강관련 정책 감시 · 위험도 확인

결과: 지역사회 위험 통제: 전염병

주요중재	· 전염병 관리	· 프로그램 개발	
제안된 중재	· 건강 교육 · 면역/예방주사 관리	· 건강관련 정책 감시 · 위험도 확인	· 건강 진단 검사 · 감시: 지역사회

결과: 지역사회 위험 통제: 납 노출

주요중재	· 환경 관리: 지역사회	· 환경적 위험 보호	
제안된 중재	· 지역사회 건강 개발 · 프로그램 개발	· 환경 관리: 노동자 안전 · 위험도 확인	· 건강 교육 · 감시: 지역사회

결과: 지역사회 폭력 수준

주요중재	· 환경 관리: 폭력 예방	· 감시: 지역사회	
제안된 중재	· 환경 관리: 지역사회 · 프로그램 개발	· 환경 관리: 안전 · 위험도 확인	· 보건정책 관리

간호진단 18 : 비효과적 지역사회 치료법 관리
(Ineffective community therapeutic regimen management)

정의: 특정한 건강목표달성에 바람직하지 못한 질병과 후유증 치료를 위한 프로그램을 지역사회 과정에 통합하고 조정하는 양상.

관련요인

- 장애인지
- 민감성 인지
- 지식부족
- 개인이나 가족에게 부과된 과다한 요구
- 치료법의 복잡성
- 불충분한 행동적 단서의 수와 유형
- 사회적 지지부족
- 유익성 인지
- 가족의 건강관리양상
- 경제적 어려움
- 건강관리체계의 복잡성
- 무력감
- 치료법/건강관리요원에 대한 불신
- 가족갈등
- 의사결정 갈등
- 질병의 심각성 인지

결과: 지역사회 능력

주요중재	· 지역사회 건강개발	· 건강 정책 감시	· 프로그램 개발
제안된 중재	· 전염병 관리 · 건강 교육 · 위험도 확인	· 환경 관리: 지역사회 · 건강 진단 검사 · 감시: 지역사회	· 환경적 위험 보호 · 면역/예방주사 관리

결과: 지역사회 건강 상태

주요중재	· 지역사회 건강개발	· 환경 관리: 지역사회	
제안된 중재	· 전염병 관리 · 건강 교육 · 면역/예방주사 관리 · 위험도 확인	· 환경 관리 · 건강 정책 감시 · 감염 통제 · 감시: 지역사회	· 환경적 위험 보호 · 건강 진단 검사 · 프로그램 개발

결과: 지역사회 건강: 면역

주요중재	· 면역/예방주사 관리		
제안된 중재	· 전염병 관리 · 건강 교육 · 위험도 확인	· 지역사회 건강 개발 · 건강 진단 검사 · 감시: 지역사회	· 환경적 위험 보호 · 감염 통제

결과: 지역사회 위험 통제: 만성질병

주요중재	· 건강 교육	· 프로그램 개발	
제안된 중재	· 지역사회 건강 개발 · 위험도 확인	· 건강관련 정책 감시 · 감시: 지역사회	· 건강 진단 검사

결과: 지역사회 위험 통제: 전염성 질병

주요중재	· 전염병 관리	· 프로그램 개발	
제안된 중재	· 건강 교육 · 면역/예방주사 관리	· 건강관련 정책 감시 · 위험도 확인	· 건강 진단 검사 · 감시: 지역사회

결과: 지역사회 위험 통제: 납 노출

주요중재	· 환경 관리: 지역사회	· 환경적 위험 보호	
제안된 중재	· 지역사회 건강 개발 · 프로그램 개발	· 건강 교육 · 위험도 확인	· 건강관련 정책 감시 · 감시: 지역사회

간호진단 19 : 급성 혼돈(Acute confusion)

정의: 주의, 인지, 정신역동적 활동, 의식수준, 수면주기 상의 전반적이고 일시적인 변화와 혼란이 다발적으로 갑자기 발생하는 상태.

관련요인

- 60세 이상
- 알코올 남용
- 섬망
- 치매
- 약물 남용

결과: 지남력

주요중재	· 섬망 관리	· 망상 관리	· 현실 적응
제안된 중재	· 산-염기 관리 · 낙상 방지 · 투약 관리 · 감시: 안전	· 불안 감소 · 환각 관리 · 통증 관리	· 환경 관리: 안전 · 약물 투여 · 수면 증진

결과: 왜곡된 사고에 대한 통제

주요중재	· 섬망 관리	· 망상 관리	· 환각 관리
제안된 중재	· 불안 감소	· 투약 관리	· 현실 적응

결과: 정보 처리

주요중재	· 인지 자극		
제안된 중재	· 불안 감소 · 망상 관리	· 평정법 · 투약 관리	· 섬망 관리 · 현실 적응

결과: 신경계 상태: 의식

주요중재	· 뇌 관류 증진	· 인지 자극	· 신경계 관리
제안된 중재	· 기도 관리 · 고혈당 관리 · 투약: 근육내 · 현실 적응 · 활력징후 감시	· 뇌 부종 관리 · 저혈당 관리 · 투약: 정맥내 · 발작 예방	· 섬망 관리 · 약물 투여 · 투약 관리 · 감시

간호진단 20 : 만성 혼돈(Chronic confusion)

정의: 환경자극을 해석하는 능력의 감소, 지적사고과정의 능력감소, 그리고 기억력, 지남력, 행동의 장애에 의해, 장기간에 걸쳐 지능과 인격의 비가역적이고 점진적인 황폐화가 진행된 상태.

관련요인

- 다발성 경색 치매
- Alzheimer's 병
- Korsakoff's 정신병
- 뇌 혈관 장애
- 두부 손상

결과: 인지

주요중재	· 인지 자극	· 치매 관리	
제안된 중재	· 불안 감소 · 치매 관리: 목욕 · 환경요법 · 회상요법	· 제한구역설정 · 가족 참여 증진 · 정서 관리 · 수면 증진	· 의사결정 지지 · 가족 지지 · 현실 적응 · 감시: 안전

결과: 지남력

주요중재	· 치매 관리	· 현실 적응	
제안된 중재	· 제한구역설정 · 인지 자극 · 유머 · 물리적 억제법	· 평정법 · 환경 관리: 안전 · 투약 관리 · 감시: 안전	· 화학적 억제 · 가족 참여 증진 · 기억력 훈련

결과: 집중력

주요중재	· 불안 감소	· 인지 자극	· 치매 관리
제안된 중재	· 정서적 지지 · 물질 사용 치료	· 투약 관리 · 접촉	· 함께 있기

결과: 의사결정

주요중재	· 의사결정 지지	· 가족 참여 증진	
제안된 중재	· 정서적 지지 · 환자권리 보호	· 건강체계 안내 · 지지체계 강화	· 학습 촉진 · 교육: 개인

결과: 왜곡된 사고에 대한 통제

주요중재	· 망상 관리		
제안된 중재	· 불안 감소 · 투약 관리 · 현실 적응	· 인지 자극 · 환경 요법 · 치료 집단	· 환각 관리 · 정서 관리

결과: 정체성

주요중재	· 인지 재구조화	· 현실 적응	
제안된 중재	· 신체상 강화 · 자존감 강화 · 가치 명료화	· 투약 관리 · 사회화 증진	· 자기인식 강화 · 영적 지지

결과: 정보 처리

주요중재	· 인지 자극	· 의사결정 지지	
제안된 중재	· 적극적인 경청 · 학습 촉진 · 기억력 훈련	· 평정법 · 학습 준비도 강화 · 현실 적응	· 치매 관리 · 투약 관리

결과: 기억력

주요중재	· 기억력 훈련		
제안된 중재	· 적극적인 경청 · 환경 요법	· 인지 자극 · 현실 적응	· 학습 촉진 · 회상 요법

결과: 신경계 상태: 의식

주요중재	· 뇌 관류 증진	· 신경계 관리	· 현실 적응
제안된 중재	· 인지 자극 · 환경 관리: 안전 · 투약: 근육내 · 물질 사용 치료	· 치매 관리 · 임상 결과의 해석 · 투약 관리 · 감시	· 환경 관리 · 약물 투여 · 환자 권리 보호 · 활력징후 감시

간호진단 21 : 변비(Constipation)

정의: 대변 배출이 어렵고 불완전하거나, 심하게 단단하고 건조한 대변의 배출에 의해 정상적인 배변 횟수가 감소되는 상태.

관련요인

기능적

- 최근 환경 변화
- 배변 요구를 습관적으로 무시
- 신체적 활동 부족
- 불규칙적인 배변습관
- 부적절한 화장실 이용(예: 시간, 배변자세, 프라이버시)
- 복근력 약화

심리적

- 우울
- 정서적 스트레스
- 정신적 혼돈

생리적

- 나쁜 식사 습관
- 위장관 운동의 감소
- 부적합한 치아 또는 구강 위생
- 섬유질 섭취 부족
- 수분 섭취 부족
- 평상시의 음식과 식사양식의 변화
- 탈수

약리학적

- 항경련제
- antilipemic agents
- 완화제 과다사용
- Calcium carbonate
- 알루미늄이 함유된 제산제
- 비스테로이드성 항염증제
- 아편제
- Anticholinergics
- 이뇨제
- Iron salts
- Phenothiazines
- Bismuth salts
- 항우울제
- 칼슘길항제

기계적

- 직장 농양 혹은 궤양
- 임신
- 직장 항문 열개
- 종양
- 거대 결장(Hirschsprung's 병)
- 전해질 불균형
- 직장 탈출
- 전립선 비대
- 신경계 손상
- 직장 항문 협착
- 직장류
- 외과수술후 폐쇄
- 치핵
- 비만

결과: 배변

주요중재	· 배변 관리	· 변비/매복 관리	
제안된 중재	· 장세척 · 수액 관리 · 투약 처방	· 배변 훈련 · 수액 감시 · 영양 관리	· 운동 증진 · 투약 관리 · 영양 감시

결과: 수화

주요중재	· 수액 관리	· 수분/전해질 관리	
제안된 중재	· 수액 감시 · 투약 관리	· 정맥내 주입 · 영양 관리	· 정맥주사요법

결과: 증상 조절

주요중재	· 변비/매복 관리		
제안된 중재	· 장 세척 · 수액 관리 · 직장 하수 관리	· 배변 관리 · 투약 관리	· 운동 증진 · 영양 관리

간호진단 22 : 지각된 변비(Perceived constipation)

정의: 변비라고 자가진단 하고 하제, 관장, 좌약을 사용하여 매일 배변을 유도하는 상태.

관련요인

- 사고 과정 장애
- 잘못된 평가
- 문화적/가족의 건강 신념

결과: 배변

주요중재	· 배변 관리		
제안된 중재	· 상담 · 수액 감시 · 교육: 개인	· 운동 증진 · 투약 관리	· 수액 관리 · 영양 관리

결과: 건강 신념

주요중재	· 건강 교육	· 가치 명료화	
제안된 중재	· 적극적인 경청 · 위험도 확인	· 행동 수정 · 자가수정 보조	· 상담

결과: 지식: 건강행위

주요중재	· 건강 교육	· 교육: 개인	
제안된 중재	· 학습 준비도 강화	· 교육: 처방된 활동/운동	· 교육: 처방된 식이

간호진단 23 : 방어적 대응(Defensive coping)

정의: 긍정적인 자기인식에 대한 위협을 지각할 때 이를 방어하기 위하여 자기보호양상에 의해 잘못된 긍정적인 자기평가가 되풀이되는 방어상태.

결과: 수용: 건강상태

주요중재	· 대응능력 강화	· 정서적 지지	· 자기인식 강화
제안된 중재	· 신체상 강화 · 희망 주입 · 영적 지지	· 상담 · 함께 있기 · 지지 그룹	· 애도 작업 증진 · 자존감 강화

결과: 신체적 장애에 대한 적응

주요중재	· 신체상 강화	· 대응능력 강화	· 자존감 강화
제안된 중재	· 적극적인 경청 · 인지 재구조화 · 자기인식 강화	· 예측 지도 · 상담 · 자가수정 보조	· 행동 수정 · 상호목표 설정

결과: 아동 발달: 청소년기(12세-17세)

주요중재	· 자존감 강화	· 자기책임 강화	
제안된 중재	· 신체상 강화 · 영양 관리 · 역할 강화 · 사회화 증진	· 환경 관리 · 영양 상담 · 자기인식 강화 · 영적 지지	· 운동 증진 · 환자와의 계약 · 자가수정 보조

결과: 대응

주요중재	· 대응능력 강화	· 상담	
제안된 중재	· 불안 감소 · 위기 조정 · 환자와의 계약	· 평정법 · 정서적 지지 · 자기인식 강화	· 복합 관계 형성 · 운동 증진 · 사회화 증진

결과: 자존감

주요중재	· 자존감 강화		
제안된 중재	· 적극적인 경청 · 상담 · 정서적지지 · 지지 그룹	· 신체상 강화 · 발달 증진: 청소년 · 자기인식 강화 · 치료 그룹	· 인지 재구조화 · 발달 증진: 아동 · 사회화 증진

결과: 사회적 상호작용 기술

주요중재	· 행동 수정: 사회적 기술	· 복합 관계 형성	
제안된 중재	· 적극적인 경청 · 상담 · 가족 통합성 증진 · 역할 강화 · 자기책임 강화	· 주장 훈련 · 발달 증진: 청소년 · 가족 과정 유지 · 자기인식 강화 · 사회화 증진	· 행동 관리 · 발달 증진: 아동 · 오락 요법 · 자존감 강화 · 접촉

간호진단 24 : 비효율적 대응(Ineffective coping)

정의: 스트레스 원에 대해 적절한 대응을 하지 못하며, 행동 반응의 부적절한 선택 또는 이용가능한 자원을 사용할 수 없는 상태.

관련요인

- 대응전략에 대한 성별 차이
- 이용 가능한 자원의 부족
- 스트레스 원에 대해 준비하는 기회 부족
- 이완화하는 기술의 부족
- 대응능력에 대한 자신감 부족
- 상황적 위기
- 높은 수준의 위협
- 부정확
- 관계 특성에 따른 부적절한 사회적 지지체계
- 인지조절 능력의 부족
- 위협에 대한 평가 양상의 장애
- 적응 에너지 유지능력 부족

결과: 수용: 건강상태

주요중재	· 대응능력 강화	· 정서적 지지	
제안된 중재	· 신체상 강화 · 희망 주입 · 자존감 강화	· 상담 · 함께 있기 · 영적 지지	· 애도 작업 증진 · 자기 인식 강화 · 지지 그룹

결과: 신체적 장애에 대한 적응

주요중재	· 대응능력 강화	· 자존감 강화	
제안된 중재	· 적극적인 경청 · 불안 감소 · 상담	· 분노감 조절 보조 · 행동 수정 · 환경 관리	· 예측 지도 · 신체상 강화

결과: 환자 입원에 대한 돌봄제공자의 적응

주요중재	· 대응능력 강화	· 정서적 지지	
제안된 중재	· 불안 감소 · 의사결정 지지 · 죄책감 극복증진	· 돌봄제공자 지지 · 가족 통합성 증진 · 지지 그룹	· 상담 · 가족 지지 · 방문편리 도모

결과: 아동의 입원생활 적응

주요중재	· 예측 지도	· 대응능력 강화	· 정서적 지지
제안된 중재	· 적극적인 경청 · 평정법 · 가족 참여 촉진 · 안전감 강화	· 불안 감소 · 주의분산 · 상호 목표 설정 · 자가수정 보조	· 행동 수정 · 가족 참여 증진 · 함께 있기

결과: 대응

주요중재	· 대응능력 강화	· 상담	· 의사결정 지지
제안된 중재	· 예측 지도 · 간호제공자 지지 · 망상 관리 · 정서적지지 · 통과 촉진 · 회상 요법 · 지지 집단 · 접촉	· 불안 감소 · 복합 관계 형성 · 치매 관리 · 명상 촉진 · 함께 있기 · 회복력 증진 · 지지 체계 강화	· 평정법 · 위기 조정 · 주의 분산 · 정서 관리 · 점진적 근육 이완법 · 수면 증진 · 치료 집단

결과: 의사결정

주요중재	· 의사결정 지지		
제안된 중재	· 상담 · 학습 촉진 · 교육: 개인	· 정서적 지지 · 환자 권리 보호 · 가치 명료화	· 유전 상담 · 지지 체계 강화

결과: 충동 자가조절

주요중재	· 대응능력 강화	· 충동 조절 훈련	
제안된 중재	· 분노 조절 보조 · 행동 관리 · 행동 수정: 사회적 기술 · 환경 관리: 폭력 예방 · 상호 목표 설정 · 자가수정 보조	· 불안 감소 · 행동 관리: 자해 · 도주 주의 · 화재 주의 · 환자와의 계약 · 자기책임 강화	· 제한구역설정 · 성적 행동 관리 · 환경 관리: 안전 · 제한 설정 · 격리 · 물질사용 예방

결과: 지식: 건강자원

주요중재	· 예측 지도	· 건강체계 안내	
제안된 중재	· 사례 관리 · 재정적 자원 보조	· 대응능력 강화 · 학습 촉진	· 의사결정 지지 · 교육: 개인

결과: 심리사회적 적응: 생활변화

주요중재	· 예측 지도	· 대응능력 강화	
제안된 중재	· 불안 감소 · 정서적 지지 · 안전감 강화 · 지지 그룹	· 상담 · 격리스트레스 감소 · 자존감 강화 · 지지 체계 강화	· 의사결정 지지 · 역할 강화 · 영적지지

결과: 위험 통제: 음주

주요중재	· 대응능력 강화	· 물질사용 예방	
제안된 중재	· 불안 감소 · 상담 · 위험도 확인 · 알코올 및 약물사용 치료	· 행동 관리: 자해 · 위기 조정 · 자가수정 보조 · 지지 그룹	· 행동 수정 · 건강체계 안내 · 자기책임 증진

결과: 위험 통제: 약물 사용

주요중재	· 대응능력 강화	· 알코올 및 약물사용 예방	
제안된 중재	· 불안 감소 · 상담 · 위험도 확인 · 알코올 및 약물사용 치료	· 행동 관리: 자해 · 위기 조정 · 자가수정 보조 · 지지 그룹	· 행동 수정 · 건강체계 안내 · 자기책임 증진

결과: 역할 수행

주요중재	· 역할 강화		
제안된 중재	· 예측 지도 · 인지 재구조화 · 부모역할 증진	· 행동 수정 · 상담 · 자기인식 강화	· 간호제공자 지지 · 정서적지지

간호진단 25 : 대처 향상 가능성(Readiness for enhanced coping)

정의: 안녕과 강화하려는 요구를 충족시키려는 인지적 · 행위적 노력의 양상.

결과: 수용: 건강상태

주요중재	· 대응능력 강화	· 지지 체계 강화	· 교육: 질병 과정
제안된 중재	· 자기주장 훈련 · 의사결정 지지 · 자기책임 증진	· 행동 수정 · 자기인식 강화	· 복합대인관계 형성 · 자가수정 보조

결과: 신체적 장애에 대한 적응

주요중재	· 예측 지도	· 대응능력 강화	
제안된 중재	· 행동 수정 · 자기책임 증진	· 의사결정 지지 · 교육: 개인	· 자가수정 보조 · 교육: 처방된 활동/운동

결과: 대응

주요중재	· 대응능력 강화	· 회복력 증진	· 체제지지 강화
제안된 중재	· 자기주장 훈련 · 상담 · 역할 강화	· 행동수정 · 의사결정 지지 · 자가수정 보조	· 복합대인관계 형성 · 종교적 의례 강화 · 자기책임 증진

결과: 개인적 안녕

주요중재	· 대응능력 강화	· 자기 인식 강화	
제안된 중재	· 의사결정 지지 · 희망 주입 · 자가수정 보조	· 건강교육 · 역할 강화	· 건강체계 안내 · 자존감 강화

결과: 역할 수행

주요중재	· 대응능력 강화	· 역할 강화	
제안된 중재	· 예측 지도 · 의사결정지지 · 지지 체계 강화	· 분만 준비 · 자기 인식 강화 · 가치 명료화	· 상담 · 자가수정 보조

결과: 스트레스 수준

주요중재	· 불안 감소	· 대응능력 강화	
제안된 중재	· 행동 수정 · 격리스트레스 감소 · 지지 그룹	· 상담 · 자가수정 보조	· 의사결정 지지 · 단순 이완 요법

간호진단 26 : 죽음 불안(Death anxiety)

정의: 죽음이나 임종과 관련된 근심, 걱정 또는 두려움이 있는 상태.

결과: 수용: 건강상태

주요중재	· 대응능력 강화	· 정서적 지지	
제안된 중재	· 예측 지도 · 희망 주입 · 지지 체계 강화	· 의사결정지지 · 함께 있기 · 가치 명료화	· 애도작업 증진 · 영적 지지

결과: 불안 조절

주요중재	· 불안 감소	· 임종 간호	
제안된 중재	· 적극적인 경청 · 음악 요법 · 단순 이완 요법	· 평정법 · 함께 있기 · 영적 지지	· 대응능력 강화 · 단순 마사지 · 접촉

결과: 편안한 죽음

주요중재	· 임종 간호	· 통증 관리	· 함께 있기
제안된 중재	· 기도 관리 · 체력 관리 · 투약 관리 · 영양 감시 · 체위 · 단순 마사지 · 구토 관리	· 진통제 투여 · 환경 관리 : 안위 도모 · 오심 관리 · 구강건강 유지 · 자가간호 보조 · 단순 이완 요법	· 침상 안정 간호 · 가족 참여 촉진 · 영양 관리 · 환자 자가조절 · 진통제투여 보조 · 단순 심상요법 · 수면 증진

결과: 우울 수준

주요중재	· 희망 주입	· 영적 지지	
제안된 중재	· 독서 요법 · 애도작업 증진 · 수면 증진	· 임종 간호 · 투약 관리	· 정서적 지지 · 정서 관리

결과: 위엄있는 죽음

주요중재	· 의사결정지지	· 임종 간호	
제안된 중재	· 예측 지도 · 가족 동원 · 환자 자가조절 진통제투여 보조 · 가치 명료화	· 불안감소 · 용서 촉진 · 환자 권리 보호	· 가족참여 증진 · 애도작업 증진 · 영적지지

결과: 두려움 조절

주요중재	· 대응능력 강화		
제안된 중재	· 적극적인 경청 · 의사결정 지지 · 함께 있기	· 불안 감소 · 정서적 지지 · 영적 지지	· 평정법 · 가족 동원

결과: 희망

주요중재	· 희망 주입	· 영적 지지	
제안된 중재	· 대응능력 강화 · 애도작업 증진	· 임종 간호	· 정서적 지지

결과: 영적 건강

주요중재	· 종교적 의례강화	· 영적 지지	
제안된 중재	· 임종 간호 · 죄책감 극복증진	· 용서 촉진 · 영적성장 촉진	· 애도작업 증진 · 가치 명료화

간호진단 27 : 의사결정 갈등(Decisional conflict)

정의: 개인의 가치관 상실, 위기, 도전에 직면하여 어떤 행동을 선택할지 모르는 불확실한 상태.

관련요인

- 적절한 지지 체계의 부족
- 관련된 정보의 부족
- 가치 체계를 위협하는 감각
- 의사결정시 타인의 방해를 받거나 경험부족
- 다양하거나 다른 정보원
- 불분명한 개인적 가치관과 신념

결과: 의사결정

주요중재	· 의사결정 지지	· 상호 목표 설정	
제안된 중재	· 대응능력 강화 · 유전 상담 · 지지 체계 강화	· 상담 · 선입견 상담 · 교육: 개인	· 정서적 지지 · 자기인식 강화 · 전화 상담

결과: 정보 처리

주요중재	· 의사결정 지지	· 학습 촉진	
제안된 중재	· 적극적인 경청 · 교육: 개인	· 대응능력 강화	· 상담

결과: 참여: 보건의료 결정

주요중재	· 의사결정 지지	· 건강 체계 안내	
제안된 중재	· 적극적인 경청 · 주장 훈련 · 퇴원 계획 · 전화 상담	· 입원 간호 · 상담 · 환자 권리 보호 · 가치 명료화	· 예측 지도 · 문화 중개 · 자기책임 강화

결과: 개인적 자율성

주요중재	· 주장훈련	· 의사결정 지지	· 건강체계 안내
제안된 중재	· 예측지도 · 정서적 지지 · 역할강화	· 행동수정 · 건강교육 · 자기인식 강화	· 대응능력강화 · 환자 권리 보호

간호진단 28 : 비효율적 부정(Ineffective denial)

정의: 건강을 해치는 어떤 일이나 사건이 있을 때 생기는 불안과 공포를 감소시키기 위하여 지식이나 의미를 의식적 또는 무의식적으로 부인하는 상태.

결과: 수용: 건강상태

주요중재	· 대응능력 강화	· 상담	· 정서적 지지
제안된 중재	· 신체상 강화 · 희망 주입 · 지지 체계 강화	· 위기 조정 · 영적 지지 · 진실 말하기	· 의사결정 지지 · 지지 집단 · 가치 명료화

결과: 불안 조절

주요중재	· 불안감소		
제안된 중재	· 적극적인 경청 · 상담 · 함께 있기 · 영적 지지	· 평정법 · 약물 투여 · 오락 요법 · 지지 체계 강화	· 대응능력 강화 · 약물 처방 · 안전감 강화

결과: 두려움 조절

주요중재	· 불안감소	· 평정법	· 안전감 강화
제안된 중재	· 적극적인 경청 · 상담 · 가족 지지	· 예측 지도 · 의사결정 지지 · 체제지지 강화	· 대응능력 강화 · 정서적 지지 · 진실 말하기

결과: 건강신념: 인지된 위협

주요중재	· 건강 교육	· 자기 인식 강화	· 교육: 질병 과정
제안된 중재	· 적극적인 경청 · 자기책임 강화 · 가치 명료화	· 상담 · 교육: 개인	· 자가수정 보조 · 진실 말하기

결과: 증상 조절

주요중재	· 자가수정 보조	· 자기책임 강화	
제안된 중재	· 예측 지도 · 건강 체계 안내 · 자기 인식 강화 · 교육: 절차/치료	· 행동수정 · 학습 촉진 · 교육: 질병 과정	· 건강 교육 · 학습 준비도 향상 · 교육: 개인

간호진단 29 : 치열 장애(Impaired dentition)

정의: 치아 발달과 개개의 이가 나오는 양상 또는 구조적 통합이 파괴된 상태.

관련요인

- 비효과적인 구강위생, 열이나 냉에 대한 민감성
- 자가간호의 장애
- 만성적으로 담배, 커피, 차, 적포도주 사용
- 식습관
- 유치의 조기소실
- 만성적 구토
- 영양적 결핍
- 마모성 약물의 과도 사용
- 선택적인 약물 처방
- 소리를 내며 이를 갈음
- 불소물질의 과도한 섭취
- 전문적인 치료를 위한 접근 또는 경제적인 장애
- 치아건강에 관한 지식 부족
- 유전적 소인

결과: 구강 위생

주요중재	· 구강 건강 유지	· 구강 건강 회복	
제안된 중재	· 투약 관리 · 통증 관리	· 영양 관리 · 의뢰	· 구강 건강 증진 · 교육: 개인

결과: 자가간호: 구강 위생

주요중재	· 구강 건강 유지	· 구강 건강 회복	
제안된 중재	· 구강 건강 증진	· 자가간호 보조: 목욕/위생	· 교육: 개인

간호진단 30 : 설사(Diarrhea)

정의: 묽은 비정형의 변을 보는 상태.

관련요인

심리적
- 스트레스와 불안

상황적
- 알코올 남용
- 독소
- 하제 남용
- 방사선
- 인공 영양
- 약물의 부작용
- 오염
- 여행

생리적
- 염증
- 흡수 장애
- 감염 과정
- 자극
- 기생충

결과: 배변 조절

주요중재	· 배변관리	· 설사관리	
제안된 중재	· 배변 실금 간호 · 투약 관리 · 회음부 간호	· 배변 실금 간호: 유분증 · 투약 처방 · 자가간호 보조: 대 · 소변	· 수액 관리 · 영양 관리 · 피부 감시

결과: 배변

주요중재	· 배변 관리	· 설사 관리	
제안된 중재	· 수액 관리 · 영양 관리	· 투약 관리 · 회음부 간호	· 투약 처방

결과: 전해질 및 산/염기 균형

주요중재	· 전해질 관리	· 수액/전해질 관리	
제안된 중재	· 산－염기 관리 · 전해질 감시 · 정맥주사요법 · 활력징후 감시	· 산－염기 감시 · 수액 감시 · 임상 결과의 해석	· 설사 관리 · 정맥내 삽입 · 투약 관리

결과: 체액 균형

주요중재	· 설사 관리	· 수액/전해질 관리	· 수액관리
제안된 중재	· 전해질 관리 · 수액을 통한 인공소생법 · 영양관리 · 활력징후 감시	· 전해질 감시 · 정맥내 삽입 · 영양요법 · 영양 관리	· 수액 감시 · 정맥주사요법 · 영양 감시

결과: 수화

주요중재	· 설사 관리	· 수액관리	
제안된 중재	· 인공영양 · 섭식 · 수액을 통한 인공소생법	· 전해질 관리 · 수액/전해질 관리 · 영양 관리	· 전해질 감시 · 수액 감시 · 영양 감시

결과: 장루 자가간호

주요중재	· 설사 관리	· 장루간호	
제안된 중재	· 배변관리 · 피부감시	· 수액관리	· 영양관리

결과: 증상 심각성

주요중재	· 설사 관리		
제안된 중재	· 불안 감소 · 정서적 지지 · 투약 관리	· 배변 관리 · 체력 관리 · 투약 처방	· 대응능력 강화 · 약물 투여 · 통증 관리

간호진단 31 : 여가 활동 부족(Diversional activity deficit)

정의: 오락이나 여가활동(관심이나 참여)으로 인한 자극이 감소된 상태.

관련요인

▪ 장기간의 입원과 잦은 오랜 치료로 인한 여가활동 환경의 결여

결과: 가족의 사회적 분위기

주요중재	· 가족 과정 유지	· 가족 지지	
제안된 중재	· 발달 증진: 청소년 · 자기인식 강화	· 발달 증진: 아동	· 가족 요법

결과: 여가활동 참여

주요중재	· 오락 요법	· 자기책임 강화	
제안된 중재	· 활동 요법 · 치료적 놀이	· 운동 증진	· 사회화 증진

결과: 동기

주요중재	· 자기책임 강화		
제안된 중재	· 행동 관리 · 환자와의 계약	· 행동 수정: 사회적 기술 · 자존감 강화	· 상호 목표 설정 · 자가수정 보조

결과: 놀이 참여

주요중재	· 치료적 놀이		
제안된 중재	· 운동 증진	· 오락 요법	· 사회화 증진

결과: 사회적 참여

주요중재	· 사회화 증진		
제안된 중재	· 활동 요법 · 발달 증진: 청소년 · 상호 목표 설정 · 자존감 강화 · 방문편리 도모	· 동물 이용 요법 · 발달 증진: 아동 · 오락 요법 · 자기책임 강화	· 미술 요법 · 환경 요법 · 자기인식 강화 · 치료적 놀이

간호진단 32 : 에너지장 손상(Disturbed energy field)

정의: 신체, 정신, 영혼의 부조화로 인한 개인 주위의 에너지 흐름이 분열되는 상태.

결과: 안위수준

주요중재	· 환경 관리: 안위	· 치료적 접촉	
제안된 중재	· 아로마 요법 · 명상 촉진 · 체온 조절	· 체력 관리 · 단순 유도상상	· 고열치료 · 영적 지지

결과: 통증수준

주요중재	· 통증관리	· 치료적 접촉	
제안된 중재	· 지압술 · 환경관리: 안위 · 단순 이완 요법	· 진통제 투여 · 단순 유도상상 · 경피적 전기신경자극(TENS)	· 진통제 투여: 척추강 내 · 단순 마사지 · 활력징후 감시

결과: 안녕

주요중재	· 자기인식 강화	· 치료적 접촉	
제안된 중재	· 지압술 · 명상 촉진 · 단순 유도상상 · 가치 명료화	· 체력 관리 · 통증 관리 · 영적지지	· 희망 주입 · 자존감 강화 · 체온 조절

결과: 영적 건강

주요중재	· 희망 주입	· 영적 성장 촉진	
제안된 중재	· 용서 촉진 · 지지 그룹	· 명상 촉진 · 치료적 접촉	· 영적 지지 · 가치 명료화

간호진단 33 : 환경 지각 장애 증후군
(Impaired environmental interpretation syndrome)

정의: 사람, 장소, 시간 또는 환경에 대한 지남력이 3~6개월 이상 결여되어 보호적인 환경을 필요로 하는 상태.

관련요인

- 치매(예: Alzheimer's 병, 다경색, Pick's 병, AIDS, 알코올 중독, Parkinson's 병)
- 우울증
- Huntington's 병

결과: 지남력

주요중재	· 치매 관리	· 현실적응	
제안된 중재	· 불안 감소 · 정서적 지지 · 환경요법	· 인지 자극 · 환경 관리	· 치매 관리 · 기억력 훈련

결과: 집중력

주요중재	· 불안 감소	· 인지 자극	
제안된 중재	· 뇌 관류 증진 · 환경 관리	· 치매 관리 · 투약 관리	· 체력 관리 · 현실적응

결과: 낙상 방지 행위

주요중재	· 환경 관리: 안전	· 낙상예방	
제안된 중재	· 제한구역설정 · 자가 간호 보조	· 치매 관리 · 감시: 안전	· 위험도 확인

결과: 기억력

주요중재	· 치매 관리	· 기억력 훈련	
제안된 중재	· 인지 자극 · 현실적응	· 학습 촉진 · 회상 요법	· 환경 요법

결과: 신경계 상태: 의식

주요중재	· 뇌 관류 증진	· 환경 관리: 안전	· 신경계 감시
제안된 중재	· 인지 자극 · 약물 투여	· 치매 관리 · 투약 관리	· 환경 관리

결과: 안전한 가정환경

주요중재	· 환경관리: 안전	· 감시: 안전	
제안된 중재	· 제한구역설정 · 가정환경관리 보조	· 환경 관리: 폭력 예방 · 제한 설정	· 화재주의 · 안전감 강화

간호진단 34 : 성인의 성장 부전(Adult failure to thrive)

정의: 신체적, 인지적 측면의 지속적인 기능적 저하 상태. 다발적 질환을 지니고 살면서 문제에 대처하고 자신을 돌보고 관리하는 능력이 현저하게 감소된 상태.

관련요인

- 우울
- 무감동
- 피로

결과: 식욕

주요중재	· 영양 요법	· 영양 감시	
제안된 중재	· 단계별 식이요법 · 희망 주입 · 구강 건강 유지	· 수액 관리 · 정서관리	· 수액 감시 · 영양 관리

결과: 인지

주요중재	· 인지 자극	· 희망 주입	
제안된 중재	· 적극적인 경청 · 정서관리	· 학습 촉진 · 환자 권리 보호	· 기억력 훈련 · 회상 요법

결과: 영양 상태

주요중재	· 영양 관리	· 영양 요법	
제안된 중재	· 체력 관리 · 수액 감시 · 체중 증가 보조	· 섭식 · 영양 감시	· 수액/전해질 관리 · 교육: 처방된 식이

결과: 영양 상태: 음식과 수분 섭취

주요중재	· 수액 감시	· 영양 감시	
제안된 중재	· 단계별 식이요법 · 영양 요법 · 체중 증가 보조	· 섭식 · 자가간호 보조: 섭식	· 영양 관리 · 교육: 처방된 식이

결과: 신체적 노화

주요중재	· 환경 관리	· 가정환경 관리보조	· 위험도 확인
제안된 중재	· 신체 역학 증진 · 단계별 식이요법 · 가족 참여 증진 · 영양 관리	· 사례 관리 · 정서적 지지 · 가족 동원 · 영양 요법	· 대응능력 강화 · 체력 관리 · 투약 관리 · 영양 감시

결과: 자가간호: 일상 생활 활동

주요중재	· 자가간호 보조		
제안된 중재	· 간호제공자 지지 · 자가간호 보조: 목욕/위생 · 자가간호 보조: 배변	· 사례 관리 · 자가간호 보조: 옷입기/몸치장 · 자가간호 보조: 이동	· 환경관리: 안위 · 자가간호 보조: 섭식

결과: 삶에 대한 의지

주요중재	· 희망 주입	· 영적 지지	
제안된 중재	· 정서적 지지 · 격리스트레스 감소	· 가족 지지 · 지지 체계 강화	· 환자 권리 보호

간호진단 35 : 가족 대응 저하(Compromised family coping)

정의: 일반적으로 지지적인 일차적인 사람(가족원이나 가까운 친구)이 대상자가 자신의 건강문제와 관련된 적응적 과업을 숙달하거나 관리하려는 요구에 대해 불충분하거나 비효율적 또는 절충적인 지지, 안위, 지원, 격려를 제공.

관련요인

- 정서적 갈등과 개인적 고통과 가족의 요구에 대해 효율적으로 인지하거나 대처할 수 없는 가족원의 일시적인 선입관
- 가족 조직의 일시적 해체와 가족의 역할 변화
- 현 가족 주기내의 상황적 또는 발달상의 위기
- 가족의 지지 능력을 고갈시키는 질병의 만성화 또는 장애의 지속
- 가족원의 부적절하거나 부정확한 정보 또는 이해력
- 가족원간의 상호지지 부족

결과: 돌봄제공자의 정서적 건강

주요중재	· 정서적 지지	· 휴식 간호	
제안된 중재	· 분노 조절 보조 · 의사결정 지지 · 죄책감 극복증진 · 지지 그룹	· 예측 지도 · 가족 참여 증진 · 회복력 증진 · 지지 체계 강화	· 간호제공자 지지 · 애도작업 증진 · 영적지지

결과: 돌봄제공자-환자 관계

주요중재	· 간호제공자 지지		
제안된 중재	· 갈등 조정 · 가족 참여 증진 · 가정환경 관리보조 · 지지 체계 강화	· 정서적 지지 · 가족 동원 · 휴식 간호	· 가족 통합성 증진 · 가족지지 · 지지 그룹

결과: 돌봄제공자의 수행: 직접 간호

주요중재	· 간호제공자 지지	· 학습 촉진	
제안된 중재	· 환경 관리: 안위 · 교육: 질병과정 · 교육: 처방된 식이 · 교육: 정신 운동성 기술	· 가족 참여 증진 · 교육: 개인 · 교육: 처방된 약물	· 휴식 간호 · 교육: 처방된 활동/운동 · 교육: 절차/치료

결과: 돌봄제공자의 수행: 간접 간호

주요중재	· 건강체계 안내		
제안된 중재	· 예측 지도 · 재정적 자원보조 · 의뢰	· 의사결정 지지 · 보험 위임	· 퇴원계획 · 환자 권리 보호

결과: 가족 대응

주요중재	· 대응능력 강화	· 가족 참여 증진	· 가족 동원
제안된 중재	· 간호제공자 지지 · 상담 · 가족 과정 유지 · 애도작업 증진: 주산기 사망 · 영적 지지	· 복합 관계 형성 · 가족 통합성 증진 · 가족지지 · 정상화 증진	· 갈등 조정 · 가족참여 촉진 · 애도작업 증진 · 회복력 증진

결과: 가족 정상화

주요중재	· 가족 과정 유지	· 가족 지지	· 정상화 증진
제안된 중재	· 간호제공자 지지 · 의사결정지지 · 가족 동원 · 영적 지지	· 대응능력 강화 · 가족 통합성 증진 · 휴식 간호	· 상담 · 가족 참여 증진 · 형제자매지지

간호진단 36 : 가족 대응 불능(Disabled family coping)

정의: 가족 또는 가족원에게 건강문제가 있을 때 가족의 능력과 대상자의 능력으로는 건강문제에 대한 적응 뿐 만 아니라 효과적으로 대응할 수 없는 상태이다.

관련요인

- 치료에 저항하는 가족의 독단적인 처리
- 가족원들 사이에 일치하지 않는 대응 방식
- 매우 상반된 감정을 가진 가족관계
- 장기간에 걸쳐 표현되지 않는 감정(예: 죄책감, 불안, 적개심, 절망)을 가진 가족원

결과: 돌봄제공자-환자 관계			
주요중재	· 간호제공자 지원		
제안된 중재	· 학대예방지원: 아동 · 학대예방지원: 가족 동반자 · 학대예방지원: 노인 · 정서지지	· 가족 통합성 증진 · 가족참여 증진 · 가족 동원 · 가족지지	· 가정 환경관리 보조 · 휴식 간호 · 지지 그룹 · 지지체계 강화

결과: 돌봄제공자의 수행: 직접수행			
주요중재	· 간호제공자 지원	· 학습촉진	· 가족 요법
제안된 중재	· 환경관리: 안위도모 · 가족참여증진 · 휴식간호 · 교육: 질병과정	· 교육: 개인 · 교육: 처방된 활동/ 운동 · 교육: 처방된 식이	· 교육: 처방된 약물 · 교육: 절차/치료 · 교육: 정신운동성 기술

결과: 돌봄제공자의 수행: 간접수행			
주요중재	· 건강체계 안내		
제안된 중재	· 예측지도 · 의사결정 지지 · 퇴원계획	· 경제적 자원보조 · 보험 위임	· 환자권리 보호 · 의뢰

결과: 돌봄제공자의 안녕			
주요중재	· 간호제공자 지원	· 휴식간호	
제안된 중재	· 분노감 조절 보조 · 의사결정 지지 · 정서지지 · 가족참여 증진	· 가족 동원 · 가족 지지 · 애도작업 증진 · 죄책감 극복증진	· 희망 주입 · 자존감 증진 · 사회화 증진 · 영적 지지

결과: 가족 대응			
주요중재	· 대응능력 강화	· 가족지지	· 가족 요법
제안된 중재	· 학대예방 지원: 아동 · 학대예방 지원: 가족 동반자 · 학대예방 지원: 노인 · 복합 대인관계 형성 · 갈등 조정	· 상담 · 위기조정 · 가족 통합성 증진 · 가족동원	· 정상화 증진 · 회복력 증진 · 영적지지 · 생계 지원

결과: 가족 정상화			
주요중재	· 가족지지	· 가족요법	· 정상화 증진
제안된 중재	· 대응능력 강화 · 상담 · 가족 통합성 증진	· 가족참여 증진 · 가족 동원	· 가족과정 유지 · 영적지지

간호진단 37 : 가족 대응 향상 가능성 (Readiness for enhanced family coping)

정의: 가족원이 대상자의 건강문제에 직면했을 때 적응과업을 효과적으로 관리하여 가족원 자신과 대상자의 건강과 성장을 높이는 준비를 하는 상태이다.

결과: 돌봄제공자의 안녕

주요중재	· 간호제공자 지원	· 휴식간호	
제안된 중재	· 대응능력 강화 · 정서지지 · 가족참여 증진	· 가족 동원 · 가족 지지	· 지지 집단 · 지지체계 강화

결과: 가족 대응

주요중재	· 가족참여 증진	· 가족지지	
제안된 중재	· 자문 · 상담 · 가족 통합성 증진	· 가족동원 · 생계 지원	· 정상화 증진 · 회복력 증진

결과: 가족 기능

주요중재	· 가족지지	· 정상화 증진	
제안된 중재	· 예측지도 · 발달간호 · 발달증진: 청소년 · 발달증진: 아동	· 가족참여 증진 · 가족계획: 피임 · 가족통합성 증진	· 부모교육: 청소년 · 부모교육: 아동양육가정 · 선입견 상담 · 형제자매 지원

결과: 가족 정상화

주요중재	· 가족지지	· 정상화 증진	
제안된 중재	· 예측지도 · 자문 · 발달간호	· 발달증진: 청소년 · 발달증진: 아동 · 가족 통합성 증진	· 가족참여 증진 · 가족 동원 · 역할 강화

결과: 건강 증진 행위

주요중재	· 건강 교육	· 자가수정 보조	
제안된 중재	· 행동수정 · 대응능력 강화 · 상담 · 정서지지	· 운동 증진 · 건강진단 검사 · 상호목표 설정 · 위험	· 자기인식 강화 · 지지집단 · 지지체계 강화

결과: 건강 추구 행위

주요중재	· 건강 교육	· 학습촉진	
제안된 중재	· 예측지도 · 상담 · 의사결정 지지 · 발달증진: 청소년	· 발달증진: 아동 · 가족통합성 증진 · 건강진단 검사 · 건강체계 안내	· 자기인식 강화 · 자가수정 보조 · 지지집단

결과: 참여: 보건의료 결정

주요중재	· 의사결정 지지	· 건강체계 안내	
제안된 중재	· 적극적 경청 · 예측지도 · 자기주장 훈련	· 상담 · 문화 중개	· 환자권리 보호 · 자기책임 증진

간호진단 38 : 가족 과정 기능 장애(Dysfunctional family processes)

정의: 가족단위의 정신사회적, 영적, 생리학적 기능이 만성적으로 와해되어 갈등, 문제의 부정, 변화에 대한 저항, 비효율적인 문제해결, 일련의 자기반복적 위기를 일으키는 상태.

관련요인

- 알코올 남용
- 중독성 인격
- 생화학적 영향
- 알코올 중독의 가족력
- 알코올 중독 치료를 거부한 가족력
- 유전적 소인
- 불충분한 대응기술
- 문제해결 기술의 부족

결과: 가족대응

주요중재	· 대응능력 강화	· 가족과정 유지	· 알코올 및 약물사용 치료
제안된 중재	· 학대예방 지원 · 학대예방 지원: 아동 · 학대예방 지원: 가족 동반자 · 학대예방 지원: 노인 · 갈등조정	· 상담 · 위기조정 · 가족통합성 증진 · 가족지지	· 가족요법 · 정상화 증진 · 영적 지지 · 지지집단

결과: 가족기능

주요중재	· 가족통합성 증진	· 가족과정 유지	· 알코올 및 약물사용 치료
제안된 중재	· 분노감조절 보조 · 행동관리 · 상담 · 가족동원	· 가족지지 · 가족요법 · 상호 목표 설정	· 정상화 증진 · 알코올 및 약물사용 예방 · 지지체계 강화

결과: 가족회복력

주요중재	· 가족과정 유지	· 회복적 증진	· 알코올 및 약물사용 치료
제안된 중재	· 대응능력 강화 · 위기조정	· 가족통합성 증진 · 가족지지	· 가족요법 · 영적 지지

결과: 가족의 사회적 분위기

주요중재	· 가족요법	· 알코올 및 약물사용 치료	
제안된 중재	· 학대예방 지원 · 학대예방 지원: 아동 · 학대예방 지원: 가족 동반자	· 학대예방 지원: 노인 · 갈등조정 · 상담	· 가족통합성 증진 · 가족지지 · 지지집단

결과: 양육수행

주요중재	· 가족통합성 증진: 출산가족	· 부모화 강화	· 알코올 및 약물사용 치료
제안된 중재	· 학대예방 지원: 아동 · 간호제공자 지원	· 가족참여 증진 · 가족지지	· 부모교육: 청소년 · 부모교육: 아동양육 가정 · 부모교육: 영아

결과: 역할수행

주요중재	· 역할 강화	· 자기책임 증진	· 알코올 및 약물사용 치료
제안된 중재	· 행동수정 · 간호제공자 지원 · 상담	· 가족참여 증진 · 가족지지	· 자기인식 강화 · 가치명료화

결과: 물질 중독 결과

주요중재	· 알코올 및 약물사용 예방	· 알코올 및 약물사용 치료	
제안된 중재	· 불안감소 · 행동관리: 자해 · 행동수정 · 행동수정: 사회적 기술 · 대응능력 강화 · 상담 · 위기조정 · 정서적 지지	· 가족참여 증진 · 가족동원 · 가족지지 · 충동조절훈련 · 제한설정 · 상호목표 설정 · 환자와의 계약 · 자기인식 강화	· 자존감 강화 · 자가수정 보조 · 자기책임 증진 · 영적지지 · 지지집단 · 지지체계 강화 · 교육: 질병과정 · 치료 그룹

간호진단 39 : 가족 과정 중단(Interrupted family processes)

정의: 가족의 관계 또는 기능에 변화가 있는 상태.

관련요인

- 발달 단계적 위기
- 발달 단계적 변화
- 가족역할 변동
- 지역사회와의 상호작용
- 가족의 재정 변화
- 가족의 사회적 지위 변화
- 가족구성원들 간의 힘의 이동
- 가족구성원의 건강상태 변화
- 상황적 변화
- 상황적 위기

결과: 가족대응

주요중재	· 대응능력 강화	· 가족지지	
제안된 중재	· 갈등조정 · 상담 · 의사결정 지지 · 정서적 지지 · 가족동원	· 가족과정 유지 · 가족치료 · 재정적자원 보조 · 애도작업 증진	· 애도작업 증진: 주산기 사망 · 휴식간호 · 지지집단 · 지지체계 강화

결과: 가족기능

주요중재	· 가족통합성 증진	· 가족과정 유지	
제안된 중재	· 자기주장 훈련 · 갈등조정 · 상담 · 발달증진: 청소년 · 발달증진: 아동	· 가족참여 증진 · 가족동원 · 가족지지 · 가족요법	· 재정적자원 보조 · 정상화 증진 · 역할 강화 · 지지체계 강화

결과: 가족 정상화

주요중재	· 가족과정 유지	· 정상화 증진	
제안된 중재	· 간호제공자 지원 · 대응능력 강화 · 상담 · 정서적 지지	· 가족동원 · 가족지지 · 재정적자원 보조 · 가정환경관리 보조	· 휴식간호 · 역할 강화 · 지지체계 강화

결과: 가족 회복력

주요중재	· 가족과정 유지	· 회복력 증진	
제안된 중재	· 대응능력 강화 · 상담 · 의사결정 지지	· 가족과정 유지 · 가족지지 · 정상화 증진	· 지지집단 · 지지체계 강화

결과: 가족의 사회적 분위기

주요중재	· 가족통합성 증진	· 가족과정 유지	
제안된 중재	· 행동관리 · 갈등조정 · 상담	· 의사결정 지지 · 가족참여 증진 · 가족지지	· 가정환경관리 보조 · 상호목표 설정 · 역할강화

결과: 치료중 가족지지

주요중재	· 가족참여 증진	· 가족참여 촉진	
제안된 중재	· 사례관리 · 가족통합성 증진 · 가족통합성 증진: 출산가족	· 가족동원 · 가족과정 유지 · 건강정보 교환	· 교육: 질병과정 · 교육: 절차/치료 · 방문편리 도모

결과: 양육 수행

주요중재	· 부모교육: 청소년 · 부모교육: 아동양육가족	· 부모교육: 영아	· 부모화 강화
제안된 중재	· 학대예방 지원: 아동 · 예측지도 · 대응능력 강화 · 상담 · 발달증진: 아동	· 가족통합성 증진 : 아동양육가족 · 가족참여 증진 · 가족지지 · 정상화 증진	· 휴식간호 · 역할강화 · 형제자매 지원 · 지지체계 강화

간호진단 40 : 가족 과정 향상 가능성(Readiness for enhanced family processes)

정의: 가족 구성원의 안녕을 지지하기에 충분하고 강화될 수 있는 가족 기능 양상가족의 관계 또는 기능에 변화가 있는 상태.

결과: 가족대응

주요중재	· 대응능력강화		
제안된 중재	· 의사결정 지지 · 가족지지 · 유머	· 종교적 의례강화 · 역할강화	· 영적성장 촉진 · 지지체계 강화

결과: 가족기능

주요중재	· 가족통합성증진	· 가족통합성증진: 출산가족	
제안된 중재	· 가족과정유지 · 가족지지 · 재정적 자원보조	· 발달증진: 청소년 · 발달증진: 아동	· 부모화 강화 · 회복력 증진

결과: 가족 건강상태

주요중재	· 가족통합성증진	· 건강체계 안내	
제안된 중재	· 분만준비 · 가족통합성증진: 출산가족 · 가족계획: 불임 · 가족과정유지	· 가족지지 · 유전상담 · 건강교육 · 부모교육: 청소년	· 부모교육: 출산가족 · 위험 확인: 출산가족 · 역할강화 · 지지체계 강화

결과: 가족 통합성

주요중재	· 가족통합성증진	· 가족통합성증진: 출산가족	
제안된 중재	· 애착증진 · 발달증진: 청소년 · 발달증진: 아동	· 환경관리: 애착형성과정 · 가족과정유지	· 가족지지 · 부모화 강화

결과: 가족 회복력

주요중재	· 회복력증진	· 가족통합성증진: 출산가족	
제안된 중재	· 대응능력강화 · 가족통합성증진	· 가족지지 · 가족과정유지	· 지지체계강화 · 가치명료화

결과: 가족의 사회적 분위기

주요중재	· 가족통합성증진	· 사회화증진	
제안된 중재	· 대응능력강화 · 정서적 지지	· 발달증진: 청소년 · 발달증진: 아동	· 가족 지지

간호진단 41 : 비효과적인 가족 치료법 관리
(Ineffective family therapeutic regimen management)

정의: 특정한 건강목표달성에 바람직하지 못한 질병과 후유증 치료를 위한 프로그램을 가족과정에 통합하고 조정하는 양상이다.

결과: 가족대응

주요중재	· 대응능력 강화	· 가족과정	
제안된 중재	· 상담 · 의사결정 지지 · 정서지지 · 가족통합성 증진	· 가족 동원 · 가족과정 유지 · 가족지지 · 가족 요법	· 재정적 자원 보조 · 정상화 증진 · 지지체계 강화

결과: 가족기능

주요중재	· 가족 통합성 증진	· 가족참여 증진	· 가족과정 유지
제안된 중재	· 분쟁조정 · 상담 · 가족 동원	· 가족지지 · 가족 요법 · 재정적 지원보조	· 정상화 증진 · 역할 강화 · 형제자매 지원

결과: 가족 정상화

주요중재	· 가족참여 증진	· 가족동원	· 정상화 증진
제안된 중재	· 사례 관리 · 대응능력 강화 · 상담 · 가족 통합성 증진 · 가족과정 유지	· 가족지지 · 가족요법 · 건강체계 안내 · 가정환경 관리보조 · 휴식 간호가족지지	· 역할 강화 · 형제자매 지원 · 지지체계 강화 · 생계 지원

결과: 전문간호에 대한 가족의 참여

주요중재	· 의사결정 지지	· 건강체계 안내	
제안된 중재	· 적극적 경청 · 예측 지도 · 자기주장 훈련	· 상담 · 문화 중개 · 퇴원계획	· 환자관리 보호 · 자기책임 증진 · 전화 상담

결과: 가족 회복력

주요중재	· 대응능력 강화	· 회복력 증진	
제안된 중재	· 의사결정 지지 · 가족통합성 증진 · 가족참여 증진	· 가족과정 유지 · 가족지지 · 정상화 증진	· 형제자매 지원 · 지지체계 강화

결과: 지식: 치료요법

주요중재	· 교육: 질병과정	· 교육: 절차/치료	
제안된 중재	· 예측 지도 · 학습 촉진 · 학습준비도 향상 · 투약 관리	· 영양 관리 · 교육: 집단 · 교육: 개인 · 교육: 처방된 활동/운동	· 교육: 처방된 식이 · 교육: 처방된 약물 · 교육: 정신운동성 기술

간호진단 42 : 피로(Fatigue)

정의: 지속적이고 압도적인 탈진감을 느끼며 신체적·정신적 작업능력이 평소보다 감소된 상태.

관련요인

심리적
- 불안
- 지루한 생활양식
- 우울
- 스트레스

생리적
- 빈혈
- 질병상태
- 신체활동 증가
- 영양불량
- 신체적 상태가 좋지 않음
- 임신
- 수면박탈

환경적
- 습도
- 빛
- 소음
- 온도

상황적
- 부정적인 생활사건
- 직업

결과: 활동내구성

주요중재	· 체력 관리		
제안된 중재	· 환경 관리 · 운동 증진	· 운동증진: 근력훈련	· 교육: 처방된 활동/운동

결과: 내구력

주요중재	· 활동 요법	· 체력 관리	
제안된 중재	· 운동 증진 · 건강진단 검사 · 상호 목표 설정	· 영양 관리 · 위험 확인 · 수면 증진	· 교육: 처방된 활동/운동 · 교육: 처방된 식이

결과: 에너지 보존

주요중재	· 체력 관리	· 환경관리	
제안된 중재	· 신체기능 증진 · 운동 증진	· 영양 관리 · 수면 증진	· 교육: 처방된 활동/운동

결과: 영양상태: 에너지

주요중재	· 체력 관리	· 영양 관리	
제안된 중재	· 음식물 투여 · 영양 요법	· 영양 상담 · 영양섭취 감시	· 자가간호 보조: 섭식 · 교육: 처방된 식이

결과: 정신운동에너지

주요중재	· 체력 관리	· 정서 관리	
제안된 중재	· 대응능력 강화 · 상담 · 위기 조정	· 애도 작업 증진 · 죄책감 회복증진	· 투약 관리 · 자존감

간호진단 43 : 공포(Fear)

정의: 지각된 위협에 대한 반응이 의식적으로 위험이라고 인식된 상태이다.

관련요인

- 선천적 기원(예: 갑작스런 소음, 높이, 통증)
- 선천적 유발인자(신경전달물질)
- 언어 장벽
- 학습된 반응(예: 조건화, 모형화, 동일화)
- 공포스런 자극
- 감각장애
- 잠재적으로 스트레스가 많은 환경에서 지지체계로부터의 분리(예: 입원, 병원 처치)
- 익숙지 않은 환경

결과: 공포의 수준

주요중재	· 불안 감소	· 평정법	· 함께 있기
제안된 중재	· 학대예방 지원: 가족동반자 · 학대예방 지원: 노인 · 적극적 경청 · 예측지도 · 행동수정	· 대응능력 강화 · 정서적 지지 · 환경관리 · 예비적 감각정보	· 안전감 강화 · 교육: 질병과정 · 교육: 수술전 · 교육: 절차/치료

결과: 공포의 수준: 아동

주요중재	· 평정법	· 함께 있기	· 안전감 강화
제안된 중재	· 학대예방 지원: 아동 · 적극적 경청 · 동물이용 요법 · 정서적 지지	· 환경관리 · 가족참여 촉진 · 예비적 감각정보	· 교육: 개인 · 치료적 놀이 · 진실말하기

결과: 두려움 조절

주요중재	· 대응능력 강화	· 안전감 강화	
제안된 중재	· 적극적 경청 · 예측지도 · 불안 감소 · 평정법 · 상담 · 위기 조정	· 의사결정 지지 · 정서지지 · 환경 관리 · 검사 보조 · 가족참여 증진 · 예비적 감각 정보	· 함께 있기 · 지지체계 강화 · 교육: 수술 전 · 교육: 절차/치료 · 치료적 접촉 · 진실 말하기

간호진단 44 : 체액균형 향상 가능성(Readiness for enhanced fluid balance)

정의: 체액과 체액의 화학적 구성성분이 신체적 요구에 충분하거나 충분하게 맞출 수 있도록 균형을 이루고 있는 상태.

결과: 체액 균형

주요중재	· 수액관리		
제안된 중재	· 수분/전해질 관리 · 수액 감시	· 투약 관리 · 영양상담	· 요배설 관리 · 체중관리

결과: 수화

주요중재	· 수액관리	· 수액감시	
제안된 중재	· 전해질 관리 · 수액/전해질 관리	· 투약관리 · 영양상담	· 체중관리

결과: 신장 기능

주요중재	· 수액관리	· 요배설 관리	
제안된 중재	· 수액/전해질 관리 · 건강교육	· 영양상담 · 교육: 개인	· 교육: 처방된 식이

간호진단 45 : 체액 부족(Deficient fluid volume)

정의: 혈관내, 간질내, 세포내 액이 감소된 상태. 이것은 탈수, 염기의 변화는 없는 수분손실 만을 의미함.

관련요인

- 과다한 체액소실
- 조절기전의 부전

결과: 전해질 및 산/염기 균형

주요중재	· 산 염기 관리	· 전해질 관리	· 수액/전해질 관리
제안된 중재	· 산 염기 감시 · 전해질 감시 · 수액 관리 · 수액감시	· 혈류동태 조절 · 정맥주사 놓기 · 정맥주사 요법 · 임상 결과의 해석	· 신경계 감시 · 감시 · 활력 증상 감시

결과: 체액 균형

주요중재	· 수액관리	· 수액감시	· 저혈량증 관리
제안된 중재	· 설사 관리 · 전해질 관리 · 전해질 감시 · 수액을 통한 인공소생법 · 정맥주사 놓기	· 정맥주사 요법 · 임상결과의 해석 · 약물 투여 · 투약 관리 · 투약 처방	· 영양 관리 · 완전영양 주사투여 · 쇼크 관리: 혈량 · 요배설 관리 · 활력징후 감시

결과: 수화

주요중재	· 수액관리	· 저혈량증 관리	· 정맥주사 요법
제안된 중재	· 우유병 수유 · 설사 관리 · 전해질 관리 · 전해질 감시 · 음식물 투여	· 고열 치료 · 수액/전해질 관리 · 수액 감시 · 수액을 통한 인공소생법 · 정맥주사 놓기	· 영양 관리 · 쇼크 관리: 혈량 · 요 배설 관리 · 활력징후 감시 · 구토관리

결과: 영양상태: 음식 및 수분섭취

주요중재	· 수액 관리 · 수액 감시	· 영양 관리	· 영양 감시
제안된 중재	· 우유병 수유 · 위장관 튜브 음식 주입	· 음식물 투여 · 영양 요법	· 자가간호 보조: 섭식 · 완전영양주사 투여

간호진단 46 : 체액 과다(Excess fluid volume)

정의: 등장액 정체가 증가된 상태.

관련요인

▪ 조절기전 장애　▪ 수분섭취 과잉　▪ 나트륨섭취 과잉

결과: 영양상태: 음식 및 수분섭취

주요중재	· 수액/전해질 관리	· 수액 관리	· 수액 감시
제안된 중재	· 산 염기 관리 · 전해질 관리 · 전해질 감시	· 혈액 투석요법 · 혈류동태 조절 · 침습성 혈류 동태 감시	· 임상결과의 해석 · 활력징후 감시

결과: 체액균형

주요중재	· 수액 관리	· 수액 감시	· 과혈량증 관리
제안된 중재	· 침상 옆 임상검사 시행 · 전해질 관리 · 전해질 감시 · 수액/전해질 관리	· 정맥주사 요법 · 임상결과의 해석 · 약물 투여 · 투약 관리	· 영양 관리 · 요 배설 관리 · 활력징후 관리

결과: 체액과다 심각성

주요중재	· 수액/전해질 관리	· 과혈량증 관리	
제안된 중재	· 뇌부종 관리 · 전해질 관리 · 전해질 감시 · 수액 관리	· 수액 감시 · 혈액투석 요법 · 약물 투여 · 투약 관리	· 신경계 감시 · 복막투석 요법 · 요 배설 관리 · 활력징후 관리

결과: 신장 기능

주요중재	· 수액/전해질 관리	· 수액 관리	· 요 배설 관리
제안된 중재	· 산 염기 관리 · 침상 옆 임상검사 시행 · 전해질 감시 · 수액 감시	· 혈액투석 요법 · 임상결과의 해석 · 영양 요법 · 영양 상담	· 복막투석 요법 · 검사물 관리 · 교육: 처방된 식이

간호진단 47 : 가스교환 장애(Impaired gas exchange)

정의: 폐포-모세혈관막 사이의 산소와 이산화탄소의 가스교환이 과잉 또는 감소된 상태.

관련요인

- 폐포 – 모세혈관막 변화
- 환기 – 관류

결과: 알러지 반응: 전신의

주요중재	· 아나필락시스 관리	· 천식관리	
제안된 중재	· 인공기도 삽입 · 기도관리 · 기도 흡인	· 불안 감소 · 산소요법	· 호흡과 관련된 자료감시 · 환기보조

결과: 전해질 및 산/염기 균형

주요중재	· 산 염기 관리	· 전해질 관리	· 임상결과의 해석
제안된 중재	· 산 염기 관리: 호흡성 산증 · 산 염기 관리: 호흡성 알칼리증 · 산 염기 감시 · 전해질 감시	· 수액 관리 · 수액/전해질 관리 · 혈류 동태 조절 · 정맥 주사 요법	· PIC 카테터 간호 · 호흡과 관련된 자료 감시 · 활력징후 감시

결과: 인공호흡기 반응: 성인

주요중재	· 기계적 환기		
제안된 중재	· 인공기도 삽입 · 기도관리 · 기도 흡인	· 불안감소 · 인공기도 관리 · 흡입예방	· 기계적 환기장치 제거 · 산소요법 · 호흡과 관련된 자료 감시

결과: 호흡상태: 가스교환

주요중재	· 산 염기 관리	· 산소 요법	· 환기 보조
제안된 중재	· 산 염기 관리: 호흡성 산증 · 산 염기 관리: 호흡성 알칼리증 · 산 염기 감시 · 기도 관리	· 불안 감소 · 침상 옆 임상검사 시행 · 물리적 흉곽 요법	· 체력 관리 · 체위 · 호흡과 관련된 자료 감시

결과: 호흡상태: 환기

주요중재	· 기도관리	· 호흡과 관련된 자료감시	· 환기 보조
제안된 중재	· 인공기도 삽입 · 기도 흡인 · 알러지 관리 · 인공기도 관리	· 흡인 예방 · 천식관리 · 물리적 흉곽요법 · 기침 장려	· 기계적 환기 · 통증관리 · 체위

결과: 조직관류: 폐

주요중재	· 산 염기 관리 : 호흡성 산증	· 삼 염기 관리 : 호흡성 알칼리증	· 폐 색전 간호 · 혈류 동태 조절
제안된 중재	· 산 염기 감시 · 침상 옆 임상검사 실시 · 수액 관리 · 수액 감시 · 정맥주사 놓기	· 정맥주사 요법 · 침습적 혈류 동태 감시 · 임상결과의 해석 · 약물 투여 · 투약 관리	· 산소 요법 · 호흡과 관련된 자료 감시 · 감시 · 활력징후 감시

결과: 활력징후

주요중재	· 기도관리	· 호흡과 관련된 자료 감시	· 활력징후 감시
제안된 중재	· 산 염기 관리 · 산 염기 감시 · 불안 감소 · 전해질 관리 · 수액 관리	· 혈류 동태 감시 · 침습적 혈류 동태 감시 · 정맥 주사 놓기 · 정맥 주사 요법 · 약물 투여	· 투약 관리 · 산소 요법 · 감시 · 환기보조

간호진단 48 : 슬픔(Grieving)

정의: 잠재적 상실의 지각에 근거를 둔 자아개념을 수정하는 과정을 통하여 개인, 가족, 지역사회가 나타내는 지적·정서적 반응과 행동이다.

결과: 대응

주요중재	· 대응능력 강화	· 애도작업 증진	· 애도작업 증진: 주산기 사망
제안된 중재	· 불안 감소 · 평정법 · 간호제공자 지원 · 상담 · 위기조정	· 의사결정 지지 · 정서지지 · 가족지지 · 용서 촉진	· 죄책감 극복 증진 · 희망 주입 · 함께 있기 · 지지 그룹

결과: 가족대응

주요중재	· 대응능력 강화	· 가족통합성 증진	· 가족 지지
제안된 중재	· 적극적 경청 · 상담 · 위기조정 · 정서지지	· 가족 과정 유지 · 가족 요법 · 애도작업 증진	· 애도작업 증진: 주산기 사망 · 역할 강화 · 형재자매 지지

결과: 가족회복력

주요중재	· 애도작업 증진	· 애도작업 증진: 주산기 사망	· 회복력 증진
제안된 중재	· 대응능력 강화 · 상담	· 위기조정 · 가족통합성 증진	· 가족 지지 · 정상화 증진

결과: 비통감 해소

주요중재	· 애도작업 증진	· 애도작업 증진: 주산기 사망	
제안된 중재	· 적극적 경청 · 분노감 조절 보조 · 대응능력 강화 · 상담	· 임종 간호 · 정서지지 · 가족통합성 증진	· 영적지지 · 지지 그룹 · 지지체계 강화

결과: 심리사회적 적응: 생활변화

주요중재	· 대응능력 강화		
제안된 중재	· 분노감 조절 보조 · 불안 감소 · 상담	· 위기조정 · 정서지지	· 애도작업 증진 · 역할 강화

결과: 역할 수행

주요중재	· 애도작업 증진	· 역할증진	· 자기인식 강화
제안된 중재	· 행동수정 · 상담	· 정서지지 · 부모화 강화	· 회복력 증진

간호진단 49 : 복합적 슬픔(Complicated grieving)

정의: 상실에 대한 개인, 가족, 지역사회가 나타내는 지적·정서적 반응과 행동이 정상적인 슬픔과정보다 지나치거나 장기화된 반응과 행동을 보이는 상태이다.

관련요인

- 실제적 또는 지각된 대상
  (예: 사람, 소유물, 직업, 지위, 가정, 생각, 신체의 일부분과 작용)의 상실

결과: 대응

주요중재	· 대응능력 강화	· 애도작업 증진	· 애도작업 증진: 주산기 사망
제안된 중재	· 불안 감소 · 평정법 · 간호 제공자 지원 · 상담 · 위기 조정	· 의사결정 지지 · 정서지지 · 가족지지 · 용서 촉진	· 죄책감 극복 증진 · 희망 주입 · 함께 있기 · 지지 그룹

결과: 가족대응

주요중재	· 대응능력 강화	· 가족통합성 증진	· 가족지지
제안된 중재	· 적극적 경청 · 상담 · 위기 조정	· 정서지지 · 가족과정 유지 · 애도작업 증진	· 애도작업 증진: 주산기 사망 · 역할강화 · 형제자매 지원

결과: 가족회복력

주요중재	· 애도작업 증진	· 애도작업 증진: 주산기 사망	· 회복력 증진
제안된 중재	· 대응능력 강화 · 상담	· 위기 조정 · 가족통합성 증진	· 가족지지 · 정상화 증진

결과: 비통감 해소

주요중재	· 애도작업 증진	· 애도작업 증진: 주산기 사망	
제안된 중재	· 적극적 경청 · 분노감 조절 보조 · 대응능력 강화 · 상담	· 문화 중개 · 정서지지 · 가족 통합성 증진	· 영적지지 · 지지 그룹 · 지지체계 강화

결과: 심리사회적 적응: 생활변화

주요중재	· 대응능력 강화		
제안된 중재	· 분노감 조절 보조 · 불안감소 · 상담	· 위기 조정 · 정서지지	· 애도작업 증진 · 역할 강화

결과: 역할 수행

주요중재	· 애도작업 증진	· 역할 강화	· 자기인식 강화
제안된 중재	· 행동수정 · 상담	· 정서지지 · 부모화 증진	· 회복력 증진

간호진단 50 : 성장 발달 지연(Delayed growth and development)

정의: 같은 연령 집단의 표준에서 벗어난 상태.

관련요인

- 신체적 기능 장애의 영향
- 일관성 없는 반응
- 무관심
- 다수의 돌보는 자
- 상용 처방
- 중요한 사람으로부터 분리
- 환경적 결핍
- 부적절한 돌봄
- 자극 결핍

결과: 아동발달: 1개월

주요중재	· 신생아 간호	· 영양섭취 감시	· 교육: 영아자극
제안된 중재	· 예측지도 · 애착증진 · 인공영양	· 모유수유 보조 · 영아 간호 · 캥거루식 돌봄	· 부모교육: 영아 · 부모화 강화 · 접촉

결과: 아동발달: 2개월

주요중재	· 발달증진: 아동	· 영아 간호	· 부모화 강화
제안된 중재	· 예측지도 · 애착증진 · 인공영양	· 모유수유 보조 · 가족통합성 증진: 출산가족 · 가족지지	· 부모교육: 영아 · 교육: 영아 영양 · 접촉

결과: 아동발달: 4개월

주요중재	· 발달증진: 아동	· 영아 간호	· 부모화 강화
제안된 중재	· 예측지도 · 인공영양 · 가족통합성 증진: 출산가족 · 가족과정 유지	· 가족지지 · 수유 상담 · 부모교육: 영아	· 교육: 영아 영양 · 교육: 영아 안전 · 접촉

결과: 아동발달: 6개월

주요중재	· 발달증진: 아동	· 건강진담검사	· 부모화 강화
제안된 중재	· 예측지도 · 가족통합성 증진: 출산가족 · 가족과정 유지 · 가족지지	· 수유 상담 · 영아간호 · 영양상담 · 부모교육: 영아	· 안전감 강화 · 교육: 영아 영양 · 교육: 영아 안전

결과: 아동발달: 12개월

주요중재	· 발달증진: 아동	· 건강진담검사	· 부모화 강화
제안된 중재	· 예측지도 · 가족통합성 증진: 아동양육 가족 · 가족과정 유지 · 가족지지	· 영양상담 · 부모교육: 아동양육 가족 · 안전감 강화	· 사회화 증진 · 교육: 유아 영양 · 교육: 유아 안전

결과: 아동발달: 2세

주요중재	· 발달증진: 아동	· 건강진담검사	· 부모교육: 아동양육 가족
제안된 중재	· 예측지도 · 가족통합성 증진 · 가족지지 · 가족요법	· 영양관리 · 부모화 강화 · 안전감 강화 · 사회화 증진	· 교육: 유아 영양 · 교육: 유아 안전 · 교육: 배변 훈련

결과: 아동발달: 3세

주요중재	· 발달증진: 아동	· 건강진담검사	· 부모교육: 아동양육 가족
제안된 중재	· 예측지도 · 행동 관리 · 행동관리: 활동 과다/부주의 · 변실금 간호: 분변실금 · 배변 관리 · 배변 훈련 · 가족 통합성 증진	· 가족지지 · 가족 요법 · 영양 관리 · 부모화 증진 · 안전감 강화 · 사회화 증진	· 지지체계 강화 · 교육: 유아 영양 · 교육: 유아 안전 · 교육: 배변훈련 · 소변습관 훈련 · 요실금 간호: 야뇨증

결과: 아동발달: 4세

주요중재	· 발달증진: 아동	· 건강진담검사	· 부모교육: 아동양육 가족
제안된 중재	· 활동요법 · 예측지도 · 행동 관리 · 행동관리: 활동 과다/부주의 · 행동수정	· 영양 관리 · 영양요법 · 부모화 증진 · 안전감 강화	· 사회화 증진 · 지지체계 강화 · 교육: 정신운동성 기술 · 요실금 간호: 야뇨증

결과: 아동발달: 5세

주요중재	· 발달증진: 아동	· 건강진담검사	
제안된 중재	· 활동요법 · 예측지도 · 행동관리: 활동 과다/부주의 · 행동수정 · 학습촉진	· 영양 관리 · 부모교육: 아동양육가족 · 부모화 증진 · 안전감 강화 · 사회화 증진	· 지지체계 강화 · 교육: 정신운동성 기술 · 치료적 놀이 · 요실금 간호: 야뇨증

결과: 아동발달: 학령기(6-11세)

주요중재	· 발달증진: 아동	· 건강진담검사	
제안된 중재	· 예측지도 · 행동관리 · 성적 행동관리 · 행동수정 · 행동수정: 사회적 기술 · 운동증진	· 충동 조절 훈련 · 학습촉진 · 상호 목표설정 · 영양 관리 · 영양 요법 · 부모교육: 아동 양육 가족	· 부모화 증진 · 환자와의 계약 · 자기책임 증진 · 사회화 증진 · 요실금 간호: 야뇨증 · 체중 관리

결과: 아동발달: 청소년기(12-17세)

주요중재	· 발달증진: 청소년 · 자기책임 증진	· 건강진담검사	· 위험확인
제안된 중재	· 예측지도 · 행동관리 · 성적 행동관리 · 행동수정 · 행동수정: 사회적 기술 · 상담 · 음식섭취장애 관리	· 운동증진 · 건강체계 안내 · 충동 조절 훈련 · 학습준비도 향상 · 상호 목표설정 · 영양 요법	· 영양섭취 감시 · 부모교육: 청소년 · 부모화 강화 · 자존감 강화 · 사회화 증진 · 알콜 및 약물사용 예방

결과: 성장

주요중재	· 건강진단 검사	· 영양관리	· 영양요범
제안된 중재	· 예측지도 · 음식섭취 장애 관리 · 체력 관리 · 건강교육	· 영양 상담 · 영양섭취 감시 · 교육: 영아 영양 · 교육: 처방된 식이	· 교육: 유아 영양 · 체중증가 보조 · 체중 관리

결과: 신체적 노화

주요중재	· 건강진단 검사	· 위험확인	
제안된 중재	· 예측 지도 · 행동 수정 · 의사소통 강화: 청력 결손 · 의사소통 강화: 시력 결손 · 체력 관리	· 운동증진 · 영양 관리 · 영양 요법 · 환자와의 계약 · 자가수정 보조	· 자기책임 증진 · 교육: 처방된 활동/운동 · 교육: 처방된 식이 · 교육: 처방된 약물 · 체중관리

결과: 신체적 성숙: 여성

주요중재	· 발달 증진: 청소년	· 건강진단 검사	
제안된 중재	· 예측 지도 · 성적 행동관리 · 신체상 강화	· 충동조절 훈련 · 영양 관리 · 위험확인	· 자기인식 강화 · 자존감 강화 · 교육: 성

결과: 신체적 성숙: 남성

주요중재	· 발달 증진: 청소년	· 건강진단 검사	
제안된 중재	· 예측 지도 · 성적 행동관리 · 신체상 강화	· 충동조절 훈련 · 영양 관리 · 위험확인	· 자기인식 강화 · 자존감 강화 · 교육: 성

간호진단 51 : 비효율적 건강 유지(Ineffective health maintenance)

정의: 건강 유지상의 필요한 도움을 확인하고 관리하거나 찾을 능력이 없는 상태.

관련요인

- 인지적 손상
- 복합적인 슬픔반응
- 미세한 운동기술의 감소
- 큰 운동기술의 감소
- 적절한 판단 능력의 장애
- 가족의 비효과적인 대응
- 개인의 비효과적인 대응
- 자원의 부족
- 미세한 운동기술의 부족
- 큰 운동기술의 부족
- 지각의 손상
- 영적 번뇌
- 성취되지 못한 발달 과업

결과: 건강신념: 인지된 자원

주요중재	· 재정적 자원 보조	· 건강체계 안내	· 지지체계 강화
제안된 중재	· 가족 동원 · 가족지지	· 보험 위임	· 생계 지원

결과: 건강증진 행위

주요중재	· 건강교육	· 자가수정 보조	
제안된 중재	· 행동 수정 · 대응능력 강화 · 상담	· 운동 증진 · 건강진단 검사 · 위험 확인	· 자기인식 강화 · 자기책임 증진 · 지지체계 강화

결과: 건강추구 행위

주요중재	· 건강교육	· 자가수정 보조	
제안된 중재	· 예측 지도 · 상담 · 건강 교육	· 건강진단 검사 · 건강체계 안내 · 학습 촉진	· 상호 목표 설정 · 환자와의 계약 · 자가수정 보조

결과: 지식: 건강 행위

주요중재	· 건강교육		
제안된 중재	· 예측 지도 · 학습촉진 · 교육: 발 간호 · 교육: 집단	· 교육: 개인 · 교육: 영아 영양 · 교육: 처방된 식이 · 교육: 처방된 활동/운동	· 교육: 처방된 약물 · 교육: 유아 영양 · 교육: 유아 안전

결과: 지식: 건강 증진

주요중재	· 건강교육	· 교육: 개인	
제안된 중재	· 교육 촉진 · 영양 상담	· 구강건강 증진 · 선입견 상담	· 위험 확인 · 교육: 안전한 성

결과: 지식: 건강 자원

주요중재	· 건강체계 안내		
제안된 중재	· 퇴원 계획 · 건강 교육	· 학습 촉진	· 교육: 개인

결과: 지식: 치료 요법

주요중재	· 교육: 절차/치료		
제안된 중재	· 항암요법 관리 · 학습 촉진 · 방사선 치료 관리 · 수술 준비	· 교육: 질병 과정 · 교육: 발 간호 · 교육: 개인 · 교육: 수술 전	· 교육: 처방된 활동/ 운동 · 교육: 처방된 식이 · 교육: 처방된 약물

결과: 참여: 보건의료 결정

주요중재	· 의사결정 지지	· 건강체계 안내	
제안된 중재	· 적극적 경청 · 입원 간호 · 예측 지도 · 자기주장 훈련	· 상담 · 문화 중개 · 퇴원 계획	· 환자권리 보호 · 자기책임 증진 · 가치 명료화

결과: 개인적 건강상태

주요중재	· 건강교육	· 건강진단 검사	
제안된 중재	· 대응능력 강화 · 운동 증진 · 투약 관리 · 정서 관리	· 영양관리 · 자기인식 강화 · 자기책임 증진	· 금연 지지 · 알코올 및 약물사용 예방 · 체중관리

결과: 위험 발견

주요중재	· 건강진단 검사	· 위험확인	· 위험확인: 출산가족
제안된 중재	· 유방검진 · 안전에 대한 환경 관리 · 건강체계 안내 · 학습 촉진	· 자기책임 증진 · 감시: 안전 · 교육: 질병 과정	· 교육: 집단 · 교육: 개인 · 가치 명료화

결과: 자가간호 상태

주요중재	· 자기간호지지	· 자기간호 지지 : 도구적 일상 생활 활동	
제안된 중재	· 신체적 기능 증진 · 체력관리 · 운동증진 · 투약관리	· 구강건강 유지 · 자기간호 지지: 목욕/위생 · 자기간호 지지: 의복/치장	· 자기간호 지지: 섭식 · 자기간호 지지: 배변 · 자기간호 지지: 이동

결과: 간호에 대한 자가지시

주요중재	· 자기책임 증진		
제안된 중재	· 자기주장 훈련 · 대응능력 강화	· 문화중계 · 의사결정 지지	· 가치의 명료화

결과: 사회적 지지

주요중재	· 가족참여 증진	· 지지집단	· 지지체계 강화
제안된 중재	· 정서적 지지 · 가족 지지	· 재정적 자원 보조 · 의뢰	· 사회화 증진 · 전화 상담

결과: 학생 건강 상태

주요중재	· 발달증진: 청소년 · 건강진단 검사	· 발달증진: 아동	· 건강 교육
제안된 중재	· 대응능력 강화 · 상담 · 운동증진 · 정서관리	· 영양관리 · 자기인식 강화 · 자존감 강화 · 자기책임 증진	· 영적성장 촉진 · 알코올 및 약물사용 예방 · 교육: 안전한 성 · 체중관리

결과: 치료행위: 질병 또는 손상

주요중재	· 자기책임 증진	· 교육: 질병과정	
제안된 중재	· 알러지 관리 · 천식 관리 · 행동 관리 · 행동 수정 · 항암요법 관리 · 건강 체계 안내 · 투약관리	· 상호목표 설정 · 영양관리 · 환자와의 계약 · 방사선치료 관리 · 자가 수정 보조 · 지지체계 강화	· 교육: 발 간호 · 교육: 처방된 활동/운동 · 교육: 처방된 식이 · 교육: 처방된 약물 · 교육: 절차/치료 · 교육: 정신운동성 기술

간호진단 52 : 건강추구 행위(구체적)[Health-seeking behaviors(specify)]

정의: 안정된 건강 상태에 있는 대상자가 더 높은 수준의 건강을 성취하기 위해 개인의 건강 습관이나 환경을 변화시키기 위한 방법을 적극적으로 추구하는 상태이다.

결과: 건강신념

주요중재	· 자기인식강화	· 가치 명료화	
제안된 중재	· 상담 · 문화중개	· 건강교육 · 위험확인	· 자존감 강화

결과: 건강에 대한 견해

주요중재	· 건강교육	· 가치 명료화	
제안된 중재	· 상담 · 문화중개	· 의사결정지지 · 자기인식 강화	· 자가수정 보조 · 자기책임 증진

결과: 건강증진 행위

주요중재	· 건강교육	· 자가수정 보조	
제안된 중재	· 행동 수정 · 유방 검진 · 대응능력 강화 · 정서지지 · 운동증진 · 운동증진: 근력 훈련	· 운동증진: 신장 · 건강진단 검사 · 면역/예방주사 관리 · 선입견 상담 · 위험 확인	· 자기책임 증진 · 금연지지 · 영적성장 촉진 · 알코올 및 약물사용 예방 · 체중 관리

결과: 건강추구 행위

주요중재	· 의사결정 지지	· 건강교육	· 가치 명료화
제안된 중재	· 활동 요법 · 발달 증진: 청소년 · 발달 증진: 아동 · 정서지지	· 가족 통합성 증진 · 건강체계 안내 · 학습 촉진	· 자가수정 보조 · 자기책임 증진 · 지지 그룹

결과: 지식: 건강증진

주요중재	· 건강교육	· 교육: 개인	· 가치 명료화
제안된 중재	· 학습촉진 · 영양 상담 · 구강건강 증진	· 선입견 상담 · 위험 확인	· 교육: 안전한 성 · 교육: 성

결과: 지식: 건강자원

주요중재	· 건강체계 안내		
제안된 중재	· 퇴원 계획 · 건강 교육	· 학습 촉진 · 학습준비도 향상	· 지지체계 강화 · 교육: 개인

결과: 개인적 건강상태

주요중재	· 건강교육	· 건강진단 검사	
제안된 중재	· 대응능력 강화 · 체력 관리 · 운동증진 · 정서관리 · 영양관리	· 회복력 증진 · 위험확인 · 자기인식 강화 · 자가수정 보조	· 사회화 증진 · 영적성장 촉진 · 교육: 처방된 약물 · 체중관리

결과: 개인적 안녕

주요중재	· 위험확인	· 자기인식 강화	· 가치 명료화
제안된 중재	· 대응능력 강화 · 상담 · 의사결정 지지 · 정서 지지 · 가족통합성 증진 · 가족 지지	· 건강교육 · 건강진단 검사 · 명상촉진 · 역할 강화 · 안전감 강화 · 자존감 강화	· 자가수정 보조 · 자기책임 증진 · 사회화 증진 · 영적성장 촉진 · 지지체계 강화

결과: 산전 건강행위

주요중재	· 건강교육	· 선입견 상담	· 산전간호
제안된 중재	· 태아전자감시: 분만전 · 태아전자감시: 분만후 · 운동증진 · 가족계획: 계획되지 않은 임신 · 영양관리	· 위험확인 · 위험확인: 유전 · 자가수정 보조 · 금연지지	· 알코올 및 약물사용 예방 · 알코올 및 약물사용 치료 · 알코올 및 약물사용 치료: 금주 · 체중관리

결과: 위험통제: 음주

주요중재	· 건강교육	· 알코올 및 약물사용 예방	
제안된 중재	· 대응능력 강화 · 의사결정 지지 · 건강진단검사	· 위험확인 · 자기인식 강화	· 자기책임감 증진 · 지지집단

결과: 위험통제: 암

주요중재	· 건강교육	· 건강진단검사	
제안된 중재	· 위험확인 · 위험확인: 유전	· 자가수정 보조 · 금연지지	· 알코올 및 약물사용 예방

결과: 위험통제: 심혈관 건강

주요중재	· 심장질환예방을 위한 간호	· 건강교육	· 건강진단검사
제안된 중재	· 운동증진 · 투약관리 · 상호목표 설정	· 위험확인 · 자가수정 보조 · 금연지지	· 교육: 처방된 식이 · 교육: 처방된 약물

결과: 위험통제: 약물사용

주요중재	· 건강교육	· 알코올 및 약물사용 예방	
제안된 중재	· 대응능력 증진 · 의사결정 지지 · 건강진단검사	· 위험확인 · 자기인식강화 · 자가수정 보조	· 자기책임감 증진 · 지지집단

결과: 위험통제: 청력 손상

주요중재	· 안전에 대한 환경관리	· 위험확인	
제안된 중재	· 환경관리: 근로자안전 · 고열치료	· 건강진단검사 · 약물투여: 귀	· 투약처방

결과: 위험통제: 성 전염성 질환

주요중재	· 건강교육	· 교육: 안전한 성	
제안된 중재	· 예측지도 · 행동관리: 성	· 건강진단검사 · 건강체계안내	· 감염예방 · 자가수정 보조

결과: 위험통제: 담배 사용

주요중재	· 안전에 대한 환경관리	· 금연지지	
제안된 중재	· 건강교육	· 투약처방	· 자가수정 보조

결과: 위험통제: 원하지 않은 임신

주요중재	· 가족계획: 피임	· 자기책임 증진	
제안된 중재	· 건강체계안내 · 위험확인 · 자존감 강화	· 자가수정 보조 · 성상담 · 교육: 안전한 성	· 교육: 성 · 가치 명료화

결과: 위험통제: 시력 손상

주요중재	· 안전에 대한 환경관리	· 위험확인	
제안된 중재	· 콘택트렌즈 간호 · 건강교육	· 건강진단검사 · 약물투여: 눈	· 투약처방 · 교육: 질병과정

간호진단 53 : 가정 유지 장애(Impaired home maintenance)

정의: 안전한 성장을 촉진하는 직접적인 환경을 독자적으로 유지할 능력이 없는 상태.

관련요인

- 지식의 부족
- 기능 손상
- 불충분한 재정
- 질병
- 가족의 불충분한 유기적 구조
- 역할 모형의 부족
- 불충분한 지지 체계
- 가족의 불충분한 계획
- 주변 자원들에 익숙하지 못함
- 외상

결과: 가족기능

주요중재	· 가족통합성증진	· 가족통합성증진: 출산가족	
제안된 중재	· 가족동원 · 가족과정 유지	· 가족지지	· 부모화 증진

결과: 가족의 물리적 환경

주요중재	· 가정환경관리 보조		
제안된 중재	· 환경관리: 가정준비 · 가족지지	· 환경관리: 안전 · 지지체계 강화	· 의뢰

결과: 양육

주요중재	· 가정환경관리 보조	· 부모화 증진	
제안된 중재	· 학대예방 지원: 아동 · 안전에 대한 환경관리	· 가족지지 · 부모교육: 아동양육가족	· 지지체계 강화 · 감시

결과: 역할수행

주요중재	· 역할강화		
제안된 중재	· 예측 지도 · 행동 수정 · 간호제공자 지원	· 상담 · 정서지지	· 자기 인식 강화 · 가치 명료화

결과: 안전한 가정환경

주요중재	· 안전에 대한 환경관리		
제안된 중재	· 폭력방지를 위한 환경관리 · 낙상방지	· 가정환경관리 보조 · 위험확인	· 교육: 영아안전 · 교육: 유아안전

간호진단 54 : 절망감(Hopelessness)

정의: 한 개인이 선택의 여지가 제한되어 있거나 없다고 느끼며 에너지 사용이 불가능해진 주관적 상태.

관련요인

- 포기
- 생리적 상태가 악화됨
- 영적인 힘에 대한 믿음 상실
- 초월적 가치에 대한 믿음 상실
- 장기간의 스트레스
- 장기간의 활동 제한으로 고립됨

결과: 우울 조절

주요중재	· 정서관리	· 회복력 증진	· 자가수정 보조
제안된 중재	· 행동 수정 · 대응능력 강화 · 정서지지 · 체력 관리	· 애도작업 증진 · 애도작업 증진: 주산기 사망 · 죄책감 극복 증진 · 희망 주입	· 상호목표 설정 · 환자와의 계약 · 자기인식 강화 · 치료 집단

결과: 우울 수준

주요중재	· 희망주입	· 정서관리	
제안된 중재	· 대응능력 강화 · 위기 조정 · 상담	· 정서지지 · 애도작업 증진 · 애도작업증진: 주산기 사망	· 자존감 강화 · 지지 집단 · 치료 집단

결과: 희망

주요중재	· 희망주입	· 영적성장 촉진	
제안된 중재	· 적극적 경청 · 대응능력 강화 · 복합 대인관계 형성 · 정서지지	· 체력 관리 · 회상 요법 · 회복력 증진 · 수면 증진	· 영적지지 · 지지 집단 · 지지체계 강화 · 가치 명료화

결과: 마음의 평정

주요중재	· 정서관리		
제안된 중재	· 분노감 조절 보조 · 상담 · 위기 조정 · 정서지지 · 애도작업 증진	· 애도작업 증진: 주산기 사망 · 희망 주입 · 함께 있기 · 회복력 증진	· 영적지지 · 지지 집단 · 자살예방 · 접촉

결과: 정신운동에너지

주요중재	· 상담	· 정서관리	
제안된 중재	· 대응능력강화 · 의사결정지지 · 정서지지 · 용서촉진	· 애도작업 증진 · 죄책감극복 증진 · 희망 주입	· 자기인식 강화 · 자존감 강화 · 치료집단

결과: 삶의 질

주요중재	· 희망주입	· 가치 명료화	
제안된 중재	· 대응능력강화 · 의사결정지지 · 정서지지 · 가족지지	· 회복력 증진 · 역할강화 · 안전감 강화 · 자기인식 강화	· 사회화 증진 · 영적 지지 · 지지체계 강화

결과: 삶에 대한 의지

주요중재	· 대응능력 강화	· 희망주입	
제안된 중재	· 적극적 경청 · 상담 · 정서지지 · 애도작업 증진	· 자기인식 강화 · 자존감 강화 · 영적 지지	· 지지집단 · 지지체계 강화 · 가치명료화

간호진단 55 : 고체온(Hyperthermia)

정의: 체온이 정상범위 이상으로 상승된 상태.

관련요인

- 마취
- 발한감소
- 탈수
- 뜨거운 환경에 노출
- 부적절한 의복
- 대사율 증가
- 질병
- 약물
- 외상
- 격한 활동

결과: 체온조절

주요중재	· 고열치료	· 악성고체온 예방책	· 체온조절
제안된 중재	· 목욕 · 환경 관리 · 수액 관리 · 열노출 치료	· 감염 통제 · 약물 투여 · 투약관리	· 투약처방 · 수술중 체온조절 · 활력징상 감시

결과: 체온조절: 신생아

주요중재	· 고열치료	· 신생아 간호	· 체온조절
제안된 중재	· 목욕 · 환경 관리	· 수액 관리 · 감염통제	· 신생아 감시 · 활력징후 감시

결과: 활력징후

주요중재	· 체온조절	· 활력징후 감시	
제안된 중재	· 고열치료 · 열노출 치료	· 혈류동태 조절 · 쇼크 관리	· 쇼크 예방

간호진단 56 : 저체온(Hypothermia)

정의: 체온이 정상범위 이하로 저하된 상태.

관련요인

- 노화

결과: 체온조절

주요중재	· 저체온증 치료 · 활력징후 감시	· 체온조절	· 수술중 체온조절
제안된 중재	· 순환장애 예방을 위한 간호 · 호흡감시	· 환경관리 · 쇽관리: 혈관	· 혈류동태 조절 · 쇽예방

결과: 체온조절: 신생아

주요중재	· 저체온증 치료 · 활력징후감시	· 신생아 간호	· 체온조절
제안된 중재	· 환경관리 · 호흡감시	· 수액관리 · 기술관리	· 신생아 감시

결과: 활력징후

주요중재	· 저체온증 치료	· 활력징후 감시	
제안된 중재	· 순환장애예방을 위한 간호 · 호흡감시 · 체온조절	· 환경관리 · 쇽관리	· 혈류동태 조절 · 쇽예방

간호진단 57 : 비조직적인 영아 행동(Disorganized infant behavior)

정의: 환경에 대한 생리적 · 행동신경적 반응이 통합되지 않은 상태이다.

관련요인

간호제공자

- 신호를 잘못 해석
- 신호에 대한 지식 부족
- 환경 자극

환경적

- 환경내 견제 부족
- 부적절한 물리적 환경
- 감각 박탈
- 부적절한 감각
- 감각 과자극

개인적

- 임신 연령
- 질병
- 미숙한 신경계

출생후

- 침습적 처치
- 영양실조
- 운동성 문제
- 구강 문제
- 통증
- 조산

출생전

- 선천적 장애
- 유전적 장애
- 기형발생물질에 노출

결과: 아동발달: 1개월

주요중재	· 발달 간호	· 신경계 감시	· 신생아 간호
제안된 중재	· 애착 증진 · 환경 관리: 애착형성 과정 · 환경 관리: 안위도모	· 캥거루식 돌봄 · 부모 교육: 영아	· 함께 있기 · 접촉

결과: 아동발달: 2개월

주요중재	· 영아 간호		
제안된 중재	· 애착 증진 · 환경 관리: 안위도모 · 캥거루식 돌봄	· 가족참여 증진 · 가족동원 · 접촉	· 단순빨기 · 수면증진

결과: 신경계 상태

주요중재	· 발달 간호	· 신경계 감시	
제안된 중재	· 환경 관리 · 수액 관리 · 체위	· 호흡과 관련된 자료 감시 · 감시	· 체온 조절 · 활력징후 감시

결과: 조산 영아 조직화

주요중재	· 발달 간호	· 환경 관리	· 위기조정
제안된 중재	· 애착 증진 · 모유수유 보조 · 환경 관리: 애착형성과정 · 캥거루식 돌봄 · 수유 상담	· 신생아 간호 · 신생아 감시 · 단순빨기 · 영양섭취 감시	· 통증 관리 · 호흡과 관련된 자료 감시 · 수면 증진 · 체온 조절

결과: 수면

주요중재	· 수면 증진		
제안된 중재	· 평정법 · 체력 관리	· 환경 관리 · 환경관리: 안위도모	· 통증 관리

결과: 체온조절: 신생아

주요중재	· 신생아 간호	· 체온조절	
제안된 중재	· 환경 관리 · 수액 관리	· 신생아 감시	· 활력징후 감시

간호진단 58 : 조직적인 영아행위 향상 가능성 (Readiness for enhanced organized infant behavior)

정의: 영아의 생리적, 행동적 기능(자율신경, 운동, 상태, 조절, 자기조절, 주의-상호작용계) 조절이 안정적인 상태이다. 따라서 환경적 자극에 대해 높은 수준의 통합된 반응을 보일 수 있다.

결과: 아동발달: 1개월

주요중재	· 발달 간호	· 신생아 간호	
제안된 중재	· 애착 증진 · 환경 관리: 애착형성 과정	· 캥거루식 돌봄 · 부모 교육: 영아	· 교육: 영아 자극 · 접촉

결과: 아동발달: 2개월

주요중재	· 영아 간호		
제안된 중재	· 애착 증진 · 환경 관리 · 환경 관리: 애착형성 과정	· 가족 통합성 증진: 출산 가족 · 가족동원 · 캥거루식 돌봄	· 단순빨기 · 수면증진 · 접촉

결과: 아동발달: 4개월

주요중재	· 건강진단검사	· 신생아 간호	
제안된 중재	· 애착 증진 · 우유병 수유 · 모유수유 보조 · 환경 관리: 애착형성 과정	· 신생아 감시 · 단순빨기 · 호흡과 관련된 자료 감시 · 수면 증진	· 캥거루식 돌봄 · 교육: 영아 자극 · 접촉 · 활력징후 감시

결과: 수면

주요중재	· 수면증진		
제안된 중재	· 평정법 · 체력 관리	· 환경 관리 · 환경관리: 안위도모	· 음악 요법

간호진단 59 : 비효과적 영아 수유 양상(Ineffective infant feeding pattern)

정의: 빨고 삼키는 반응을 조정하는 능력이 부족한 상태이다.

관련요인

- 지속된 금식
- 해부학적 기형
- 신경학적 장애 혹은 지연
- 구강 과민증
- 조산

결과: 모유수유 관계형성: 영아

주요중재	· 모유수유 보조	· 수유상담	
제안된 중재	· 평정법 · 영아간호	· 환경관리: 애착형성 과정 · 신생아 간호	· 환경관리: 안위도모 · 체중관리

결과: 모유수유 유지

주요중재	· 모유수유 보조	· 수유상담	
제안된 중재	· 애착증진 · 영아간호	· 환경관리 · 영양관리	· 환경관리: 안위도모 · 체중관리

결과: 수화

주요중재	· 수액감시	· 영아간호	
제안된 중재	· 인공영양 · 수액관리	· 모유수유 보조 · 체중관리	· 위장관 튜브 음식주입

결과: 영양상태: 음식 및 수분섭취

주요중재	· 인공영양	· 모유수유 보조	· 위장관 튜브 음식주입
제안된 중재	· 수액관리 · 영양관리	· 수액감시 · 영양감시	· 수유상담 · 체중관리

결과: 연하상태

주요중재	· 위장관 튜브 음식주입	· 단순 빨기	
제안된 중재	· 흡입예방	· 평정법	· 감시

간호진단 60 : 두개 내 적응능력 감소
(Decreased intracranial adaptive capacity)

정의: 유무해한 다양한 자극에 반응하는 두개내압(ICP)의 반복적인 상승으로 인하여 비정상적인 두개내 용적의 증가를 억제하기 위한 두개내액의 역동적인 기전이다.

관련요인

- 뇌손상
- 두개내의 고혈압을 동반한 전신성 저혈압
- 뇌 관류압 감소: ≤50-60mmHg
- ICP 지속적인 증가: 10-15mmHg

결과: 신경계 상태

주요중재	· 뇌부종 관리 · 신경계 감시	· 뇌관류 증진	· 뇌압 감시
제안된 중재	· 수액/전해질 관리 · 수액 관리 · 수액 감시 · 임상결과의 해석	· 약물 투여 · 말초신경 감각 관리 · 체위: 신경학적 · 감시	· 감시: 안전 · 뇌관 간호 · 활력징후 감시

결과: 신경계 상태: 의식

주요중재	· 뇌부종 관리	· 뇌관류 증진	· 신경계 감시
제안된 중재	· 기도 관리 · 흡인 예방 · 응급 간호 · 뇌압 감시	· 정맥주사 놓기 · 정맥주사 요법 · 임상결과의 해석 · 약물 투여	· 투약 관리 · 호흡과 관련된 자료 감시 · 감시 · 활력징후 감시

결과: 발작 조절

주요중재	· 뇌부종 관리	· 발작 관리	· 발작 주의
제안된 중재	· 기도 관리 · 흡인 예방	· 뇌압 감시 · 약물 투여	· 신경계 감시

결과: 조직관류: 뇌

주요중재	· 뇌부종 관리	· 뇌관류 증진	· 뇌압 감시
제안된 중재	· 수액 관리 · 신경계 감시	· 체위: 신경학적 · 자주막하출혈 주의	· 활력징후 감시

간호진단 61 : 지식 부족(구체적)[Deficient Knowledge(specify)]

정의: 특정한 주제에 관련된 지적 정보가 없거나 부족한 상태.

관련요인

- 인지적 제한
- 경험의 부족
- 회상력의 부족
- 정보의 잘못된 해석
- 학습에 대한 흥미 부족
- 정보원에 대해 익숙치 못함

결과: 지식: 신체역학

주요중재	· 신체역학수행	· 교육: 처방된 활동/운동	
제안된 중재	· 건강교육 · 학습촉진	· 학습 준비도 향상 · 위험확인	· 교육: 개인

결과: 지식: 모유수유

주요중재	· 모유수유 보조	· 수유 상담	
제안된 중재	· 분만준비 · 학습촉진	· 학습 준비도 향상	· 교육: 영아 영양

결과: 지식: 심장질환관리

주요중재	· 교육: 질병 과정		
제안된 중재	· 심장 간호 · 학습촉진	· 학습 준비도 향상 · 교육: 처방된 활동/운동	· 교육: 처방된 식이

결과: 지식: 아동 신체적 안전

주요중재	· 교육: 영아 안전	· 교육: 유아 안전	
제안된 중재	· 건강교육 · 학습촉진 · 위험확인	· 학습 준비도 향상 · 부모교육: 영아	· 감시: 안전 · 교육: 개인

결과: 지식: 임신 예방

주요중재	· 가족계획: 피임	· 교육: 안전한 성	
제안된 중재	· 건강교육 · 부모교육: 청소년 · 학습 준비도 향상	· 부모화 강화 · 학습 촉진	· 자기책임 증진 · 교육: 개인

결과: 지식: 당뇨병 관리

주요중재	· 교육: 질병과정	· 교육: 처방된 식이	· 교육: 처방된 약물
제안된 중재	· 고혈당 관리 · 저혈당 관리 · 학습 촉진	· 학습 준비도 향상 · 투약: 피하 · 발 간호	· 교육: 처방된 활동/운동 · 교육: 정신 운동성 기술

결과: 지식: 식이

주요중재	· 교육: 유아 영양	· 교육: 처방된 식이	· 교육: 영아 영양
제안된 중재	· 모유수유 보조 · 건강 교육 · 수유 상담	· 학습 촉진 · 학습 준비도 향상 · 영양 상담	· 선입견 상담 · 교육: 개인

결과: 지식: 질병 과정

주요중재	· 교육: 질병 과정		
제안된 중재	· 건강체계 안내 · 학습 촉진	· 학습 준비도 향상	· 교육: 개인

결과: 지식: 에너지 보존

주요중재	· 교육: 처방된 활동/운동	· 교육: 유아 안전	
제안된 중재	· 건강교육 · 학습촉진	· 학습 준비도 향상 · 교육: 질병 과정	· 교육: 개인

결과: 지식: 낙상 예방

주요중재	· 낙상 예방	· 교육: 개인	
제안된 중재	· 운동증: 근력 훈련 · 운동증진: 신장 · 운동요법: 보행	· 운동요법: 균형 · 학습 촉진 · 학습 준비도 향상	· 교육: 처방된 활동/운동 · 교육: 유아 안전

결과: 지식: 생식능력 증진

주요중재	· 가족 계획: 불임	· 수태능력 보존	· 재생산술 관리
제안된 중재	· 학습 촉진 · 학습 준비도 향상	· 환자권리 보호 · 선입견 상담	· 교육: 절차/치료

결과: 지식: 건강행위

주요중재	· 건강 교육	· 교육: 개인	
제안된 중재	· 적극적 경청 · 예측 지도 · 유방 검진 · 건강체계 안내	· 학습 촉진 · 학습 준비도 향상 · 부모 교육: 청소년 · 부모교육: 아동양육 가족	· 부모 교육: 영아 · 교육: 집단 · 교육: 안전한 성 · 가치 명료화

결과: 지식: 건강증진

주요중재	· 건강교육	· 교육: 개인	
제안된 중재	· 예측 지도 · 학습 촉진 · 학습 준비도 향상	· 교육: 발 간호 · 교육: 처방된 활동/운동 · 교육: 처방된 식이	· 교육: 처방된 약물 · 교육: 안전한 성 · 가치 명료화

결과: 지식: 건강자원

주요중재	· 건강체계 안내	· 교육: 개인	
제안된 중재	· 퇴원 계획 · 건강 교육	· 학습 촉진 · 학습 준비도 향상	· 지지체계 강화

결과: 지식: 질병간호

주요중재	· 교육: 개인	· 교육: 절차/치료	
제안된 중재	· 학습 촉진 · 학습 준비도 향상 · 예비적 감각 정보	· 교육: 질병과정 · 교육: 수술전 · 교육: 처방된 활동/운동	· 교육: 처방된 식이 · 교육: 처방된 약물

결과: 지식: 영아간호

주요중재	· 부모교육: 영아		
제안된 중재	· 모유수유 보조 · 수유 상담 · 학습 촉진	· 학습 준비도 향상 · 교육: 개인	· 교육: 영아자극 · 교육: 영아 영양

결과: 지식: 감염통제

주요중재	· 감염 보호	· 위험 확인	· 교육: 안전한 성
제안된 중재	· 건강 교육 · 절개부위 간호 · 감염 통제	· 학습촉진 · 학습 준비도 향상 · 교육: 질병 과정	· 교육: 개인 · 교육: 절차/치료 · 교육: 정신운동성 기술

결과: 지식: 진통과 분만

주요중재	·분만 준비		
제안된 중재	·예측 지도 ·학습촉진	·산전 간호 ·교육: 개인	·학습 준비도 향상

결과: 지식: 투약

주요중재	·교육: 처방된 약물		
제안된 중재	·알러지 관리 ·마취제 투여 ·천식관리 ·항암요법 관리	·학습 촉진 ·학습 준비도 향상 ·투약 관리 ·환자 자가 조절 진통제 투여 보조	·교육: 질병 과정 ·교육: 개인

결과: 지식: 장루 간호

주요중재	·장루 간호	·교육: 개인	
제안된 중재	·학습 촉진 ·학습 준비도 향상	·피부간호: 국소치료 ·피부감시	·교육: 절차/치료 ·교육: 정신운동성 기술

결과: 지식: 양육

주요중재	·부모교육: 청소년	·부모교육: 아동양육가족	·부모교육: 영아
제안된 중재	·예측 지도 ·학습 촉진 ·학습 준비도 향상 ·부모화 강화	·교육: 영아 영양 ·교육: 영아 안전 ·교육: 영아 자극	·교육: 유아 영양 ·교육: 유아 안전 ·교육: 대변 훈련

결과: 지식: 개인의 안전

주요중재	·건강 교육	·교육: 영아 안전	·교육: 유아 안전
제안된 중재	·상담 ·학습 촉진	·학습 준비도 향상 ·교육: 환자 권리 보호	·교육: 위험 확인 ·교육: 개인

결과: 지식: 산후 모성 건강

주요중재	·수유 상담	·교육: 처방된 활동/운동	
제안된 중재	·건강 교육 ·학습 촉진	·학습 준비도 향상 ·영양 상담	·교육: 개인 ·체중감소 보조

결과: 지식: 임신전 모성건강

주요중재	·건강 교육	·선입견 상담	
제안된 중재	·상담 ·유전 상담	·학습 촉진 ·학습 준비도 향상	·교육: 개인

결과: 지식: 임신

주요중재	· 분만 준비		
제안된 중재	· 예측 지도 · 건강 교육 · 학습 촉진	· 학습 준비도 향상 · 교육: 개인	· 교육: 처방된 식이 · 교육: 처방된 약물

결과: 지식: 처방된 활동

주요중재	· 처방된 활동/운동		
제안된 중재	· 체력 관리 · 운동 증진	· 학습 촉진 · 학습 준비도 향상	· 환자와의 계약 · 교육: 개인

결과: 지식: 성기능

주요중재	· 교육: 안전한 성	· 교육: 성	
제안된 중재	· 성적 행동 관리 · 가족 계획: 피임	· 학습 촉진 · 학습 준비도 향상	· 성 상담 · 교육: 개인

결과: 지식: 물질 사용 통제

주요중재	· 건강 교육	· 알코올 및 약물 사용 예방	
제안된 중재	· 행동 관리 · 학습 촉진 · 학습 준비도 향상	· 투약 관리 · 교육: 집단	· 교육: 개인 · 교육: 처방된 약물

결과: 지식: 치료 절차

주요중재	· 예비적 감각 정보	· 교육: 절차/치료	· 교육: 정신운동성 기술
제안된 중재	· 예측 지도 · 학습 촉진	· 학습 준비도 향상 · 환자권리 보호	· 교육: 질병과정 · 교육: 개인

결과: 지식: 치료 요법

주요중재	· 교육: 질병과정	· 교육: 수술전	· 교육: 절차/치료
제안된 중재	· 알러지 관리 · 예측 지도 · 천식 관리 · 항암요법 관리 · 학습 촉진	· 학습 준비도 향상 · 투약 관리 · 영양 관리 · 방사선 치료 관리	· 교육: 개인 · 교육: 처방된 활동/운동 · 교육: 처방된 식이 · 교육: 처방된 약물

간호진단 62 : 지식 향상 가능성(구체적) [Readiness for enhanced knowledge(specify)]

정의: 건강관련 목표가 달성될 수 있을 정도로 충분히 특정 주제와 관련된 정보를 가지고 있거나 습득하였으며 향상될 수 있는 상태.

결과: 지식: 건강행위

주요중재	· 건강 교육	· 학습 촉진	· 학습 준비도 향상
제안된 중재	· 예측 지도 · 체력관리 · 가족계획: 피임	· 건강체계 안내 · 영양관리	· 알코올 및 약물사용 예방 · 교육: 안전한 성

결과: 지식: 건강증진

주요중재	· 건강 교육	· 학습촉진	· 학습 준비도 향상
제안된 중재	· 대응능력 강화 · 면역/예방주사 관리 · 감염 보호 · 알코올 및 약물사용 예방	· 교육: 개인 · 교육: 처방된 활동/운동 · 교육: 처방된 식이	· 교육: 처방된 약물 · 교육: 절차/치료 · 교육: 안전한 성

결과: 지식: 건강자원

주요중재	· 건강체계 안내	· 학습촉진	· 학습 준비도 향상
제안된 중재	· 사례관리 · 문화 중개	· 퇴원 계획 · 건강 교육	· 교육: 개인

간호진단 63 : 라텍스 알러지 반응(Latex allergy response)

정의: 천연 라텍스 고무제품에 대한 알레르기 반응

관련요인

- 천연 라텍스 고무 단백질에 대한 과민성
- 아보카도에 대한 알러지
- 바나나에 대한 알러지
- 밤에 대한 알러지
- 키위에 대한 알러지
- 포인세티아(홍성초)에 대한 알러지
- 열대과일에 대한 알러지
- 알러지와 같은 과거력
- 천식과 같은 과거력

결과: 알러지 반응: 국소적

주요중재	· 알러지 관리	· 라텍스 예방책	
제안된 중재	· 환경 관리 · 투약 · 투약: 비강	· 투약: 피부 · 위험확인 · 피부간호: 국소치료	· 피부감시 · 교육: 개인

결과: 알러지 반응: 전신의

주요중재	· 기도 관리	· 아나필락시스 관리	· 응급간호
제안된 중재	· 기도 흡인 · 수액관리 · 정맥주사 놓기 · 정맥주사 요법	· 라텍스 예방책 · 투약 · 투약: 정맥 · 투약관리	· 산소요법 · 위험 확인 · 쇽 예방

결과: 조직 통합성: 피부와 점막

주요중재	· 라텍스 예방책	· 피부감시	
제안된 중재	· 투약 · 투약: 피부	· 투약관리 · 피부간호: 국소치료	· 교육: 개인

간호진단 64 : 비활동적 생활양식(Sedentary lifestyle)

정의: 신체적 활동을 잘 안 하는 생활습관을 보고함

관련요인

- 신체적 운동의 유익성에 대한 지식 부족
- 흥미 부족
- 동기 부족
- 자원(예: 시간, 돈, 동반자, 시설)의 부족
- 신체적 운동을 수행하기 위한 훈련부족

결과: 활동내구성

주요중재	· 활동 치료	· 운동 증진	
제안된 중재	· 행동 수정 · 체력관리	· 운동 증진: 근력 훈련 · 상호 목표 설정	· 자가 수정 보조 · 교육: 처방된 활동/운동

결과: 내구력

주요중재	· 운동 증진	· 운동증진: 근력훈련	
제안된 중재	· 활동 요법 · 운동 증진: 신장	· 운동 요법: 보행 · 상호 목표 설정	· 교육: 처방된 활동/운동

결과: 신체적 건강

주요중재	· 활동 치료	· 교육: 처방된 활동/운동	
제안된 중재	· 행동 수정 · 신체적 기능 증진 · 운동 증진	· 영양 관리 · 오락 요법	· 금연 지지 · 체중 관리

간호진단 65 : 기억 장애(Impaired memory)

정의: 정보나 행동기술을 기억하거나 상기할 수 있는 능력이 없는 상태.

관련요인

- 빈혈
- 극심한 환경적 혼란
- 저산소증
- 심박출량 감소
- 수분과 전해질 불균형
- 신경학적 문제

결과: 인지력

주요중재	· 인지 자극	· 치매관리	· 기억력 훈련
제안된 중재	· 적극적 경청 · 불안 감소	· 뇌 관류 증진 · 환경 관리	· 현실 적응 · 회상 요법

결과: 지남력

주요중재	· 섬망 관리	· 치매 관리	· 현실 적응
제안된 중재	· 인지 자극 · 전해질 관리 · 환경 관리	· 안전에 대한 환경 관리 · 투약관리	· 기억력 훈련 · 감시: 안전

결과: 집중력

주요중재	· 불안 감소	· 인지 자극	
제안된 중재	· 뇌 관류 증진 · 치매 관리	· 환경 관리 · 영양 관리	· 투약 관리 · 학습 촉진

결과: 기억력

주요중재	· 치매 관리	· 기억력 훈련	
제안된 중재	· 적극적 경청 · 불안 감소	· 인지 자극 · 투약 관리	· 환경 요법 · 회상 요법

결과: 신경계 상태

주요중재	· 뇌 관류 증진	· 신경계 감시	
제안된 중재	· 전해질관리 · 전해질 감시 · 수액/전해질 관리	· 수액 관리 · 수액 감시 · 약물 투여	· 투약 관리 · 알코올 및 약물사용 치료 · 감시

간호진단 66 : 침상 기동성 장애(Impaired bed mobility)

정의: 침상에서 독자적으로 체위변경을 할 수 있는 능력이 제한된 상태.

결과: 체위변경: 자기 주도

주요중재	· 운동 증진: 근력훈련	· 자가간호 보조	
제안된 중재	· 신체기능 증진 · 운동 증진: 신장	· 운동 요법: 관절운동 · 운동 요법: 근육조절	· 체위 · 교육: 처방된 활동/운동

결과: 신체역학수행

주요중재	· 신체적 기능증진		
제안된 중재	· 운동 증진: 근력훈련 · 운동 증진: 신장	· 운동 요법: 관절운동 · 운동 요법: 근육조절	· 자기간호보조

결과: 조정 운동

주요중재	· 운동 증진: 근력훈련	· 운동 요법: 근육조절	
제안된 중재	· 신체적 기능증진 · 운동 증진: 신장	· 운동 요법: 관절운동	· 교육: 처방된 활동/운동

결과: 부동의 결과: 생리적

주요중재	· 침상안정 간호	· 체위	
제안된 중재	· 색전예방을 위한 간호 · 운동 증진	· 운동 증진: 근력훈련 · 운동 증진: 신장	· 운동 요법: 관절운동 · 운동 요법: 근육조절

결과: 관절 운동

주요중재	· 운동 증진: 근력훈련	· 운동 요법: 관절운동	
제안된 중재	· 체력관리	· 운동 증진: 신장	· 운동 요법: 근육조절

결과: 관절 운동: 수동적

주요중재	· 운동 요법: 관절운동		
제안된 중재	· 운동 증진: 신장	· 운동 요법: 근육조절	· 통증 관리

결과: 기동력

주요중재	· 운동증진: 근력 훈련	· 운동 요법: 관절운동	운동 요법: 근육조절
제안된 중재	· 침상안정 간호 · 신체적 기능증진	· 운동 증진 · 운동 증진: 신장	· 교육: 처방된 활동/운동

간호진단 67 : 신체적 기동성 장애(Impaired physical mobility)

정의: 하나 혹은 그 이상의 사지나 몸체를 독립적으로 의도를 가지고 움직이는 데에 제한이 있는 상태.

관련요인

- 활동에 견디는 힘 결여
- 세포 대사 변화
- 불안
- 연령에 따른 체질량지수가 75% 이상임
- 인지 손상
- 강직
- 연령에 맞는 활동에 대한 문화적 신념
- 몸 상태가 망가짐
- 참는 힘이 감소함
- 우울한 기분상태
- 근육의 조절력 감소
- 근육의 부피 감소
- 근육의 강도 감소
- 신체활동의 가치에 대한 지식 부족
- 발달 지연
- 불편함
- 사용하지 않음
- 관절이 뻣뻣함
- 환경적 지지부족(예: 신체적 또는 사회적)
- 심혈관계의 내구성 제한
- 뼈구조의 통합성 상실
- 영양실조
- 투약
- 근골격계 손상
- 신경근육계 손상
- 통증
- 처방에 의한 활동제한
- 움직임 시작하기를 꺼려함
- 앉아서 일하는 생활양식
- 감각지각 장애

결과: 이동

주요중재	· 운동증진: 근력 훈련	· 운동요법: 보행	
제안된 중재	· 신체적 기능증진 · 체력관리 · 운동 증진	· 운동 증진: 신장 · 운동요법: 균형 · 운동 요법: 관절운동	· 운동 요법: 근육조절 · 교육: 처방된 활동/운동

결과: 이동: 휠체어

주요중재	· 운동 증진: 근력훈련	· 체위: 휠체어	
제안된 중재	· 신체적 기능증진 · 체력관리 · 안전에 대한 환경관리	· 운동요법: 균형 · 운동 요법: 관절운동 · 운동 요법: 근육조절	· 낙상 방지 · 자가간호 보조 · 교육: 처방된 활동/운동

결과: 균형

주요중재	· 운동 증진: 근력 훈련	· 운동요법: 균형	
제안된 중재	· 운동 증진 · 운동 요법: 관절운동	· 운동 요법: 근육조절	· 낙상 방지

결과: 신체적 기능증진

주요중재	· 신체적 기능증진	· 운동요법: 보행	
제안된 중재	· 운동 증진: 근력훈련 · 운동 증진: 신장	· 운동요법: 균형 · 운동 요법: 관절운동	· 운동 요법: 근육조절 · 교육: 개인

결과: 조정 운동

주요중재	· 운동 증진: 근력훈련	· 운동 요법: 근육조절	
제안된 중재	· 신체적 기능증진 · 운동 증진: 신장	· 운동요법: 보행 · 운동요법: 균형	· 운동 요법: 관절운동

결과: 관절 운동

주요중재	· 운동 요법: 관절운동		
제안된 중재	· 체력 관리 · 운동 증진: 근력훈련	· 운동 증진: 신장	· 운동 요법: 근육조절

결과: 기동력

주요중재	· 운동 요법: 보행 · 운동 요법: 근육조절	· 운동 요법: 균형	· 운동 요법: 관절운동
제안된 중재	· 신체기능 증진 · 체력 관리 · 운동 증진 · 운동 증진: 근력훈련	· 운동 증진: 신장 · 낙상 방지 · 통증관리	· 체위 · 교육: 처방된 활동/운동 · 견인/부동 간호

결과: 골격 기능

주요중재	· 신체기능 증진	· 운동요법: 보행	
제안된 중재	· 운동 증진 · 운동 증진: 근력훈련	· 운동 증진: 신장 · 운동 요법: 균형	· 운동 요법: 관절운동 · 운동 요법: 근육조절

결과: 이동 수행

주요중재	· 운동 증진: 근력훈련	· 운동 요법: 근육조절	자기간호 보조: 이동
제안된 중재	· 신체적기능 증진 · 체력관리 · 운동 요법: 균형	· 운동 요법: 관절운동 · 낙상 방지 · 체위	· 체위변경: 휠체어 · 교육: 정신운동성 기술

간호진단 68 : 휠체어 기동성 장애(Impaired wheelchair mobility)

정의: 환경 내에서 휠체어를 독자적으로 작동할 수 있는 능력이 제한된 상태.

관련요인

- 인지 손상
- 몸 상태가 좋지 않음
- 지식 부족
- 우울한 기분
- 환경적 제약(예: 계단, 오르막길, 울퉁불퉁한 표면, 위험한 장애물, 먼 거리, 보조기구나 돕는 사람이 족함, 휠체어의 유형문제)
- 시력 장애
- 불충분한 근육강도
- 참는 능력이 제한됨
- 근골격계의 손상(예: 경축)
- 신경근육의 손상
- 비만
- 통증

결과: 이동: 휠체어

주요중재	· 운동 증진: 근력훈련	· 체위: 휠체어	
제안된 중재	· 신체적 기능증진 · 체력관리 · 안전에 대한 환경관리 · 운동 증진	· 운동 증진: 신장 · 운동 요법: 균형 · 운동 요법: 근육조절 · 낙상 방지	· 자가간호 보조 · 이동 · 교육: 처방된 활동/운동

결과: 균형

주요중재	· 운동 증진: 근력 훈련	· 운동요법: 균형	
제안된 중재	· 체력 관리 · 운동요법: 보행	· 운동 요법: 관절운동 · 운동 요법: 근육조절	· 낙상 방지 · 체위변경: 휠체어

결과: 조정운동

주요중재	· 운동 증진: 근력훈련	· 운동 요법: 근육조절	
제안된 중재	· 신체적 기능증진 · 운동 증진: 신장	· 운동요법: 관절운동 · 체위변경: 휠체어	· 교육: 처방된 활동/운동

결과: 기동력

주요중재	· 운동 증진: 근력 훈련	· 체위변경: 휠체어	
제안된 중재	· 신체적기능 증진 · 체력 관리	· 운동 증진: 신장 · 운동 요법: 균형	· 운동 요법: 근육조절 · 낙상 방지

결과: 이동 수행

주요중재	· 체위변경: 휠체어	· 자기간호 보조: 이동	
제안된 중재	· 신체적 기능 증진 · 운동 증진: 근력 훈련	· 운동 증진: 신장 · 운동 요법: 관절운동	· 운동 요법: 근육조절 · 교육: 처방된 활동/운동

간호진단 69 : 오심(Nausea)

정의: 구토를 자극할 수 있는 인후 뒤쪽, 상복부 또는 복부에 생기는 주관적이고 불쾌한 울렁거리는 느낌이 있는 상태.

관련요인

생물리학적
- 생화학적 장애
  (예: 요독증, 당뇨케톤증)
- 식도질환
- 위팽만
- 위자극
- 뇌내압 상승
- 복부내 종양
- Labyrinthitis
- Live capsule stretch
- 국소적인 종양
  (예: 청신경종, 뇌종양, 두개골 전이)
  뇌막염
- Meniere 질환
- 거동시 메스꺼움
- 통증
- 췌장 질환
- 임신
- Splenetic capsule stretch
- 독소
  (예: 종양이 생산하는 펩타이드)

관련요인

상황적
- 불안
- 공포
- 불쾌한 냄새
- 불쾌한 맛
- 통증
- 심리적 요인
- 불쾌한 시각적 자극

치료적
- 위팽만
- 위자극
- Pharmaceuticals

결과: 식욕

주요중재	· 오심관리	· 영양섭취감시	
제안된 중재	· 단계별 식이요법 · 수액감시	· 투약 관리 · 구강건강 유지	· 구토 관리

결과: 안위 수준

주요중재	· 투약 관리	· 오심 관리	
제안된 중재	· 평정법 · 투약	· 투약 처방 · 통증 관리	· 단순 이완 요법 · 구토 관리

결과: 수화

주요중재	· 수분/전해질 관리		
제안된 중재	· 전해질 관리 · 전해질감시 · 수액 관리	· 수액 감시 · 수액을 통한 인공소생법 · 정맥 주사 놓기	· 정맥 주사 요법 · 구토관리

결과: 오심과 구토 조절

주요중재	· 투약 관리	· 오심 관리	· 구토 관리
제안된 중재	· 흡인예방 · 단계별 식이요법	· 구강건강 유지 · 통증 관리	· 단순 이완 요법

결과: 오심과 구토: 파괴적 영향

주요중재	· 오심 관리	· 구토 관리	
제안된 중재	· 전해질 감시 · 수분/전해질 관리 · 수액 관리	· 수액 감시 · 투약 · 투약 관리	· 영양상담 · 단순 이완 요법 · 수면 증진

결과: 오심과 구토: 심각성

주요중재	· 오심 관리	· 구토 관리	
제안된 중재	· 흡인 예방 · 수분/전해질 관리 · 수액 관리	· 수액 감시 · 정맥 주사 놓기 · 정맥 주사 요법	· 투약 · 투약 관리

결과: 영양 상태: 음식 및 수분 섭취

주요중재	· 수액 감시	· 영양섭취감시	
제안된 중재	· 단계별 식이요법 · 수액 관리	· 오심 관리 · 영양 관리	· 구토 관리

간호진단 70 : 불이행(구체적)[Noncompliance(specify)]

정의: 개인(또는 가족이나 지역사회)과 건강관리 전문가가 합의한 건강증진이나 치료 계획에 일치되지 않는 개인 혹은 간호제공자의 행동을 말한다. 개인이나 간호제공자가 합의된 건강증진 혹은 치료적 계획이 완전히 혹은 부분적으로 유착하지 않아서 임상적으로 비효과적인 결과를 초래할 수 있는 행동이다.

관련요인

건강체계
- 간호의 접근
- 대상자와 제공자의 관계
- 간호의 편리
- 제공자의 신뢰성
- 개인의 건강 적용범위
- 제공자의 연속적
- 제공자의 규칙적인 추후관리
- 치료 계획에 대한 재정적 융통성
- 간호에 만족감
- 제공자의 가르치는 기술

개인적
- 문화적 영향
- 발달상의 능력
- 건강신념
- 개인의 가치관 체계
- 섭생 행위와 관련된 지식
- 동기부여의 힘
- 중요한 다른 사람
- 섭생 행위와 관련된 기술
- 영적 가치관

건강관리 계획
- 복잡성
- 비용
- 기간
- 재정적인 융통성 계획
- 정도

연계망
- 건강계획에 구성원들을 포함
- 중요한 다른 사람의 믿음 인식
- 계획에 대한 사회적 가치

결과: 돌봄제공자의 수행: 직접 간호

주요중재	· 간호제공자지원	· 학습 촉진	
제안된 중재	· 예측지도 · 대응 능력 강화 · 퇴원계획	· 교육: 질병과정 · 교육: 처방된 활동/운동 · 교육: 처방된 식이	· 교육: 처방된 활동/운동 · 교육: 절차/치료 · 교육: 정신운동성 기술

결과: 돌봄제공자의 수행: 간접 간호

주요중재	· 간호제공자 지원	· 건강 체계 안내	
제안된 중재	· 대응능력 강화 · 문화중개	· 의사결정 지지 · 재정적 자원 보조	· 지지체계 강화

결과: 순응 행위

주요중재	· 건강 체계 안내	· 상호목표설정	· 환자와의 계약
제안된 중재	· 행동 수정 · 상담 · 문화 중개 · 의사결정 지지 · 재정적 자원보조 · 학습촉진 · 학습 준비도 향상	· 환자권리 보호 · 자가 수정 보조 · 가기책임 증진 · 지지체계 강화 · 교육: 질병과정 · 교육: 개인 · 교육: 처방된 활동/운동	· 교육: 처방된 식이 · 교육: 처방된 약물 · 교유: 절차/치료 · 교육: 정신운동성 기술 · 전화 상담 · 가치명료화

결과: 동기

주요중재	· 자가 수정 보조	· 가기책임 증진	
제안된 중재	· 대처능력 강화 · 상담 · 의사결정 지지	· 상호목표설정 · 역할 강화	· 교육: 개인 · 가치명료화

결과: 치료행위: 질병 또는 손상

주요중재	· 가기책임 증진	· 교육: 질병과정	· 교육: 개인
제안된 중재	· 행동 수정 · 대처능력 강화 · 상담 · 건강 교육 · 건강체계 안내 · 학습촉진 · 학습 준비도 향상	· 상호목표설정 · 환자와의 계약 · 자가 수정 보조 · 지지체계 강화 · 감시 · 교육: 처방된 활동/운동	· 교육: 처방된 식이 · 교육: 처방된 약물 · 교유: 절차/치료 · 교육: 정신운동성 기술 · 전화 상담 · 가치명료화

간호진단 71 : 영양 불균형: 영양부족
(Imbalanced nutrition: less than body requirements)

정의: 영양섭취가 대사요구량보다 부족한 상태.

관련요인

- 생물학적 요인
- 경제적 요인
- 영양분 흡수를 못함
- 음식물 섭취를 못함
- 음식물 소화를 못함
- 심리적 요인

결과: 식욕

주요중재	· 영양요법	· 영양섭취감시	
제안된 중재	· 단계별 식이요법 · 음식섭취장애 감시	· 환경관리 · 수액관리	· 영양 관리 · 구강건강 유지

결과: 모유수유 관계형성: 영아

주요중재	· 모유수유 보조	· 수유상담	
제안된 중재	· 평정법 · 환경관리: 애착형성 과정	· 신생아 간호 · 신생아 감시	· 체중증가 보조

결과: 영양 상태

주요중재	· 음식섭취장애 관리	· 영양관리	· 체중증가 보조
제안된 중재	· 단계별 식이요법 · 수분/전해질 관리 · 영양 요법	· 영양 상담 · 영양섭취 감시 · 교육: 처방된 식이	· 활력 증상 감시 · 체중 관리

결과: 영양상태: 생화학적 측정

주요중재	· 전해질관리	· 전해질 감시	· 수분/전해질 관리
제안된 중재	· 산-염기관리 · 음식섭취장애 관리 · 전해질관리: 저칼슘혈증 · 전해질관리: 저나트륨혈증	· 고혈당 관리 · 과혈량증 관리 · 저혈당 관리	· 영양 요법 · 영양 상담 · 체중증가 보조

결과: 영양상태: 음식 및 수분섭취

주요중재	· 수액 감시	· 영양 섭취 감시	
제안된 중재	· 위장관 튜브 음식 주입 · 음식물 투여	· 영양 관리 · 영양 요법	· 자가간호 보조: 섭식 · 연하 요법

결과: 영양상태: 영양소 섭취

주요중재	· 영양 관리	· 영양 섭취 감시	
제안된 중재	· 위장관 튜브 음식 주입 · 투약 관리	· 영양 요법 · 영양 상담	· 교육: 처방된 식이 · 완전 영양주사 투여

결과: 자가간호: 음식 섭취

주요중재	· 자가간호보조: 섭식		
제안된 중재	· 치매관리 · 환경 관리	· 음식물 투여 · 영양 관리	· 영양 섭취 감시 · 교육: 처방된 식이

결과: 체중: 체질량

주요중재	· 음식 섭취장애 관리	· 체줄 증가 보조	
제안된 중재	· 영양 관리 · 영양 요법	· 영양 상담 · 영양 섭취 감시	· 체중 관리

간호진단 72 : 영양 불균형: 영양과다 (Imbalanced nutrition: more than body requirements)

정의: 영양섭취가 대사요구량을 초과하는 상태.

관련요인

- 대사요구량에 비해 과다한 섭취

결과: 영양 상태

주요중재	· 영양 관리	· 체중 감소 보조
제안된 중재	· 수액 관리 · 영양 상담	· 영양 섭취 감시 · 체중 관리

결과: 영양 상태: 음식 및 수분 섭취

주요중재	· 행동 수정	· 영양 상담	
제안된 중재	· 행동 관리 · 수액 감시	· 영양 관리 · 영양 섭취 감시	· 교육: 처방된 식이 · 체중감소 보조

결과: 영양 상태: 영양소 섭취

주요중재	· 영양 관리	· 영양 섭취감시	
제안된 중재	· 음식 섭취장애 관리 · 영양 상담	· 교육: 처방된 식이 · 체중 관리	· 체중감소 보조

결과: 체중 조절

주요중재	· 행동 수정	· 체중 감소 보조	· 수분/전해질 관리
제안된 중재	· 행동 관리 · 운동 증진 · 상호목표설정	· 영양 관리 · 영양 상담 · 영양 섭취 감시	· 환자와의 계약 · 자기책임 증진 · 교육: 처방된 식이

간호진단 73 : 영양 향상 가능성(Readiness for enhanced nutrition)

정의: 대사 요구를 충족시키기 위한 충분하며 향상될 수 있는 영양섭취 양상.

결과: 지식: 식이

주요중재	· 교육: 개인	· 교육: 처방된 식이	
제안된 중재	· 학습 촉진	· 학습 준비도 향상	· 영양 상담

결과: 영양 상태

주요중재	· 영양 관리	· 영양 상담	
제안된 중재	· 영양 섭취 감시 · 산전 간호	· 교육: 처방된 식이	· 체중 관리

결과: 영양 상태: 영양소 섭취

주요중재	· 영양 관리	· 영양 섭취감시	
제안된 중재	· 음식 섭취장애 관리	· 교육: 처방된 식이	· 체중 관리

간호진단 74 : 구강점막 손상(Impaired oral mucous membrane)

정의: 입술과 구강 내 연조직이 손상된 상태.

관련요인

- 구강 자가간호 장애
- 전문적인 관리에 대한 장애
- 화학요법
- 화학적 자극제 (예: 알코올, 담배, 산성음식, 약물, 규칙적인 흡입물질이나 다른 유독물질 사용)
- 구개열
- 구개순
- 혈소판 감소
- 타액분비 감소
- 적절한 구강위생 지식 부족
- 탈수
- 우울
- 호르몬 감소(여성)
- 비효과적 구강위생
- 감염
- 면역저하
- 면역 증강
- 지지구조 상실
- 영양 실조
- 기계적 요인 (예: 잘맞지 않은 의치, 고정기, 기관내 삽관/비위관, 구강내 수술)
- 약물 부 작용
- 구강호흡
- 24시간 이상 금식
- 방사선 치료
- 스트레스
- 외상

결과: 구강 위생

주요중재	· 구강건강 회복		
제안된 중재	· 항암요법 관리 · 수액/전해질 관리	· 수액 관리 · 영양 관리	· 구강건강 유지 · 구강건강 증진

결과: 조직 통합성: 피부와 점막

주요중재	· 구강건강 회복		
제안된 중재	· 항암요법 관리 · 감염 · 투약 관리	· 투약: 피부 · 영양 관리	· 구강건강 유지 · 방사선 치료 관리

간호진단 75 : 급성 통증(Acute pain)

정의: 실제적 또는 잠재적인 조직손상으로 인해 생기거나 그러한 손상의 견지에서 서술된 불유쾌한 감각적, 정서적인 경험; 6개월 미만의 통증 기간을 지니며 통증의 소실을 예견할 수 있고, 경증에서 중증에 이르는 강도로 갑자기 혹은 천천히 발생하는 상태.

관련요인

- 손상을 일으키는 요인(생물학적, 화학적, 물리적, 심리적)

결과: 안위수준

주요중재	· 투약 관리	· 통증 관리	
제안된 중재	· 지압 · 진통제 투여 · 생체자기 기어 · 대응능력 강화 · 정서지지 · 환경 관리: 안위도모 · 유머	· 약물 투여 · 투약: 근육 · 투약: 정맥 · 투약: 구강 · 투약 처방 · 명상 촉진	· 체위 · 함께 있기 · 진정제 투여 관리 · 단순 심상요법 · 단순 마사지 · 단순 이완요법

결과: 통증 조절

주요중재	· 투약 관리	· 통증 관리	· 환자 자가조절 진통제 투여 보조
제안된 중재	· 생체자기 기어 · 건강진단 검사 · 투약 처방 · 상호 목표 설정 · 환자와의 계약 · 예비적 감각 정보	· Self-Hypnosis facillitation · 자가수정 보조 · 자기책임 증진 · 단순 심상요법 · 단순 이완요법	· 수면증진 · 교육: 질병과정 · 교육: 처방된 약물 · 교육: 절차/치료 · 전화 상담

결과: 통증 수준

주요중재	· 진통제 투여	· 통증관리	· 진정제 투여 관리
제안된 중재	· 지압 · 마취제 투여: 척추강 내 · 마취제 투여 · 불안 감소 · 환경관리: 안위도모 · 가스생성 감소	· 열, 냉 적용 · 약물 투여 · 투약: 근육 · 투약: 정맥 · 투약: 구강 · 투약 관리	· 투약 처방 · 체위 · 단순 심상요법 · 부목대기 · 감시 · TENS

간호진단 76 : 만성 통증(Chronic pain)

정의: 실제적 또는 잠재적 조직 손상으로 생기거나, 그러한 손상의 견지에서 서술된 감각적이고 정서적인 불쾌한 경험;경증에서 중증의 강도로 통증의 끝을 예측할 수 없는 갑작스럽거나 천천히 발생함

관련요인

- 만성적 신체 장애
- 만성적 정신 사회적 장애

결과: 안위 수준

주요중재	· 투약 관리	· 통증 관리	
제안된 중재	· 지압 · 환경 관리: 안위도모 · 약물 투여	· 투약 처방 · 체위 · 단순 마사지	· 단순 이완요법 · 수면 증진

결과: 우울 수준

주요중재	· 정서 관리	· 통증 관리	
제안된 중재	· 상담 · 정서지지	· 희망 주입 · 약물 투여	· 약물 관리 · 수면증진

결과: 우울 조절

주요중재	· 정서 관리	· 통증 관리	· 환자와의 계약
제안된 중재	· 행동 관리 · 행동 관리: 자해 · 대응능력 강화	· 운동 증진 · 투약 관리	· 수면 증진 · 교육: 처방된 약물

결과: 통증: 부정적인 심리적 반응

주요중재	· 인지 재구조화	· 정서 관리	
제안된 중재	· 적극적 경청 · 진통제 투여 · 행동 관리 · 대응능력 강화	· 정서적 지지 · 희망 주입 · 약물 투약 · 수면증진	· 영적 지지 · 지지체계강화 · TENS

결과: 통증 조절

주요중재	· 투약관리	· 통증관리	· 자기책임 증진
제안된 중재	· 행동수정 · 생체 자기 기어 · 열, 냉 적용 · 상호 목표설정 · 환자와의 계약	· Self hypnosis facilitation · 자가수정 보조 · 단순 심상요법 · 단순 이완요법 · 부목대기	· 교육: 개인 · 교육: 처방된 약물 · 교육: 절차/치료 · TENS

결과: 통증: 파괴적 영향

주요중재	· 행동수정	· 대응능력 강화	
제안된 중재	· 진통제 투여 · 정서적 지지 · 희망주입 · 투약 관리	· 투약 처방 · 정서 관리 · 영양관리 · 통증관리	· 자가간호 보조 · 단순 이완요법 · 수면증진

결과: 통증 수준

주요중재	· 통증관리	· 환자 자가조절 진통제투여 보조	
제안된 중재	· 지압 · 진통제 투여 · 마취제 투여: 척추강 내 · 주의 산만 · 환경관리: 안위도모 · 활력징후 감시	· 투약 · 투약 관리 · 투약 처방 · 체위 · 함께 있기	· 단순 마사지 · 부목대기 · 감시 · 접촉 · TENS

간호진단 77 : 부모역할 갈등(Parental role conflict)

정의: 부모가 위기에 처할 때 역할 혼돈과 갈등을 경험하는 상태.

관련요인

- 부부간의 변화
- 특별한 요구를 지닌 아동의 가정 간호
- 가정간호로 인한 가족 생활의 방해 (예: 치료, 간호제공자, 휴식부족)
- 침습적 양상으로 인한 위협 (예: 삽관)
- 구속하는 양상으로 인한 위협 (예: 격리)
- 만성질환으로 인해 아동과 분리됨
- 전문화된 치료 센터

결과: 환자 입원에 대한 돌봄제공자의 적응

주요중재	· 간호제공자 지원	· 의사결정 지지	
제안된 중재	· 적극적 경청 · 예측 지도 · 불안 감소 · 대응능력 강화	· 정서지지 · 가족참여 증진 · 가족과정 유지 · 가족지지	· 죄책감 극복 증진 · 건강체계 안내 · 역할 강화 · 지지체계 강화

결과: 돌봄제공자의 가정 간호 준비

주요중재	· 간호제공자 지원	· 가족참여 증진	· 역할 강화
제안된 중재	· 예측 지도 · 불안 감소 · 대응능력 강화	· 의사결정 지지 · 퇴원 계획 · 가족 동원	· 가족과정 유지 · 가족지지 · 정상화 증진

결과: 돌봄제공자의 생활양식 방해

주요중재	· 간호제공자 지원	· 역할 강화	
제안된 중재	· 자기주장 훈련 · 대응능력 강화 · 정서지지	· 건강체계 안내 · 휴식 간호	· 지지집단 · 지지체계 강화

결과: 대응

주요중재	· 대응능력 강화	· 상담	· 위기조정
제안된 중재	· 불안감소 · 간호제공자지원 · 의사결정 지지 · 정서지지	· 가족지지 · 가족요법 · 애도작업 증진: 주산기 사망 · 휴식간호	· 자존감 강화 · 사회화 증진 · 영적지지 · 가치 명료화

결과: 가족 기능

주요중재	· 위기 조정	· 가족과정 유지	
제안된 중재	· 분만준비 · 상담 · 의사결정 지지	· 가족 통합성 증진 · 가족 통합성 증진: 출산가족 · 가족참여 증진	· 가족지지 · 가족요법 · 부모화 증진

결과: 가족의 사회적 분위기

주요중재	· 가족 과정 유지	· 부모화 증진	
제안된 중재	· 상담 · 가족 통합성 증진	· 가족 통합성 증진: 출산가족	· 사회화 증진

결과: 부모화 강화

주요중재	· 위기 조정	· 가족과정 유지	· 부모화 증진
제안된 중재	· 학대예방 지원: 아동 · 대응능력 강화 · 상담 · 환경관리: 애착형성과정	· 가족 통합성 증진: 출산가족 · 가족 지지 · 정상화 증진	· 역할 강화 · 형제자매지원 · 지지체계 강화

결과: 심리사회적 적응: 생활 변화

주요중재	· 예측 지도	· 대응능력 강화	
제안된 중재	· 분만준비 · 상담 · 의사결정 지지	· 가족지지 · 부모교육: 청소년 · 부모교육: 아동양육가족	· 부모화 증진 · 역할 강화 · 영적 지지

결과: 역할 수행

주요중재	· 부모화 증진	· 역할 강화	
제안된 중재	· 행동 수정 · 간호제공자 지원	· 상담 · 정서적 지지	· 자기 인식 강화 · 가치 명료화

간호진단 78 : 부모역할 장애(Impaired parenting)

정의: 일차적인 돌봄제공자에게 아동의 최적의 성장과 발달을 촉진시키는 환경을 조성하고 유지하거나 되찾아줄 능력이 없는 상태.

관련요인

〈영아 혹은 아동〉
- 지각능력의 변화
- 주의력 결핍 과잉행동 장애
- 발달 지연
- 까다로운 기질
- 불구 상태
- 질병
- 다산
- 원치 않은 성별
- 조산
- 부모로부터 분리됨
- 부모의 기대에 부합되지 않는 기질
- 계획하지 않았거나 원치 않은 자녀

〈지식〉
- 아동발달에 대한 지식부족
- 아동건강 유지에 대한 지식 결핍
- 자녀양육 기술에 대한 지식 부족
- 영아가 보내는 신호에 반응하지 못함
- 부모가 되기 위한 인지적 준비가 부족함
- 교육 부족
- 한정적인 인지기능
- 부적절한 의사소통 기술
- 체벌을 선호함
- 비현실적인 기대

〈생리적〉
- 신체적 질병

〈심리적〉
- 임신의 간격이 너무 좁음 (금세 다시 임신함)
- 우울
- 난산
- 장애
- 여러 번의 임신
- 정신질환의 과거력물질 남용의 과거력
- 산전관리 부족
- 수면박탈
- 수면장애
- 어린 나이에 부모가 됨

〈사회적〉
- 가족구성원의 변화
- 만성적인 낮은 자아존중감
- 아동의 아버지가 관여하지 않음
- 재정적인 어려움
- 학대받은 과거력
- 학대한 과거력
- 아동의 욕구를 자신의 욕구보다 우선순위에 두지 못함
- 적절하지 못한 자녀양육 계획
- 직업상의 문제
- 가족의 응집력 결핍
- 부모역할모델이 부족
- 자원 부족
- 사회적 지지망의 부족
- 운송수단 부족
- 부모가 된 것을 가치있게 생각하지 못함
- 만성질환으로 인해 아동과 분리됨
- 전문화된 치료 센터
- 법적인 어려움
- 낮은 사회경제적 상태
- 부적응적 대응전략
- 부부간의 갈등
- 아동의 어머니가 관여하지 않음
- 편부모
- 사회적 고립
- 좋지 못한 가정환경
- 좋지 않은 역할 모델
- 문제해결 능력 부족
- 가난
- 스트레스(재정적, 법적, 최근의 위기, 문화적 이동), 환경변화(이사)
- 역할 긴장
- 상황적인 낮은 자존감
- 실직
- 계획되지 않은 임신
- 원하지 않은 임신

결과: 아동발달: 1개월

주요중재	· 애착증진	· 신생아 간호	
제안된 중재	· 예측지도 · 우유병 수유 · 모유수유 보조	· 환경관리: 애착형성과정 · 가족 통합성 증진: 출산가족 · 가족참여 증진	· 부모 교육: 영아 · 교육: 영아 안전 · 교육: 영아 자극

결과: 아동 발달: 2개월

주요중재	· 가족 통합성 증진: 출산가족	· 부모 교육: 영아	· 부모화 증진
제안된 중재	· 예측 지도 · 애착 증진 · 우유병 수유 · 모유수유 보조	· 가족 참여증진 · 가족 지지 · 영아 간호 · 수유 상담	· 역할 강화 · 교육: 영아 영양 · 교육: 영아 안전

결과: 아동 발달: 4개월

주요중재	· 가족 통합성 증진: 출산가족	· 부모 교육: 영아	· 부모화 증진
제안된 중재	· 예측 지도 · 우유병 수유 · 가족참여 증진 · 가족과정 유지	· 가족지지 · 영아 간호 · 수유 상담 · 역할 강화	· 안전감 강화 · 교육: 영아 영양 · 교육: 영아 안전

결과: 아동 발달: 6개월

주요중재	· 가족 통합성 증진: 출산가족	· 부모화 증진	
제안된 중재	· 예측 지도 · 우유병 수유 · 가족참여 증진 · 가족과정 유지	· 가족지지 · 영아 간호 · 수유상담 · 부모 교육: 영아	· 역할 강화 · 안전감 강화 · 교육: 영아 영양 · 교육: 영아 안전

결과: 아동 발달: 12개월

주요중재	· 가족 통합성 증진: 출산가족	· 부모화 증진	
제안된 중재	· 예측 지도 · 우유병 수유 · 발달 증진: 아동 · 가족참여 증진 · 가족과정 유지 · 가족지지	· 영아 간호 · 수유상담 · 부모 교육: 영아 · 부모 교육: 아동양육 가족 · 역할 강화	· 안전감 강화 · 사회화 증진 · 교육: 유아 영양 · 교육: 유아안전 · 교육: 배변훈련

결과: 아동 발달: 2세

주요중재	· 발달 증진: 아동	· 안전에 대한 환경관리	· 부모화 증진
제안된 중재	· 예측 지도 · 가족 통합성 증진 · 가족참여 증진 · 부모교육: 아동양육 가족	· 역할 강화 · 안전감 강화 · 사회화 증진	· 교육: 영아 영양 · 교육: 영아 안전 · 교육: 배변훈련

결과: 아동 발달: 3세

주요중재	· 발달 증진: 아동	· 안전에 대한 환경관리	· 부모화 증진
제안된 중재	· 예측 지도 · 배변 관리 · 가족 통합성 증진	· 부모 교육: 아동양육 가족 · 역할 강화 · 안전감 강화	· 사회화 증진 · 지지체계 강화 · 소변 습관 훈련

결과: 아동 발달: 4세

주요중재	· 발달 증진: 아동	· 부모화 증진	
제안된 중재	· 예측 지도 · 안전에 대한 환경관리 · 가족 통합성 증진	· 가족 참여 증진 · 부모 교육: 아동양육 가족 · 안전감 강화	· 사회화 증진 · 안전감 강화 · 지지체계 강화

결과: 아동 발달: 5세

주요중재	· 발달 증진: 아동	· 부모 교육: 아동양육 가족	· 부모화 증진
제안된 중재	· 예측 지도 · 안전에 대한 환경관리 · 가족 통합성 증진	· 가족참여 증진 · 안전감 강화	· 사회화 증진 · 지지체계 강화

결과: 아동 발달: 학령기(6-11세)

주요중재	· 발달 증진: 아동	· 부모 교육: 아동양육 가족	· 부모화 증진
제안된 중재	· 예측 지도 · 가족 통합성 증진 · 가족참여 증진	· 상호 목표 설정 · 영적지지 · 알코올 및 약물사용 예방	· 교육: 개인 · 가치 명료화

결과: 아동 발달: 청소년기(12-17세)

주요중재	· 발달 증진: 청소년	· 부모화 증진	
제안된 중재	· 예측 지도 · 가족 통합성 증진 · 가족참여 증진 · 건강체계 안내	· 상호 목표 설정 · 부모 교육: 청소년 · 역할 강화 · 영적지지	· 알코올 및 약물사용 예방 · 교육: 배변훈련 · 교육: 개인 · 가치 명료화

결과: 가족 대응

주요중재	· 대응능력 강화	· 가족과정 유지	· 가족지지
제안된 중재	· 간호 제공자 지원 · 상담 · 가족 통합성 증진	· 가족 요법 · 애도작업 증진 · 죄책감 극복증진	· 정상화 증진 · 부모화 증진

결과: 가족 기능

주요중재	· 발달 증진: 청소년	· 발달 증진: 아동	· 가족과정 유지
제안된 중재	· 가족 통합성 증진 · 가족참여 증진 · 가족지지	· 가족지지 · 가족요법	· 부모 교육: 아동양육 가족 · 부모화 증진

결과: 가족의 사회적 분위기

주요중재	· 가족 통합성 증진	· 부모 교육: 아동양육 가족	
제안된 중재	· 학대예방 지원: 아동 · 애착 증진	· 가족 지지 · 가족과정 유지	· 부모화증진

결과: 부모-영아 애착

주요중재	· 애착 증진	· 환경 관리: 애착형성 과정	· 캥거루식 돌봄
제안된 중재	· 모유수유 보조 · 가족 통합성 증진 · 영아 간호	· 분만시 간호 · 수유 상담	· 부모 교육: 영아 · 위험 확인: 출산 가족

결과: 양육 수행

주요중재	· 학대예방 지원: 아동	· 발달 증진: 아동	· 부모화 증진
제안된 중재	· 예측 지도 · 불안 감소 · 간호 제공자 지원 · 대응능력 강화 · 상담 · 발달 증진: 청소년	· 가족 통합성 증진 · 가족 참여 증진 · 가족 지지 · 정상화 증진 · 부모 교육: 청소년 · 부모 교육: 아동양육 가족	· 휴식 간호 · 역할 강화 · 지지체계 강화 · 감시 · 가치명료화

결과: 양육: 심리사회적 안전

주요중재	· 학대예방 지원: 아동 · 위험 확인: 출산 가족	· 부모 교육: 청소년	· 부모 교육: 아동양육 가족
제안된 중재	· 예측 지도 · 발달 증진: 아동 · 가족 통합성 증진	· 가족 통합성 증진: 출산 가족 · 건강진단 검사 · 위험 확인	· 사회화 증진 · 감시: 안전

결과: 역할 수행

주요중재	· 부모 교육: 청소년 · 역할 강화	· 부모 교육: 아동양육 가족	· 부모 교육: 영아
제안된 중재	· 예측 지도 · 행동 수정 · 간호 제공자 지원	· 상담 · 의사결정 지지 · 정서지지	· 자기인식 강화 · 가치 명료화

결과: 안전한 가정환경

주요중재	· 안전에 대한 환경관리	· 감시: 안전	
제안된 중재	· 폭력방지를 위한 환경관리 · 가정환경 관리 보조	· 위험 확인 · 교육: 영아 안전	· 교육: 유아 안전

결과: 사회적 지지

주요중재	· 가족참여 증진	· 지지 집단	· 지지체계 강화
제안된 중재	· 간호 제공자 지원 · 정서지지	· 가족 지지 · 의뢰	· 전화 상담

결과: 가족 기능

주요중재	· 발달증진: 청소년	· 발달증진: 아동	· 가족 통합성 증진
제안된 중재	· 가족통합성 증진: 출산가족	· 가족지지	· 부모 교육: 아동 양육 가족

결과: 아동 신체 안전

주요중재	· 교육: 영아 안전	· 교육: 유아 안전	
제안된 중재	· 발달 증진: 아동	· 학습준비도 향상	· 부모 교육: 아동 양육 가족

결과: 지식: 영아 간호

주요중재	· 교육: 영아 영양	· 교육: 영아 안전	· 부모 교육: 영아
제안된 중재	· 예측 지도 · 교육: 영아 자극	· 영아 간호	· 신생아 간호

결과: 지식: 양육

주요중재	· 부모 교육: 청소년	· 부모 교육: 아동 양육 가족	· 부모 교육: 영아
제안된 중재	· 수유 상담 · 교육: 영아 자극 · 교육: 배변훈련	· 교육: 영아 영양 · 교육: 유아 영양	· 교육: 영아 안전 · 교육: 유아 안전

결과: 양육 수행

주요중재	· 발달 증진: 청소년	· 발달 증진: 아동	· 부모화 강화
제안된 중재	· 애착 증진 · 역할 강화	· 영아 간호	· 회복력 증진

결과: 양육: 사회심리적 안전

주요중재	· 발달 증진: 청소년 · 부모교육: 아동 양육 가족	· 발달 증진: 아동	· 부모 교육: 청소년
제안된 중재	· 안전에 대한 환경 관리	· 부모화 강화	· 역할 강화

간호진단 79 : 자아정체성 손상(Disturbed personal identity)

정의: 자신에 대하여 통합되고 완성된 지각을 유지할 수 없는 상태.

관련요인

- 컬트의 교리를 받아들임
- 문화적 단절
- 차별과 선입견
- 가족기능 장애
- 독성 물질을 먹음
- 향정신성 약물의 사용
- 독성 물질을 흡입함
- 낮은 자존감
- 조증 상태
- 다면적 인격 장애
- 기질적 뇌 손상
- 정신질환 (예: 정신증, 우울, 해리성 장애)
- 상황 위기
- 사회적 역할 의 변화
- 성장의 단계
- 발달의 단계

결과: 왜곡된 사고에 대한 통제

주요중재	· 망상 관리	· 환각 관리	
제안된 중재	· 불안 감소 · 치매 관리	· 인지 재구조화 · 투약 관리	· 섬망 관리 · 현실 적응

결과: 정체성

주요중재	· 자기인식 강화	· 자존감 강화	
제안된 중재	· 예측 지도 · 발달 증진: 청소년 · 상호 목표 설정 · 사회화 증진	· 신체상 강화 · 발달 증진: 아동 · 현실 적응 · 알코올 및 약물 사용 예방	· 상담 · 투약 관리 · 성 상담

결과: 자해 억제

주요중재	· 행동 관리: 자해	· 폭력방지를 위한 환경 관리	
제안된 중재	· 분노감 조절 보조 · 행동 수정 · 상담 · 충동 조절 훈련 · 상호 목표 설정 · 격리 · 자살 예방	· 불안 감소 · 인지 재구조화 · 정서지지 · 제한 설정 · 환자와의 계약 · 안전감 강화 · 감시: 안전	· 행동 관리 · 대응력 강화 · 안전에 대한 환경관리 · 정서 관리 · 물리적 억제법 · 자기책임 증진

간호진단 80 : 외상 후 증후군(Post-trauma syndrome)

정의: 외상이나 불가항력적인 사건에 대한 지속적인 부적응 반응의 상태.

관련요인

- 평상시 사람들이 경험할 수 없는 사건
- 많은 사람의 죽음을 동반한 비참한 사건
- 자신의 집이나 지역사회의 갑작스런 파괴
- 전쟁
- 자연적 또는 인위적인 재난
- 신체일부 절단, 변사, 또는 참사를 목격
- 자신이나 사랑하는 사람에 대한 심각한 위협 또는 부상
- 산업재해 또는 자동차 사고
- 신체적, 정신사회적 학대
- 유행성 질환
- 강간
- 심한 사고
- 군대의 전투

결과: 학대 회복: 감정적

주요중재	· 상담	· 지지체계 강화	
제안된 중재	· 분노감 조절 보조 · 정서지지 · 자존감 강화 · 지지 집단	· 불안 감소 · 용서 촉진 · 사회화 증진	· 대응능력 강화 · 정서 관리 · 자살 예방

결과: 학대 회복: 재정적

주요중재	· 대응능력 강화	· 상담	· 재정적 자원 보조
제안된 중재	· 자기주장 훈련 · 안전감 강화	· 의사결정 지지 · 지지체계 강화	· 환자권리 보호

결과: 학대 회복: 성적

주요중재	· 상담	· 지지체계 강화	· 강간 상해 치료
제안된 중재	· 적극적 경청 · 대응능력 강화 · 죄책감 극복 증진 · 단순 이완요법	· 분노감 조절 보조 · 정서 지지 · 자존감 강화 · 알코올 및 약물 사용 예방	· 불안 감소 · 용서 촉진 · 성 상담 · 외상치료: 아동

결과: 불안 수준

주요중재	· 불안 감소		
제안된 중재	· 학대 예방 지원 · 안전감 강화	· 대응능력 강화 · 단순 이완요법	· 환경 관리

결과: 대응

주요중재	· 대응능력 강화	· 상담	
제안된 중재	· 불안 감소 · 희망 주입 · 영적 지지	· 정서 지지 · 점진적 근육 이완법 · 지지 집단	· 애도작업 증진 · 단순 이완요법 · 지지체계 강화

결과: 우울 수준

주요중재	· 정서 관리	· 자살 예방	
제안된 중재	· 상담 · 죄책감 극복 증진 · 자존감 강화	· 용서 촉진 · 투약	· 애도작업 증진 · 환경요법

결과: 공포의 수준

주요중재	· 대응능력 강화	· 안전감 강화	
제안된 중재	· 평정법 · 강간상해 치료	· 위기 조정 · 단순이완 요법	· 정서 지지 · 안전에 대한 환경관리

결과: 공포의 수준: 아동

주요중재	· 외상 치료: 아동		
제안된 중재	· 학대예방지원: 아동 · 정서지지	· 평정법 · 안전감 강화	· 대응능력 강화 · 안전에 대한 환경관리

결과: 충동 자가조절

주요중재	· 충동 조절 훈련		
제안된 중재	· 분노 조절 보조 · 상호목표 설정	· 불안 감소 · 환자와의 계약	· 행동관리: 자해 · 안전에 대한 환경관리

결과: 자해 억제

주요중재	· 행동관리: 자해	· 상담	
제안된 중재	· 분노감 조절 보조 · 행동 수정 · 대응능력 강화 · 충동 조절 훈련 · 안전감 강화	· 불안 감소 · 인지 재구조화 · 제한 설정 · 상호 목표 설정 · 자살 예방	· 행동 관리 · 안전에 대한 환경관리 · 정서 관리 · 환자와의 계약 · 감시: 안전

간호진단 81 : 무력감(Powerlessness)

정의: 자신의 행동이 결과에 의미있는 영향을 미치지 못할 것이라고 인식하는 것이다. 즉, 현재 상황이나 갑작스럽게 발생할 상황에 대해서 통제할 능력이 부족함을 지각하는 상태이다.

관련요인

- 건강관리 환경
- 질병에 관련된 섭생
- 대인간의 상호작용
- 무력한 생활양식

결과: 우울 조절

주요중재	· 인지 재구조화	· 정서 관리	· 자존감 강화
제안된 중재	· 활동 요법 · 복합 대인관계 형성 · 함께 있기	· 동물이용 요법 · 정서 지지 · 자기 인식 강화	· 예술 요법 · 희망 주입 · 지지 집단

결과: 전문간호에 대한 가족의 참여

주요중재	· 의사결정 지지	· 가족참여 증진	
제안된 중재	· 가족지지 · 건강체계 안내	· 건강정보 교환 · 가족참여 증진	· 가족계획: 계획되지 않은 임신

결과: 건강 신념

주요중재	· 건강 교육	· 가치 명료화	
제안된 중재	· 인지 재구조화 · 자기인식 강화	· 희망 주입 · 자존감 강화	· 위험 확인 · 자가수정 보조

결과: 건강신념: 인지된 수행능력

주요중재	· 상호목표 설정	· 자존감 강화	
제안된 중재	· 건강체계 안내 · 자기인식 강화 · 가치 명료화	· 환자와의 계약 · 자가수정 보조	· 위험 확인 · 교육: 개인

결과: 건강신념: 인지된 통제력

주요중재	· 의사결정 지지	· 자기책임 촉진	
제안된 중재	· 정서지지 · 자존감 강화 · 교육: 개인	· 건강체계 안내 · 자가수정 보조 · 가치 명료화	· 환자권리 보호 · 지지체계 강화

결과: 인지된 자원

주요중재	· 재정적 자원 보조	· 건강체계 안내	
제안된 중재	· 문화 중개 · 환자권리 보호 · 생계 지원	· 건강정보 교환 · 의뢰	· 보험 위임 · 지지체계 강화

결과: 희망

주요중재	· 정서 지지	· 희망 주입	
제안된 중재	· 대응능력 강화 · 애도작업 증진: 주산기 사망 · 자존감 강화 · 의사결정 지지	· 단순이완 요법 · 함께 있기 · 영적지지	· 애도작업 증진 · 안전에 대한 환경관리 · 안전감 강화

결과: 참여: 보건의료 결정

주요중재	· 의사결정 지지	· 건강체계 안내	· 자기책임 촉진
제안된 중재	· 적극적 경청 · 복합대인관계 형성 · 환자권리 보호	· 입원 간호 · 문화 중개 · 가치 명료화	· 자기주장 훈련 · 퇴원 계획

결과: 개인적 자율성

주요중재	· 의사결정 지지	· 환자 권리 보호	· 자기책임 촉진
제안된 중재	· 예측 지도 · 상호목표 설정	· 자기주장 훈련 · 자존감 강화	· 건강체계 안내

간호진단 82 : 비효과적인 방어(Ineffective protection)

정의: 질병이나 손상같은 내·외적 위협으로부터 자신을 지키는 능력이 감소된 상태.

관련요인

- 비정상적인 혈액소견(예: 백혈구 감소증, 혈소판 감소증, 빈혈, 응고)
- 알코올 남용
- 암
- 약물치료(예: 항암제, 코르티코스테로이드, 면역제제, 항응고제, 혈전용해제)
- 아주 어리거나 고령인 자
- 면역장애
- 부적절한 영양
- 치료(예: 수술, 방사선 치료)

결과: 학대 보호

주요중재	·학대예방 지원 ·학대예방 지원: 노인	·학대예방 지원: 아동	·학대예방 지원: 가족동반자
제안된 중재	·위험 확인 ·자기인식 강화	·안전감 강화 ·감시: 안전	·안전에 대한 환경관리 ·폭력방지를 위한 환경관리

결과: 혈액 응고

주요중재	·출혈 예방		
제안된 중재	·출혈 감소 ·출혈 억제	·혈액제제 투여	·응급간호

결과: 지역사회 폭력수준

주요중재	·지역사회 환경관리		
제안된 중재	·지역사회 건강개발	·환경적 위험 보호	·감시: 지역사회

결과: 태아상태: 산전

주요중재	·태아 전자 감시: 산전	·초음파 검사: 산과적 제한
제안된 중재	·고위험 임신간호	·감시: 임신말기

결과: 태아상태: 분만중

주요중재	·태아 전자 감시: 분만중	
제안된 중재	·양수내 주입	·분만시 간호: 고위험 분만

결과: 건강증진 행위

주요중재	·건강 교육	·자가수정 보조	
제안된 중재	·대응능력 강화 ·영양 관리 ·자기책임 증진	·운동 증진 ·구강 건강 증진 ·체중 관리	·건강진단검사 ·위험 확인

결과: 면역 과민 반응

주요중재	· 감염 보호	· 위험 확인	
제안된 중재	· 알러지 관리 · 소양증 관리 · 교육: 질병 과정	· 천식 관리 · 피부간호: 국소치료 · 교육: 개인	· 감염 통제 · 호흡과 관련된 자료감시 · 교육: 처방된 약물

결과: 면역 상태

주요중재	· 알러지 관리	· 감염 보호	
제안된 중재	· 건강 교육 · 투약 · 교육: 개인	· 감염 통제 · 위험 확인 · 교육: 처방된 약물	· 라텍스 예방책 · 감시

결과: 예방접종 행위

주요중재	· 면역/예방주사 관리	· 위험확인	
제안된 중재	· 예측 지도 · 건강체계 안내	· 의사결정 지지 · 감염 보호	· 건강 교육

결과: 영양 상태

주요중재	· 영양 요법	· 영양 상담	
제안된 중재	· 수분/전해질 관리 · 자가간호보조: 섭식	· 영양 관리 · 교육: 처방된 식이	· 영양섭취 감시 · 체중 관리

간호진단 83 : 강간-상해 증후군(Rape-trauma syndrome)

정의: 희생자의 의지나 동의 없이 강압적이고 폭력적인 성폭행에 대해 지속적으로 부적응 반응을 보인 상태이다.

관련요인

- 강간

결과: 학대 보호

주요중재	· 학대예방 지원 · 학대예방 지원:노인	· 학대예방 지원: 아동	· 학대예방 지원: 가족동반자
제안된 중재	· 상담 · 안전감 강화	· 위험 확인 · 감시: 안전	· 안전에 대한 환경관리 · 폭력방지를 위한 환경관리

결과: 학대 회복: 감정적

주요중재	· 상담	· 강간 상해 치료	· 외상 치료: 아동
제안된 중재	· 대응능력 강화 · 정서 관리 · 치료 그룹	· 위기 조정 · 자존감 강화	· 정서 지지 · 지지 집단

결과: 학대 회복: 성적

주요중재	· 상담	· 강간 상해 치료	· 외상 치료: 아동
제안된 중재	· 분노감 조절 보조 · 위기 조정 · 희망 주입 · 자존감 강화 · 지지 집단 · 치료 그룹	· 불안 감소 · 의사 결정지지 · 함께 있기 · 성 상담 · 지지체계 강화	· 평정법 · 정서지지 · 의뢰 · 검사물 관리 · 치료적 놀이

결과: 대응

주요중재	· 대응능력 강화	· 위기 조정	· 강간 상해 치료
제안된 중재	· 불안 감소 · 상담 · 애도 작업 증진 · 함께 있기 · 지지 집단	· 행동 관리: 자해 · 정서지지 · 죄책감 극복 증진 · 단순 이완요법	· 평정법 · 가족지지 · 희망 주입 · 영적지지

결과: 성 기능

주요중재	· 성적 행동 관리	· 성 상담	
제안된 중재	· 불안 감소 · 자기 인식 강화	· 애도 작업 증 · 자존감 강화	· 죄책감 극복 증진 · 자가 수정 보조

간호진단 84 : 강간-상해 증후군: 복합반응
(Rape-trauma syndrome: compound reaction)

정의: 외상이나 불가항력적인 사건에 대한 부적응 반응이 지속적으로 나타나는 상태이다.

관련요인

- 학대(신체적/정신사회적)
- 전쟁포로로 잡힘
- 범죄의 희생자
- 재해
- 유행병
- 평상시 사람들이 경험할 수 없는 사건
- 심각한 사고(예: 공업, 모터 vehicle)
- 사랑하는 사람에 대한 심각한 상해
- 자신에 대한 심각한 상해
- 사랑하는 사람에 대한 심각한 위협
- 자신에 대한 심각한 위협
- 신체적, 정신사회적 학대
- 많은 사람의 죽음을 동반한 비참한 사건
- 유행성 질환
- 가정의 갑작스런 파괴
- 지역사회의 갑작스런 파괴
- 고문
- 다양한 죽음을 포함한 비극적 사건
- 전쟁
- 절단 목격
- 변사체 목격

결과: 학대 보호

주요중재	· 학대예방 지원 · 학대예방 지원: 노인	· 학대예방 지원: 아동	· 학대예방 지원: 가족동반자
제안된 중재	· 자기주장훈련 · 위험확인	· 상담 · 자존감 강화	· 안전에 대한 환경관리 · 감시: 안전

결과: 학대 회복: 감정적

주요중재	· 대응능력 강화	· 상담	· 강간상해치료
제안된 중재	· 자기주장훈련 · 정서 관리 · 자살예방 · 외상치료: 아동	· 위기조정 · 자존감 강화 · 지지집단	· 정서 지지 · 사회화증진 · 치료그룹

결과: 학대 회복: 신체적

주요중재	· 학대예방지원	· 강간 상해 치료	
제안된 중재	· 변실금 간호 · 건강진단검사 · 감염보호	· 환경관리: 안위도모 · 건강체계안내 · 통증관리	· 안전에 대한 환경관리 · 열 · 냉적용 · 피부감시

결과: 학대 회복: 성적

주요중재	· 위기조정	· 강간상해치료	
제안된 중재	· 분노감 조절 보조 · 평정법 · 정서지지 · 희망주입 · 의뢰 · 지지집단 · 치료그룹	· 예측지도 · 대응능력강화 · 애도작업증진 · 정서관리 · 자존감 강화 · 지지체계강화 · 외상치료: 아동	· 불안감소 · 상담 · 죄책감극복증진 · 함께있기 · 성상담 · 알코올 및 약물사용 예방

결과: 대응

주요중재	· 대응능력강화	· 위기조정	· 강간상해치료
제안된 중재	· 불안 감소 · 의사결정지지 · 애도작업증진 · 통증관리 · 영적지지	· 평정법 · 정서지지 · 죄책감극복증진 · 함께있기 · 지지집단	· 상담 · 가족지지 · 희망주입 · 단순이완요법

결과: 개인적 자율성

주요중재	· 의사결정지지	· 강간상해치료	
제안된 중재	· 분노감조절보조 · 인지재구조화	· 자기주장훈련 · 희망주입	· 행동수정 · 자기책임촉진

결과: 자존감

주요중재	· 강간상해치료	· 자존감강화	
제안된 중재	· 신체상 강화 · 죄책감극복증진	· 인지재구조화 · 자기인식강화	· 상담 · 지지집단

결과: 성기능

주요중재	· 강간상해치료	· 성상담	
제안된 중재	· 분노감조절보조 · 자기인식강화	· 불안감소 · 자가수정보조	· 대응능력강화 · 지지집단

간호진단 85 : 강간-상해 증후군: 침묵반응
(Rape-trauma syndrome: silent reaction)

정의: 희생자의 의지나 동의없이 강압적이고 폭력적인 성폭행이나 이것에서 진전되는 상해증후군은 희생자의 생활양식을 붕괴시키는 급성기와 생활양식을 재구성하는 장기적인 과정을 포함한다.

결과: 학대 보호

주요중재	· 학대예방 지원 · 학대예방 지원: 노인	· 학대예방 지원: 아동	· 학대예방 지원: 가족동반자
제안된 중재	· 자기주장훈련 · 위험확인 · 감시: 안전	· 상담 · 안정감강화	· 안전에 대한 환경관리 · 폭력방지를 위한 환경관리

결과: 학대 회복: 감정적

주요중재	· 학대예방지원 · 강간상해치료	· 대응능력강화	· 상담
제안된 중재	· 자기주장훈련 · 정서 관리 · 지지집단	· 위기조정 · 자존감 강화 · 치료그룹	· 정서 지지 · 사회화증진

결과: 학대 회복: 성적

주요중재	· 성적행동관리	· 강간상해치료	· 성상담
제안된 중재	· 분노감 조절 보조 · 예술요법 · 상담 · 정서지지 · 의뢰 · 지지체계강화	· 예측지도 · 평정법 · 위기조정 · 희망주입 · 안정감강화 · 치료그룹	· 불안감소 · 대응능력강화 · 의사결정지지 · 함께있기 · 지지집단 · 외상치료: 아동

결과: 불안수준

주요중재	· 불안감소	· 강간상해치료	
제안된 중재	· 적극적 경청 · 안정감강화	· 평정법 · 단순이완요법	· 위기조정

결과: 불안조절

주요중재	· 불안감소		
제안된 중재	· 대응능력강화 · 죄책감극복증진 · 영적지지	· 상담 · 점진적근육이완요법 · 지지체계강화	· 애도작업증진 · 단순이완요법

결과: 성기능

주요중재	· 성상담		
제안된 중재	· 분노감조절보조 · 의사결정지지 · 자기책임촉진	· 성적행동관리 · 정서지지 · 자가수정보조	· 복합대인관계형성 · 알코올 및 약물사용 예방

간호진단 86 : 신앙심 손상(Impaired religiosity)

정의: 특정 종교적 전통 예식에 참여하거나 신앙을 실천하는 능력이 손상됨.

관련요인(발달적 · 상황적)

- 노화
- 말기 삶의 위기
- 삶의 전환기

관련요인(신체적)

- 질병
- 통증

관련요인(심리적)

- 불안
- 비효율적지지
- 조작하기 위한 종교의 이용
- 죽음의 두려움
- 안정성 결여
- 비효율적 대응
- 개인의 위기

관련요인(사회문화적)

- 신앙생활 수행에 대한 문화의 장벽
- 신앙생활 수행에 대한 환경의 장벽
- 사회적 통합 결여
- 사회문화적 상호작용 부족

관련요인(영적)

- 영적위기
- 고통

결과: 영적 건강

주요중재	· 영적성장 촉진	· 영적 지지	· 가치명료화
제안된 중재	· 적극적 경청 · 용서촉진 · 희망주입 · 종교적 의례 강화	· 대응능력 강화 · 애도작업증진 · 명상촉진	· 정서지지 · 죄책감극복증진 · 종교적 중독예방

간호진단 87 : 신앙심 향상 가능성(Readiness for enhanced religiosity)

정의: 특정 종교 전통예식에 참여하거나 신앙의 실천을 강화하는 능력.

결과: 개인적 안녕

주요중재	· 영적성장 촉진	· 영적 지지	
제안된 중재	· 의사결정 지지 · 자기인식 강화	· 정서 지지 · 가치명료화	· 용서 촉진

결과: 영적 건강

주요중재	· 종교적 의례 강화	· 죄책감 극복 증진	
제안된 중재	· 정서 지지 · 명상 촉진 · 가치명료화	· 용서 촉진 · 자기인식 강화	· 죄책감 극복 증진 · 영적 지지

간호진단 88 : 환경변화 스트레스 증후군(Relocation stress syndrome)

정의: 다른 환경으로 이동하게 될 때 발생되는 생리적 또는 사회심리적 혼란상태이다.

관련요인

- 건강상태 저하
- 정신사회적 건강 부전
- 출발 전 상담 부족
- 수동적 대응
- 무력감
- 격리
- 언어장벽
- 예측할 수 없는 경험
- 적절한 지지체계의 부족
- 환경 이동

결과: 불안수준

주요중재	· 불안감소	· 이사스트레스 감소	
제안된 중재	· 적극적 경청 · 평정법 · 안전감 강화 · 영적지지	· 동물이용요법 · 대응능력강화 · 단순 마사지 · 지지체계강화	· 예측지도 · 함께 있기 · 단순이완요법 · 접촉

결과: 아동의 입원생활 적응			
주요중재	· 대응능력강화	· 안전감 강화	· 외상치료: 아동
제안된 중재	· 적극적 경청 · 정서지지 · 가족참여 증진 · 가족지지 · 형제자매지원 · 치료적 놀이 · 방문편리도모	· 입원 간호 · 환경관리 · 가족 동원 · 환자권리보호 · 수면증진 · 접촉	· 문화 중개 · 가족통합성 증진 · 가족과정 유지 · 자가간호 보조 · 지지체계강화 · 진실말하기

결과: 대응			
주요중재	· 대응능력강화	· 이사스트레스 감소	
제안된 중재	· 적극적 경청 · 평정법 · 정서지지 · 희망주입 · 오락요법 · 영적지지	· 예측지도 · 돌봄제공자 지지 · 가족지지 · 유머 · 회복력증진 · 지지집단	· 불안감소 · 상담 · 가족 동원 · 함께 있기 · 자기책임증진 · 접촉

결과: 우울 수준			
주요중재	· 희망주입	· 정서관리	
제안된 중재	· 상담 · 투약관리 · 수면증진	· 정서지지 · 영양섭취감시	· 운동증진 · 자가수정보조

결과: 퇴원준비: 독립적인 생활			
주요중재	· 건강체계안내	· 이사스트레스 감소	
제안된 중재	· 예측지도 · 자기책임증진 · 교육: 처방된 식이	· 의사결정지지 · 교육: 질병과정 · 교육: 처방된 약물	· 상호목표설정 · 교육: 처방된 활동/운동 · 교육: 절차/치료

결과: 심리사회적 적응: 생활변화			
주요중재	· 대응능력강화	· 이사스트레스 감소	
제안된 중재	· 적극적 경청 · 상담 · 가족참여증진 · 역할강화	· 분노감 조절 보조 · 퇴원계획 · 건강교육	· 예측지도 · 정서지지 · 회복력증진

결과: 삶의 질			
주요중재	· 이사스트레스 감소	· 가치 명료화	
제안된 중재	· 적극적 경청 · 정서지지 · 가족지지 · 역할강화 · 지지체계강화	· 대응능력강화 · 가족통합성 증진 · 희망주입 · 안전감 강화	· 의사결정지지 · 가족참여 증진 · 유머 · 영적지지

결과: 스트레스 수준

주요중재	· 대응능력강화	· 이사스트레스 감소	
제안된 중재	· 분노감 조절 보조 · 가족참여 증진 · 안전감 강화 · 지지체계강화	· 불안 감소 · 영양섭취감시 · 수면증진	· 정서지지 · 함께있기 · 영적지지

간호진단 89 : 비효율적 역할수행(Ineffective role performance)

정의: 환경적 맥락, 규범 및 기대에 맞지 않는 행동 및 자기표현 양상.

관련요인(지식)

- 부적절한 역할모델
- 역할모델 부족
- 교육부족
- 비현실적인 역할 기대
- 불충분한 역할준비 (예: 역할이행, 기술연습, 타당성)

관련요인(신체적)

- 신체상의 변화
- 신경학적 결함
- 피로
- 물질남용
- 정신적 질환
- 우울
- 신체적 질병
- 인지적 부족
- 통증
- 낮은 자존감

관련요인

- 갈등
- 직장의 요구
- 부적절한 역할 사회화
- 낮은 사회경제 상태
- 어린 나이
- 발달수준
- 가정 폭력
- 보수부족
- 스트레스
- 건강관리 체계와의 부적절한 연계
- 자원부족
- 불충분한 지지체계

결과: 돌봄제공자의 생활양식 방해

주요중재	· 대응능력 강화	· 역할 강화	
제안된 중재	· 예측지도 · 정서지지 · 상호목표설정	· 간호제공자 지원 · 가족지지 · 지지집단	· 의사결정지지 · 건강체계안내 · 지지체계강화

결과: 대응

주요중재	· 예측지도	· 대응능력 강화	
제안된 중재	· 간호제공자 지원 · 정서지지 · 영적지지	· 상담 · 가족지지 · 교육: 개인	· 의사결정지지 · 역할강화 · 가치명료화

결과: 우울 수준

주요중재	· 희망주입	· 정서관리	
제안된 중재	· 활동요법 · 정서지지 · 환자와의 계약 · 자가수정 보조 · 치료그룹	· 인지재구조화 · 운동증진 · 자기인식 강화 · 수면증진	· 상담 · 투약관리 · 자존감 강화 · 지지집단

결과: 양육수행

주요중재	· 부모화 강화	· 역할 강화	
제안된 중재	· 예측지도 · 대응능력강화 · 부모교육: 영아	· 애착증진 · 부모교육: 청소년 · 지지체계강화	· 분만준비 · 부모교육: 아동양육가족

결과: 심리사회적 적응: 생활변화

주요중재	· 예측지도	· 대응능력 강화	
제안된 중재	· 상담 · 부모교육: 영아	· 정서지지 · 역할강화	· 부모교육: 청소년 · 부모교육: 아동양육가족

결과: 역할 강화

주요중재	· 역할 강화		
제안된 중재	· 간호제공자 지원 · 복합대인관계형성 · 자존감 강화	· 예측지도 · 정서지지 · 가치명료화	· 인지재구조화 · 자기인식강화

간호진단 90 : 자가간호 결핍: 목욕/위생(Self-care deficit: bathing/hygiene)

정의: 자신을 위해 목욕/개인위생 활동을 수행할 능력이 손상된 상태.

관련요인

- 인지 손상
- 통증
- 심한 불안
- 지각 손상
- 신경근육 손상
- 환경적 장벽
- 연약함
- 근골격계 손상
- 동기 저하
- 공간적 관계를 가늠하지 못함
- 신체의 부분을 인식하지 못함

결과: 장루 자가간호

주요중재	· 장루간호	· 자가간호보조: 목욕/위생	
제안된 중재	· 배변관리	· 가스생성감소	· 피부감시

결과: 자가간호: 일상 생활 활동

주요중재	· 자가간호보조: 목욕/ 위생		
제안된 중재	· 체력관리 · 교육: 개인	· 자가간호보조	· 자기책임증진

결과: 자가간호: 목욕

주요중재	· 자가간호보조: 목욕/ 위생		
제안된 중재	· 목욕 · 두발간호 · 교육: 개인	· 귀간호 · 손톱간호	· 발간호 · 회음부간호

결과: 자가간호: 위생

주요중재	· 자가간호보조: 목욕/ 위생		
제안된 중재	· 목욕 · 회음부간호	· 귀간호 · 교육: 개인	· 구강건강유지

결과: 자가간호: 구강위생

주요중재	· 구강건강 유지		
제안된 중재	· 자가간호보조: 목욕/위생 · 교육: 개인	· 구강건강증진	· 구강건강회복

간호진단 91 : 자가간호 결핍: 옷입기/치장하기 (Self-care deficit: dressing/grooming)

정의: 자신을 위해 옷을 입고 치장하는 활동을 수행할 능력이 손상된 상태.

관련요인

- 인지 손상
- 피로
- 동기 저하
- 근골격계 손상
- 환경적 장벽
- 신경근육 손상
- 통증
- 심한 불안
- 지각손상
- 연약함

결과: 자가간호: 일상 생활 활동

주요중재	· 자가간호보조: 의복/치장		
제안된 중재	· 체력관리 · 교육: 개인	· 환경관리	· 자가간호보조

결과: 자가간호: 옷입기

주요중재	· 자가간호보조: 의복/치장	· 옷입히기	
제안된 중재	· 환경관리	· 자가간호보조	· 교육: 개인

결과: 자가간호: 위생

주요중재	· 자가간호보조: 의복/치장	· 두발간호	
제안된 중재	· 목욕 · 자가간호보조: 목욕/위생	· 옷입히기 · 교육: 개인	· 손톱간호

간호진단 92 : 자가간호 결핍: 식사하기(Self-care deficit: feeding)

정의: 식사활동을 수행할 능력이 손상된 상태.

관련요인

- 인지 손상
- 통증
- 환경적 장벽
- 연약함
- 신경근육 손상
- 불편감
- 심한 불안
- 근골격계 손상
- 동기 저하
- 지각 손상
- 피로

결과: 영양상태

주요중재	· 영양관리	· 영양상담	· 영양섭취 감시
제안된 중재	· 음식물 투여 · 교육: 개인	· 영양 요법	· 자가간호보조: 섭식

결과: 영양상태: 음식 및 수분섭취

주요중재	· 음식물 투여	· 영양섭취 감시	
제안된 중재	· 수액관리 · 자가간호보조: 섭식	· 수액감시 · 교육: 개인	· 영양관리 · 교육: 처방된 식이

결과: 자가간호: 일상 생활 활동

주요중재	· 자가간호보조: 섭식		
제안된 중재	· 음식물 투여	· 자가간호 보조	· 교육: 개인

결과: 자가간호: 음식섭취

주요중재	· 자가간호보조: 섭식		
제안된 중재	· 환경관리 · 영양섭취 감시	· 음식물 투여 · 체위	· 영양관리

결과: 연하상태

주요중재	· 의뢰	· 연하요법	
제안된 중재	· 흡입예방 · 체위	· 음식물 투여 · 교육: 개인	· 영양섭취감시 · 자가간호보조: 섭식

간호진단 93 : 자가간호 결핍: 화장실 이용(Self-care deficit: toileting)

정의: 식사활동을 수행할 능력이 손상된 상태.

관련요인

- 인지 손상
- 신경근육손상
- 피로
- 심한 불안
- 근골격계 손상
- 환경적 장벽
- 지각손상
- 이동능력 손상
- 동기 저하
- 통증
- 운동성의 손상
- 연약함

결과: 지식: 장루 간호

주요중재	· 장루간호	· 교육: 개인	
제안된 중재	· 교육: 처방된 활동/운동 · 교육: 정신운동성 기술	· 교육: 처방된 식이	· 교육: 절차/치료

결과: 장루 자가간호

주요중재	· 배변관리	· 장루간호	
제안된 중재	· 가스생성감소 · 피부간호: 국소치료	· 영양상담 · 교육: 처방된 식이	· 자가간호보조: 목욕/위생

결과: 자가간호: 일상 생활 활동

주요중재	· 자가간호보조: 배변		
제안된 중재	· 체력관리	· 환경관리	· 자가간호보조

결과: 자가간호: 위생

주요중재	· 자가간호보조: 목욕/위생		
제안된 중재	· 목욕 · 자가간호보조: 배변	· 환자 계약 · 교육: 개인	· 회음부 간호

결과: 자가간호: 배뇨/배변

주요중재	· 자가간호보조: 배변	· 배변 관리	
제안된 중재	· 배변실금간호: 분변매복 · 투약관리	· 배변훈련 · 요배설관리	· 건강증진

간호진단 94 : 자아개념 향상 가능성(Readiness for enhanced self-concept)

정의: 안녕을 위해 충분하며 강화할 수 있는 자신에 대한 생각이나 지각유형.

결과: 신체상

주요중재	· 신체상 강화		
제안된 중재	· 예측지도 · 자기인식강화	· 발달증진: 청소년 · 자존감 강화	· 발달증진: 아동

결과: 개인적 자율성

주요중재	· 자기인식 강화		
제안된 중재	· 자기주장 훈련 · 자기책임증진	· 역할강화	· 자존감 강화

결과: 자존감

주요중재	· 자존감 강화		
제안된 중재	· 신체상 강화 · 사회화 증진	· 정서지지	· 자기인식강화

간호진단 95 : 만성적 자존감 저하(Chronic low self-esteem)

정의: 자기 또는 자기 능력에 대하여 장기간에 걸쳐 부정적으로 평가하고 느끼는 상태.

결과: 우울 수준

주요중재	· 희망주입	· 정서관리	
제안된 중재	· 행동관리: 자해 · 애도작업증진 · 자기인식 강화 · 지지집단	· 상담 · 죄책감극복증진 · 자존감 강화 · 치료그룹	· 정서지지 · 환경요법 · 자가수정보조

결과: 삶의 질

주요중재	· 자존감 강화	· 가치명료화	
제안된 중재	· 적극적 경청 · 상담 · 역할강화 · 영적 지지	· 신체상 강화 · 의사결정지지 · 자기인식 강화 · 지지체계강화	· 대응능력 강화 · 정서지지 · 사회화 증진

결과: 자존감

주요중재	· 자존감 강화		
제안된 중재	· 신체상 강화 · 발달증진: 청소년 · 회복력 증진 · 지지체계강화	· 인지재구조화 · 발달증진: 아동 · 자기인식강화	· 상담 · 정서지지 · 사회화 증진

간호진단 96 : 상황적 자존감 저하(Situational low self-esteem)

정의: 현재 상황에 대한 반응으로서 부정적인 자기가치감을 가짐.

관련요인

- 가치관과 일치하지 않는 행동
- 상실
- 실패
- 인정의 결핍
- 잘못된 신체상
- 사회적 역할 변화
- 발달상의 변화
- 거절당함
- 기능적 장애

결과: 신체적 장애에 대한 적응

주요중재	· 신체상 강화	· 자존감 강화	
제안된 중재	· 절단환자 간호 · 애도작업증진	· 대응능력 강화 · 정서관리	· 상담 · 알코올 및 약물사용 예방

결과: 비통감 해소

주요중재	· 애도작업증진	· 애도작업증진: 주산기 사망	
제안된 중재	· 적극적 경청 · 정서지지 · 지지집단	· 대응능력강화 · 희망주입	· 상담 · 알코올 및 약물사용 예방

결과: 심리사회적 적응: 생활변화

주요중재	· 예측지도	· 대응능력강화	
제안된 중재	· 신체상 강화 · 의사결정지지 · 역할강화	· 인지재구조화 · 정서지지 · 자존감강화	· 상담 · 회복력증진

결과: 자존감

주요중재	· 자존감 강화		
제안된 중재	· 적극적 경청 · 대응능력강화 · 발달증진: 아동 · 자기인식강화	· 신체상 강화 · 상담 · 정서지지 · 사회화증진	· 인지재구조화 · 발달증진: 청소년 · 정서관리 · 지지집단

간호진단 97 : 자해(Self-mutilation)

정의: 긴장을 경감시키기 위해 비치명적인 손상을 일으킬 의도로 조직손상을 일으킨 고의적인 자기 상해 행위.

관련요인

- 청소년기
- 자폐증
- 학대아동
- 경계역 인격장애
- 성격장애
- 아동기 질병
- 아동기 성적 학대
- 아동기 수술
- 자아감 상실
- 발달상의 지연
- 감금
- 신체상 장애
- 대인관계 장애
- 섭식장애
- 정서장애
- 가족알코올 중독
- 가족 이혼
- 자기파괴행위 가족력
- 중요한 관계 상실로 위협 받는 느낌
- 해결책을 계획하지 못한 과거력
- 충동성
- 긴장을 구두로 표현할 수 없음
- 비효율적 대응
- 자기를 절단하려는 억누를 수 없는 충동
- 자기를 손상 입히려는 억누를 수 없는 충동
- 동료로부터 고립
- 불안정한 행위
- 신뢰할 수 있는 가족 부족
- 낮은 자존감
- 견딜 수 없는 긴장감 고조
- 스트레스의 빠른 감소 요구
- 부정적인 감정 (예: 우울, 거절, 자기혐오, 분리불안, 죄의식, 비인격화)
- 자해경험이 있는 동료
- 완벽주의
- 부모와 청소년간의 의사 소통 부족
- 정신병적 상태(명력환각)
- 성정체감 위기
- 물질 남용
- 불안정한 신체상
- 불안정한 자존감
- 부모간의 폭력

결과: 정체성

주요중재	· 인지재구조화	· 자기인식 강화	
제안된 중재	· 신체상 강화 · 자존감 강화	· 상담 · 사회화 증진	· 정서관리

결과: 충동 자가조절

주요중재	· 충동조절훈련		
제안된 중재	· 분노감조절 보조 · 행동관리: 자해 · 자가수정 보조	· 불안감소 · 행동수정 · 자기책임 증진	· 제한구역 설정 · 제한설정

결과: 자해 억제

주요중재	· 행동관리: 자해	· 충동조절훈련	· 상처간호
제안된 중재	· 활동요법 · 행동수정 · 상담 · 상호목표설정 · 자기책임증진	· 분노감조절 보조 · 평정법 · 제한설정 · 물리적 억제법 · 감시: 안전	· 제한구역 설정 · 화학적 억제 · 안전에 대한 환경관리 · 위험확인

간호진단 98 : 감각지각 장애: 청각(Disturbed sensory perception: auditory)

정의: 투입된 자극에 대해 감소되고, 과장되고, 왜곡되고, 또는 손상된 반응을 하면서 그 자극의 양이나 양상을 변화시키는 상태.

관련요인

- 변화된 감각 통합
- 과도한 환경 자극
- 생화학적 불균형
- 전해질 불균형
- 변화된 감각 전달
- 심리적 스트레스
- 변화된 감각 수용
- 불충분한 환경자극

결과: 지남력

주요중재	· 인지자극	· 현실적응	
제안된 중재	· 뇌관류 증진 · 섬망관리 · 치매관리	· 인지재구조화 · 망상관리 · 환각관리	· 의사소통 강화: 청력결손 · 의사소통 강화: 언어능력부족 · 투약관리

결과: 의사소통: 수용능력

주요중재	· 의사소통 강화: 청력결손		
제안된 중재	· 적극적 경청	· 학습준비도 향상	· 의사소통 강화: 청력결손

결과: 왜곡된 사고에 대한 통제

주요중재	· 망상관리	· 환각관리	
제안된 중재	· 불안감소 · 치매관리 · 현실적응	· 인지재구조화 · 투약관리 · 치료그룹	· 섬망관리 · 환경요법

결과: 청력 보상행위

주요중재	· 의사소통 강화: 청력결손		
제안된 중재	· 인지자극 · 정서지지 · 투약: 귀	· 귀 간호 · 환경관리 · 체위	· 의사소통 강화: 언어능력부족 · 운동요법: 균형

결과: 신경계 상태: 뇌신경 감각/운동 기능

주요중재	· 의사소통 강화: 청력결손	· 신경계 관리	
제안된 중재	· 뇌부종관리 · 위험확인	· 뇌관류증진 · 감시: 안전	· 안전에 대한 환경관리

결과: 감각기능: 청각

주요중재	· 의사소통강화: 청력결손		
제안된 중재	· 귀간호	· 환경관리	· 투약: 귀

간호진단 99 : 감각지각 장애: 미각(Disturbed sensory perception: gustatory)

정의: 투입된 자극에 대해 감소되고, 과장되고, 왜곡되고, 또는 손상된 반응을 하면서 그 자극의 양이나 형태상 변화를 경험하는 상태이다.

관련요인

- 변화된 감각의 지각
- 심리적 스트레스
- 불충분한 환경자극
- 전해질 불균형
- 과도한 환경자극
- 변화된 감각 수용,전달,통합
- 감각왜곡의 생화학적 불균형 (예: 착각/환각)
- 생화학적 불균형관련요인

결과: 지남력

주요중재	· 현실인식		
제안된 중재	· 인지 자극 · 망상 관리	· 환각 관리 · 섬망 관리	· 치매 관리 · 투약 관리

결과: 왜곡된 사고에 대한 통제

주요중재	· 망상 관리	· 환각 관리	
제안된 중재	· 불안 감소 · 현실 인식	· 투약 관리	· 치매 관리

결과: 영양상태: 음식 및 수분섭취

주요중재	· 수액 감시	· 오심 관리	· 영양섭취 감시
제안된 중재	· 음식물 투여 · 영양 관리	· 구토 관리 · 수액 관리	· 자가간호 보조: 섭식

결과: 감각기능: 미각과 후각

주요중재	· 인지 자극	· 오심 관리	· 영양 관리
제안된 중재	· 뇌관류 증진 · 전해질 관리 · 환경 관리	· 음식물 투여 · 수액 관리 · 수액 감시	· 영양 관리 · 구토 관리 · 체중 관리

간호진단 100 : 감각지각 장애: 운동 감각(Disturbed sensory perception: kinesthetic)

정의: 투입된 자극에 대해 감소되고, 과장되고, 왜곡되고, 또는 손상된 반응을 하면서 그 자극의 양이나 형태상 변화를 경험하는 상태이다.

관련요인

- 변화된 감각의 지각
- 과도한 환경자극
- 심리적 스트레스
- 변화된 감각 수용, 전달, 통합
- 불충분한 환경자극
- 감각왜곡의 생화학적 불균형 (예: 착각/환각)
- 전해질 불균형
- 생화학적 불균형 관련요인

결과: 균형

주요중재	· 운동요법: 균형		
제안된 중재	· 신체기능 증진 · 체력 관리 · 운동 요법: 보행	· 운동 요법: 관절운동 · 운동 요법: 근육조절	· 낙상 예방 · 감시: 안전

결과: 체위변경: 자기주도

주요중재	· 신체기능 증진	· 운동 증진: 근력훈련	
제안된 중재	· 운동 증진 · 운동증진: 신장 · 운동 요법: 보행	· 운동요법: 균형 · 운동 요법: 관절운동 · 운동요법: 근육조절	· 자가간호 보조 · 교육: 처방된 활동/운동

결과: 지남력

주요중재	· 인지 자극	· 현실 인식	
제안된 중재	· 인지 재 구조화 · 섬망 관리	· 망상 관리 · 치매 관리	· 환각 관리 · 투약 관리

결과: 왜곡된 사고에 대한 통제

주요중재	· 망상 관리	· 환각 관리	
제안된 중재	· 불안 감소 · 인지 재 구조화 · 섬망 관리	· 치매 관리 · 투약 관리	· 현실 인식 · 치료 집단

결과: 신경계 상태: 중추 운동 조절

주요중재	· 신경계 감시		
제안된 중재	· 뇌관류 증진 · 전해질 관리 · 전해질 감시 · 체력 관리	· 환경관리 · 운동 증진: 근력훈련 · 운동 증진: 신장 · 운동 요법: 균형	· 운동 요법: 근육조절 · 약물 투여 · 투약 관리 · 감시

결과: 감각기능: 고유수용감각

주요중재	· 신체기능 증진		
제안된 중재	· 활동 요법 · 운동 증진 · 운동 증진: 근력훈련	· 운동 요법: 보행 · 운동 요법: 균형 · 운동 요법: 근육조절	· 체위 · 신경계 감시

간호진단 101 : 감각지각 장애: 후각
(Disturbed sensory perception: olfactory)

정의: 투입된 자극에 대해 감소되고, 과장되고, 왜곡되고, 또는 손상된 반응을 하면서 그 자극의 양이나 형태상 변화를 경험하는 상태이다.

관련요인

- 변화된 감각의 지각
- 과도한 환경자극
- 심리적 스트레스
- 변화된 감각 수용, 전달, 통합
- 불충분한 환경자극
- 감각왜곡의 생화학적 불균형 (예: 착각/환각)
- 전해질 불균형
- 생화학적 불균형관련요인

결과: 지남력

주요중재	· 인지 자극	· 현실 인식	
제안된 중재	· 섬망 관리 · 망상 관리	· 치매 관리 · 환각 관리	· 투약 관리

결과: 왜곡된 사고에 대한 통제

주요중재	· 망상 관리	· 환각 관리	
제안된 중재	· 불안 감소 · 섬망 관리	· 치매 관리 · 투약 관리	· 현실 인식

결과: 영양상태: 음식 및 수분섭취

주요중재	· 영양 관리		
제안된 중재	· 환경 관리 · 음식물 투여 · 수액 관리	· 수액 감시 · 오심 관리	· 영양섭취 감시 · 구토 관리

결과: 감각기능: 미각과 후각

주요중재	· 인지 자극	· 영양 관리	
제안된 중재	· 뇌관류 증진 · 환경 관리	· 음식물 투여 · 오심 관리	· 영양섭취 감시 · 체중 관리

간호진단 102 : 감각지각 장애: 촉각
(Disturbed sensory perception: tactile)

정의: 투입된 자극에 대해 감소되고, 과장되고, 왜곡되고, 또는 손상된 반응을 하면서 그 자극의 양이나 형태상 변화를 경험하는 상태이다.

관련요인

- 변화된 감각의 지각
- 과도한 환경자극
- 심리적 스트레스
- 변화된 감각 수용, 전달, 통합
- 불충분한 환경자극
- 감각왜곡의 생화학적 불균형 (예: 착각/환각)
- 전해질 불균형
- 생화학적 불균형 관련요인

결과: 지남력

주요중재	· 인지 자극	· 현실 인식	
제안된 중재	· 섬망 관리 · 망상 관리	· 치매 관리 · 환각 관리	· 투약 관리

결과: 왜곡된 사고에 대한 통제

주요중재	· 망상 관리	· 환각 관리	
제안된 중재	· 불안 감소 · 섬망 관리 · 치매 관리	· 투약 관리 · 현실 인식	· 수면 증진 · 치료 집단

결과: 신경계 상태: 척수 감각/운동기능

주요중재	· 안전에 대한 환경관리	· 말초신경 감각관리	
제안된 중재	· 반사장애 관리 · 전해질 감시 · 임상결과의 해석 · 약물 투여	· 투약 관리 · 신경계 감시 · 욕창 예방	· 견인/부동 간호 · 피부 감시 · 감시

결과: 감각기능: 촉각

주요중재	· 말초신경 감각관리	· 감시: 안전	
제안된 중재	· 피부 자극법 · 전해질 관리 · 환경 관리	· 신경계 감시 · 통증 관리 · 체위	· 압박 관리 · 피부 감시 · 접촉

간호진단 103 : 감각지각 장애: 시각
(Disturbed sensory perception: visual)

정의: 투입된 자극에 대해 감소되고, 과장되고, 왜곡되고, 또는 손상된 반응을 하면서 그 자극의 양이나 형태상 변화를 경험하는 상태이다.

관련요인

- 변화된 감각의 지각
- 과도한 환경자극
- 심리적 스트레스
- 변화된 감각수용, 전달, 통합
- 불충분한 환경자극
- 감각왜곡의 생화학적 불균형 (예: 착각/환각)
- 전해질 불균형
- 생화학적 불균형 관련요인

결과: 신체상

주요중재	· 신체상 강화	· 자존감 강화	
제안된 중재	· 인지 재구조화 · 의사소통 강화: 시력결손 · 섬망 관리	· 망상 관리 · 치매 관리	· 환각 관리 · 투약 관리

결과: 왜곡된 사고에 대한 통제

주요중재	· 망상 관리	· 환각 관리	
제안된 중재	· 불안 감소 · 인지 재 구조화	· 섬망 관리 · 치매 관리	· 투약 관리 · 현실 인식

결과: 감각기능: 시각

주요중재	· 의사소통 강화: 시력결손		
제안된 중재	· 뇌관류 증진 · 인지 자극	· 환경 관리 · 눈 간호	· 투약: 눈 · 감시: 안전

결과: 시력 보상행위

주요중재	· 의사소통 강화: 시력결손	· 환경 관리	
제안된 중재	· 인지 재구조화 · 인지 자극 · 정서지지	· 운동 요법: 균형 · 낙상 예방 · 음식물 투여	· 투약: 눈 · 체위 · 감시: 안전

간호진단 104 : 성기능 장애(Sexual dysfunction)

정의: 성기능이 불만족스럽고, 무가치하며, 부적절하게 변화하는 상태이다.

관련요인

- 지식의 오보 또는 부족
- 취약성
- 가치관대립
- 정신사회적 남용 (예: 해로운 관계)
- 신체적남용
- 사생활의 결여
- 비효과적이고 결여된 역할 모형
- 변화된 신체기능구조 (예: 임신, 최근의 출산, 약물, 수술, 기형, 질병과정, 외상, 방사선)
- 중요한 사람이 없음
- 성욕의 생체 정신사회적변화

결과: 학대 회복: 성적

주요중재	· 학대예방지원 · 상담	· 대응능력 강화	· 성적 상담
제안된 중재	· 학대예방 지원: 아동 · 학대예방 지원: 가족 동반자 · 학대예방 지원: 노인	· 적극적 경청 · 정서지지 · 건강체계 안내	· 자기인식강화 · 자존감 강화 · 교육: 성

결과: 신체적 노화

주요중재	· 성 상담		
제안된 중재	· 정서지지 · 운동 증진	· 상호목표설정 · 자가수정 보조	· 알코올 및 약물사용 예방 · 교육: 성

결과: 위험통제: 성 전염성 질환

주요중재	· 행동 수정 · 교육: 안전한성	· 감염 보호	· 위험 확인
제안된 중재	· 적극적 경청 · 예측 지도 · 성적행동관리 · 건강진단 검사	· 건강체계 안내 · 환자와의 계약 · 자기인식 강화 · 자가수정 보조	· 자기책임 증진 · 성 상담 · 교육: 성 · 가치 명료화

결과: 성 기능

주요중재	· 성 상담		
제안된 중재	· 성적 행동관리 · 분만준비 · 자기인식 강화	· 자존감강화 · 자기책임 증진 · 교육: 안전한 성	· 교육: 성 · 가치 명료화

결과: 성 정체성

주요중재	· 자기인식 강화	· 성 상담	
제안된 중재	· 상담 · 정서지지	· 역할강화 · 자존감 강화	· 교육: 성 · 가치 명료화

간호진단 105 : 비효과적 성적 양상(Ineffective sexuality patterns)

정의: 자신의 성욕에 관한 걱정을 표현하는 상태이다.

관련요인

- 중요한 사람이 없음
- 성적 태도나 선호에 관한 대립
- 임신 또는 성병에 대한 공포
- 중요한 사람과의 관계 악화
- 비효과적이거나 부족한 역할모델
- 사생활의 결여
- 건강관련 전이, 신체 기능이나 구조의 변화, 질병, 의학적 치료에 대한 선택적 반응에 관련된 지식과 기술 부족

결과: 학대 회복: 성적

주요중재	· 대응 능력 강화	· 성 상담	· 자존감 강화
제안된 중재	· 학대예방지원 · 적극적 경청 · 치료 집단	· 분노감 조절보조 · 불안 감소	· 상담 · 교육: 성

결과: 신체상

주요중재	· 신체상 강화		
제안된 중재	· 적극적 경청 · 예측지도	· 정서지지 · 자기인식 강화	· 자존감 강화 · 가치명료화

결과: 신체적 성숙: 여성

주요중재	· 교육: 안전한 성	· 교육: 성	
제안된 중재	· 예측지도 · 불안감소	· 신체상 강화 · 자기인식 강화	· 자존감 강화

결과: 신체적 성숙: 남성

주요중재	· 교육: 안전한 성	· 교육: 성	
제안된 중재	· 예측지도 · 불안감소	· 신체상 강화 · 자기인식 강화	· 자존감 강화

결과: 역할 수행

주요중재	· 역할강화	· 교육: 안전한 성	
제안된 중재	· 예측지도 · 행동수정 · 분만준비	· 상담 · 가족계획: 피임 · 가치 명료화	· 자기인식강화 · 성적 상담

결과: 자존감

주요중재	· 자존감 강화		
제안된 중재	· 적극적 경청 · 신체상 강화 · 상담	· 발달증진: 청소년 · 발달증진: 아동	· 자기인식 강화 · 지지집단

결과: 성 정체성

주요중재	· 성 상담		
제안된 중재	· 불안감소 · 신체상 강화 · 발달증진: 청소년	· 호르몬대체요법 · 역할강화 · 자존감 강화	· 자기인식 강화 · 가치명료화

간호진단 106 : 피부 통합성 장애(Impaired skin integrity)

정의: 표피와 진피 또는 어느 한쪽이 변형된 상태이다.

관련요인

1) 외적

- 고체온 또는 저체온
- 화학 물질
- 습기
- 기계적 요인
  (예: 마찰력, 압력, 억제대)
- 신체의 부동
- 방사선
- 극단적인 연령
- 수분
- 투약

2) 내적

- 대사상태의변화
- 골격의 돌출
- 면역결핍
- 발달상의 요인
- 감각의 변화
- 영양상태의 변화
  (예: 비 만, 쇠약)
- 색소침착의 변화
- 순환의 변화
- 피부 긴장도의 변화
  (탄력성의 변화)
- 체액 상태의 변화

결과: 알러지 반응: 국소적

주요중재	· 라텍스 예방책	· 투약	· 가려움증 관리
제안된 중재	· 투약: 눈 · 투약: 정맥	· 투약: 코 · 투약: 피부	· 피부간호: 국소치료 · 피부감시

결과: 혈액투석 접근성

주요중재	· 투석부위 관리		
제안된 중재	· 출혈감소 · 순환장애예방을 위한 간호	· 절개부위 간호 · 감염보호	· 피부감시 · 부목대기

결과: 피부통합성: 피부 및 점막

주요중재	· 압박 관리	· 욕창 간호	· 피부감시
제안된 중재	· 목욕 · 침상안정 간호 · 혈액순환 간호 : 동맥혈 불충분 · 순환장애예방을 위한 간호 · 피부자극	· 수액관리 · 발간호 · 감염보호 · 투약: 피부 · 약물관리 · 영양관리	· 체위 · 욕창예방 · 방사선 치료관리 · 피부간호: 국소치료 · 요실금 간호

결과: 상처치유: 일차유합

주요중재	· 절개부위 간호	· 상처 간호	
제안된 중재	· 출혈감소: 상처 · 순환장애 예방을 위한 간호 · 수액/전해질관리 · 수술실내 감염 통제 · 감염보호 · 하지관찰	· 투약 · 투약: 피부 · 영양관리 · 영양요법 · 교육: 절차/치료 · 피부간호: 제공부위	· 피부간호: 이식부위 · 피부간호: 국소치료 · 피부감시 · 부목대기 · 봉합 · 상처간호: 폐쇄 배액

결과: 상처치유: 이차유합

주요중재	· 욕창간호	· 상처간호	
제안된 중재	· 혈액순환간호: 동맥혈 불충분 · 혈액순환간호: 정맥혈 불충분 · 순환장애예방을 위한 간호 · 수액관리 · 감염통제	· 감염보호 · 투약 · 투약: 피부 · 영양요법 · 피부간호: 국소치료	· 피부감시 · 부목대기 · 경피적 전기신경자극 · 상처세척

간호진단 107 : 수면 박탈(Sleep deprivation)

정의: 오랫동안 잠(의식이 주기적으로 연기되거나 자연스럽게 멈추는)을 못자는 상태이다.

관련요인

- 노화와 관련된 수면단계의 변화
- 치매
- 가족성 수면마비
- 낮의 불충분한 활동
- 특발성 중추신경계 과수면
- 기면
- 악몽
- 수면을 유도하지 않는 육아습관
- 주기적 사지운동 (예: 하지불안 증후군, 야간성 근경련)
- 지속적인 불편감 (예: 신체적, 심리적)
- 지속적인 부적절한 수면 위생
- 지속적인 약물 또는 식이성 각성제 사용
- 수면 무호흡
- 야경증
- 몽유병
- 수면과 관련된 야뇨증
- 수면과 관련된 발기통
- Sundowner's 증후군
- 지속적인 일주기의 비동시성
- 지속적인 환경 자극
- 지속적인 불편한 수면환경

결과: 마음의 평정

주요중재	· 약물관리	· 정서관리	· 수면 증진
제안된 중재	· 불안감소 · 대응능력강화 · 에너지 관리	· 환경관리: 안위 · 명상 촉진 · 광선치료: 기분/수면조정	· 단순 이완요법 · 감시: 안전

결과: 휴식

주요중재	· 에너지관리	· 수면 증진	
제안된 중재	· 자율 훈련법 · 바이오피드백 · 운동 증진	· 명상 촉진 · 통증 관리	· 단순심상요법 · 단순이완요법

결과: 수면

주요중재	· 수면 증진		
제안된 중재	· 불안감소 · 환경관리 · 환경관리: 안위	· 약물관리 · 명상촉진 · 통증관리	· 점진적 근육이완법 · 단순 심상요법 · 단순 마사지

결과: 증상 심각성

주요중재	· 수면증진		
제안된 중재	· 불안감소 · 대응능력 강화 · 에너지 관리	· 투약 · 약물관리	· 통증관리 · 체위

간호진단 108 : 수면 양상 장애(Disturbed sleep pattern)

정의: 외적 요인으로 인해 수면의 양과 질이 제한된 시간동안 파괴된 상태이다.

관련요인

- 주위 온도, 습도
- 돌봄 책임
- 햇빛과 어둠에의 노출 변화
- 방해 (예: 치료, 감독, 검사)
- 수면 사생활/조절의 결핍
- 조명
- 소음
- 지독한 악취
- 신체적 억제
- 수면 동반자
- 낯선 가구

결과: 개인적 안녕

주요중재	· 대응능력 강화	· 수면증진	
제안된 중재	· 자율 훈련법 · 정서지지 · 환경관리	· 명상촉진 · 통증관리 · 안전감 강화	· 단순 심상요법 · 단순 이완요법

결과: 수면

주요중재	· 환경관리: 안위	· 수면증진	
제안된 중재	· 평정법 · 환경관리 · 운동증진 · 투약	· 약물관리 · 투약처방 · 음악요법 · 통증관리	· 광선치료: 기분/수면조정 · 안전감 강화 · 단순 마사지 · 단순 이완요법

간호진단 109 : 수면 향상 가능성(Readiness for enhanced sleep)

정의: 의식이 주기적으로 연기되거나 자연스럽게 멈추는 양상(수면)이 충분한 휴식을 제공하고 바람직한 생활양식을 유지하도록 향상될 수 있는 상태이다.

결과: 안위 수준

주요중재	· 환경관리: 안위	· 수면증진	
제안된 중재	· 불안감소 · 투약관리 · 오심관리	· 통증관리 · 점진적 근육이완법	· 단순 마사지 · 단순 이완요법

결과: 휴식

주요중재	· 에너지 관리	· 수면증진	
제안된 중재	· 자율 훈련법 · 바이오피드백	· 환경관리: 안위 · 운동증진	· 단순 심상요법 · 단순 이완요법

결과: 수면

주요중재	· 수면증진		
제안된 중재	· 불안감소 · 자율 훈련법 · 환경관리: 안위	· 광선치료: 기분/수면조정 · 점진적 근육이완법 · 안전감 강화	· 단순 마사지 · 단순 이완요법

간호진단 110 : 사회적 상호작용 장애(Impaired social interaction)

정의: 사회적 교류가 불충분하거나 과도하거나 비효과적인 상태이다.

관련요인

- 중요한 사람이 없음
- 의사소통의 장애물
- 상호관계 증진법에 대한
- 결핍(예: 지식, 기술)
- 사고과정 장애
- 환경적 장애물
- 신체적 움직임의 제한
- 자아개념 장애
- 사회문화적 불일치
- 치료를 위한 격리상황

결과: 아동발달: 학령기(6~11세)

주요중재	· 발달 증진: 아동		
제안된 중재	· 예측 지도 · 행동 관리: 활동과다/부주의 · 행동 수정: 사회적 기술 · 가족 통합성 증진	· 가족참여 증진 · 학습 촉진 · 상호 목표설정 · 자기인식 강화	· 자존감 강화 · 사회화 증진 · 알코올 및 약물사용 예방

결과: 아동발달: 청소년기(12~17세)

주요중재	· 발달 증진: 청소년	· 자존감 강화	· 사회화 증진
제안된 중재	· 예측 지도 · 성적 행동관리 · 행동 수정: 사회적 기술 · 가족 통합성 증진	· 가족참여 증진 · 상호목표 설정 · 역할 강화 · 자기인식 강화	· 자기책임 증진 · 영적지지 · 알코올 및 약물사용 예방 · 가치 명료화

결과: 가족의 사회적 분위기

주요중재	· 가족 통합성 증진	· 가족과정 유지	
제안된 중재	· 학대예방 지원: 아동 · 학대예방 지원: 가족 동반자 · 학대예방 지원: 노인	· 상담 · 가족지지	· 정상화 증진 · 회복력 증진

결과: 여가활동 참여

주요중재	· 오락 요법	· 사회화 증진	
제안된 중재	· 불안 감소	· 행동 수정: 사회적 기술	· 자존감 강화

결과: 놀이 참여

주요중재	· 사회화 증진	· 치료적 놀이	
제안된 중재	· 행동 수정: 사회적 기술	· 정상화 증진	· 오락 요법

결과: 사회적 상호작용 기술

주요중재	· 행동 수정: 사회적 기술	· 복합 대인관계 형성	
제안된 중재	· 자기주장 훈련 · 성적 행동관리 · 상담 · 치매 관리 · 발달 증진: 청소년	· 발달 증진: 아동 · 오락 요법 · 회복력 증진 · 자기인식 강화 · 자존감 강화	· 지지 집단 · 지지체계 강화 · 치료 집단

결과: 사회적 참여

주요중재	· 사회화 증진		
제안된 중재	· 동물이용 요법 · 발달 증진: 청소년 · 발달 증진: 아동 · 오락 요법	· 환경 관리 · 회상 요법 · 자기인식 강화 · 자존감 강화	· 방문편리 도모 · 알코올 및 약물사용 치료 · 치료적 놀이 · 가치 명료화

간호진단 111 : 사회적 고립(Social isolation)

정의: 자의나 타인에 의해 생긴 부정적 혹은 위협적인 상태에서 경험하고 지각된 홀로된 느낌의 상태이다.

관련요인

- 정신상태의 변화
- 만족스런 대인관계를 할 능력이 없음
- 받아들여지지 않는 사회적 가치관
- 받아들여지지 않는 사회적 행동
- 부적절한 개인적 자원
- 미숙한 관심사
- 신체적 외모의 변화
- 안녕상태의 변화
- 만족스런 대인관계를 이루지 못하게 하는 요인들 (예: 발달과업성취 지연)

결과: 가족의 사회적 분위기

주요중재	· 가족 통합성 증진		
제안된 중재	· 학대예방 지원: 아동 · 학대예방 지원: 가족 동반자 · 학대예방 지원: 노인 · 행동 수정: 사회적 기술	· 간호제공자 지원 · 상담 · 가족과정 유지	· 가족 요법 · 정상화 증진 · 회복력 증진

결과: 여가활동 참여

주요중재	· 오락 요법		
제안된 중재	· 활동 요법 · 동물이용 요법	· 운동 증진 · 사회화 증진	· 치료적 놀이

결과: 외로움 심각성

주요중재	· 사회화 증진	· 지지체계 강화	
제안된 중재	· 적극적 경청 · 활동요법 · 동물이용 요법 · 복합 대인관계 형성 · 상담 · 발달 증진: 청소년	· 발달 증진: 아동 · 정서지지 · 희망 주입 · 환경 요법 · 함께 있기 · 환경 관리	· 자존감 강화 · 영적성장 촉진 · 치료 집단 · 접촉 · 방문편리 도모

결과: 마음의 평정

주요중재	· 정서 관리		
제안된 중재	· 적극적 경청 · 대응능력 강화 · 상담 · 정서지지 · 애도작업 증진	· 용서 촉진 · 희망 주입 · 투약 관리 · 함께 있기 · 자존감 강화	· 영적지지 · 지지체계 강화 · 접촉

결과: 개인적 안녕			
주요중재	· 대응능력 강화	· 자기인식 강화	
제안된 중재	· 상담 · 정서지지 · 가족지지 · 희망 주입	· 유머 · 자존감 강화 · 사회화 증진 · 영적 지지	· 지지체계 강화 · 방문편리 도모

결과: 놀이 참여		
주요중재	· 사회화 증진	· 치료적 놀이
제안된 중재	· 운동 증진	· 오락요법

결과: 사회적 상호작용 기술			
주요중재	· 행동 수정: 사회적 기술	· 복합 대인관계 형성	
제안된 중재	· 상담 · 발달 증진: 청소년 · 발달 증진: 아동	· 가족 통합성 증진 · 정상화 증진 · 오락 요법	· 자기인식 강화 · 자존감 강화 · 접촉

결과: 사회적 참여			
주요중재	· 사회화 증진		
제안된 중재	· 활동 요법 · 동물이용 요법 · 복합 대인관계 형성 · 용서 촉진	· 통과 촉진 · 오락 요법 · 자기인식 강화 · 자존감 강화	· 치료적 놀이 · 방문편리 도모

결과: 사회적 지지			
주요중재	· 가족참여 증진	· 지지체계 강화	
제안된 중재	· 돌봄제공자 지지 · 가족지지	· 자문 · 사회화 증진	· 지지 그룹

간호진단 112 : 만성적 슬픔(Chronic sorrow)

정의: 질병이나 장애의 상태 동안 지속적인 상실에 대한 반응으로 경험했던(만성질환이나 장애를 가진 부모, 간호제공자, 개인에 의해) 전반적인 슬픔의 양상이 주기적, 반복적, 그리고 잠재적으로 진행되는 상태이다.

관련요인

- 신체 또는 정신의 만성적 질환이나 불구의 경험 (예: 정신지체, 다발성경화증, 조산아, 출생 시 척추파열이나 기타 다른 결함, 만성정신질환, 불임, 암, Parkinson's병)
- 사랑하는 사람의 죽음
- 하나 혹은 그 이상의 사건 발생 요인을 경험 (예: 질병 관리 위기, 발달단계와 관련된 위기, 발달
- 사회
- 개인의 기준과 견줄 수 있는 기회나 획기적인 사건을 놓침)
- 상실을 계속 생각나게 하는 끊임없는 돌봄

결과: 수용: 건강상태

주요중재	· 대응능력 강화	· 희망 주입	
제안된 중재	· 상담 · 의사결정 지지 · 정서지지	· 애도작업 증진 · 함께 있기 · 회복력 증진	· 영적지지 · 지지 집단 · 가치 명료화

결과: 우울 수준

주요중재	· 희망 주입	· 정서 관리	
제안된 중재	· 문헌 요법 · 인지 재 구조화 · 상담 · 정서지지	· 운동 증진 · 용서 촉진 · 애도작업 증진 · 용서 촉진	· 회복력 증진 · 자가수정 보조 · 수면 증진 · 지지 집단

결과: 우울 조절

주요중재	· 정서 관리		
제안된 중재	· 활동 요법 · 행동 관리 · 체력관리	· 운동 증진 · 투약 관리 · 회복력 증진	· 자가수정 보조 · 수면 증진

결과: 비통감 해소

주요중재	· 애도작업 증진	· 애도작업 증진:주산기 사망	
제안된 중재	· 적극적 경청 · 대응능력 강화 · 임종 간호	· 정서지지 · 희망 주입 · 회상요법	· 영적지지 · 지지 집단

결과: 희망

주요중재	· 희망 주입	· 영적지지	
제안된 중재	· 대응능력 강화 · 정서지지	· 회복력 증진 · 자기인식 강화	· 지지 집단 · 지지체계 강화

결과: 마음의 평정

주요중재	· 정서 관리		
제안된 중재	· 적극적 경청 · 대응능력 강화 · 상담 · 정서지지	· 애도작업 증진 · 희망 주입 · 투약 관리 · 함께 있기	· 회복력 증진 · 사회화 증진 · 영적지지 · 지지 집단

결과: 심리사회적 적응: 생활변화

주요중재	· 대응능력 강화	· 애도작업 증진	
제안된 중재	· 상담 · 의사결정 지지 · 정서지지	· 희망 주입 · 정서 관리 · 사회화 증진	· 영적지지 · 지지 집단

간호진단 113 : 영적 고뇌(Spiritual distress)

정의: 인간의 전반적인 삶을 지배하고 생물학적, 심리사회적 속성을 통합·초월하는 삶의 원칙이 붕괴되는 상태이다.

관련요인

- 신념과 가치체계의 동요(예: 치료의 도덕적/윤리적 속성, 심한 고통에 의함)
- 종교나 문화적 결속으로 부터 분리

결과: 위엄있는 죽음

주요중재	· 임종 간호	· 정서지지	· 영적지지
제안된 중재	· 적극적 경청 · 예측 지도 · 불안 감소 · 문헌 요법 · 대응능력 강화 · 의사결정 지지 · 가족참여 증진	· 용서 촉진 · 애도작업 증진 · 죄책감 극복증진 · 희망 주입 · 함께 있기 · 회상 요법 · 안전감 강화	· 영적성장 촉진 · 지지체계 강화 · 접촉 · 진실 말하기 · 가치 명료화

결과: 희망

주요중재	· 희망 주입	· 영적성장 촉진	· 영적지지
제안된 중재	· 대응능력 강화 · 정서지지	· 자기인식 강화 · 지지 집단	· 지지체계 강화 · 가치 명료화

결과: 영적 안녕

주요중재	· 영적성장 촉진	· 영적지지	
제안된 중재	· 적극적 경청 · 대응능력 강화 · 정서지지 · 용서 촉진	· 애도작업 증진 · 죄책감 극복증진 · 희망 주입 · 명상 촉진	· 회복력 증진 · 자기인식 강화 · 지지 집단 · 가치 명료화

간호진단 114 : 영적 안녕 향상 가능성 (Readiness for enhanced spiritual well-being)

정의: 영적 안녕을 증진시키기 위한 상태로써 영적 안녕이란 내적 강인함으로 조화롭게 우주와 연결함으로써 신비스러움을 밝히는 과정이다.

결과: 희망

주요중재	· 희망 주입	· 영적성장 촉진	· 영적지지
제안된 중재	· 대응능력 향상 · 정서지지	· 자기인식 강화 · 자존감 강화	· 지지 집단 · 가치 명료화

결과: 개인적 안녕

주요중재	· 자기인식 강화	· 자존감 강화	· 영적성장 촉진
제안된 중재	· 적극적 경청 · 대응능력 강화 · 상담 · 희망 주입	· 명상 촉진 · 종교적 의례 강화 · 회복력 증진 · 역할 강화	· 자가수정 보조 · 자기책임 증진 · 영적지지 · 가치 명료화

결과: 삶의 질

주요중재	· 가치 명료화		
제안된 중재	· 대응능력 강화 · 정서지지 · 희망 주입	· 자기인식 강화 · 자존감 강화 · 자기책임 강화	· 유머 · 영적지지

결과: 영적 건강

주요중재	· 영적성장 촉진	· 영적지지	
제안된 중재	· 문헌 요법 · 명상 촉진 · 종교적 의례강화	· 회복력 증진 · 역할 강화 · 자기인식 강화	· 자존감 강화 · 자가수정 보조 · 가치 명료화

간호진단 115 : 수술 후 회복 지연(Delayed surgical recovery)

정의: 수술 후 생명, 건강 및 안녕을 유지하는 활동을 시작하는데 걸리는 날짜수가 연장된 상태이다.

관련요인

- 수술부위가 큼
- 통증
- 수술전 기대
- 비만
- 수술부위의 감염
- 수술과정이 지연됨

결과: 혈액손실 심각성

주요중재	· 출혈감소	· 수액관리	· 저혈량증 관리
제안된 중재	· 출혈예방 · 혈액제재투여 · 전해질 관리	· 수액/전해질 관리 · 수액감시 · 정맥주사 놓기	· 정맥주사요법 · 쇽 예방 · 활력징후 감시

결과: 내구력

주요중재	· 에너지 관리		
제안된 중재	· 운동 증진 · 운동 증진: 근력훈련	· 영양 관리	· 수면 증진

결과: 체액과다 심각성

주요중재
- 수액관리
- 저혈량증 관리

제안된 중재
- 전해질 관리
- 수액/전해질 관리
- 수액감시
- 혈류동태조절
- 약물 투여
- 투약 관리
- 활력징후 감시

결과: 부동결과: 생리적

주요중재
- 침상안정 간호
- 색전예방을 위한 간호
- 운동 요법: 관절운동

제안된 중재
- 배변 관리
- 사례 관리
- 순환장애 예방을 위한 간호
- 변비/매복 관리
- 기침 장려
- 운동 증진: 신장
- 가스생성 감소
- 하지감시
- 체위
- 단순 마사지
- 피부 감시
- 교육: 처방된 활동/운동
- 요 배설 관리
- 요 정체 간호

결과: 감염 심각성

주요중재
- 절개부위 간호
- 감염 통제

제안된 중재
- 수액관리
- 감염예방
- 영양 요법
- 체온 조절
- 활력징후 감시
- 상처 간호
- 상처 간호: 폐쇄배액
- 상처부위세척

결과: 오심과 구토: 심각성

주요중재
- 오심관리
- 구토관리

제안된 중재
- 단계별 식이요법
- 수액/전해질 관리
- 수액관리
- 수액감시
- 약물 투여
- 영양 관리

결과: 통증 수준

주요중재
- 통증 관리

제안된 중재
- 진통제 투여
- 마취제 투여: 척추강내
- 환경 관리: 안위도모
- 약물 투여
- 투약 관리
- 체위
- 수면 증진
- 부목 대기
- 감시
- TENS
- 활력징후 감시

결과: 절차 후 회복상태

주요중재
- 절개부위 간호
- 통증 관리
- 활력징후 감시

제안된 중재
- 기도관리
- 진통제 투여
- 수액관리
- 감염예방
- 오심관리
- 호흡과 관련된 자료감시

결과: 자가간호: 일상 생활 활동

주요중재
- 자가간호 보조

제안된 중재
- 체력관리
- 운동요법: 보행
- 자가간호 보조: 목욕/위생
- 자가간호 보조: 의복/치장
- 자가간호 보조: 섭식
- 자가간호 보조: 소변

결과: 상처치유: 1차 유합

주요중재	· 절개부위 간호	· 영양 관리	· 상처 간호
제안된 중재	· 순환장애 예방을 위한 간호 · 고열 치료 · 수액관리 · 감염 통제	· 감염 통제: 수술실 · 감염 보호 · 약물 투여 · 영양 관리	· 피부 감시 · 부목 대기 · 체온 조절 · 상처 간호: 폐쇄배액

간호진단 116 : 연하 장애(Impaired swallowing)

정의: 구강, 인두, 식도의 구조 또는 기능상의 결손과 관련된 연하기전의 비정상적 기능 상태이다.

관련요인

1) 선천적 결핍
- 상기도의 이상
- 성장장애 또는 단백질 에너지 영양실조
- 과소 긴장
- 호흡기 장애
- 위관영양에 대한 과거력
- 식사행동에 문제
- 자해 행위
- 선천성 심장질환
- 뇌신경의 침습
- 신경근육계 손상 (예: 구개반사의 감소 또는 부재, 저작과 관련된 근육운동 감소, 지각력 손상, 안면 마비)
- 물리적 폐쇄 (예: 부종, 기관 절개관, 종양)

2) 신경학적 문제
- 상기도 이상
- 후두 이상
- 무이완증
- 위식도 역류질환
- 후천성 해부학적 결손
- 뇌성마비
- 내 · 외적 외상
- 기관, 후두, 식도 결손
- 외상성 두부 손상
- 발달상의 지연
- 비강 혹은 비인두강 결손
- 구강 혹은 구강인두부 이상
- 조산아

결과: 흡인 예방

주요중재	· 흡인 예방간호		
제안된 중재	· 기도 관리 · 기도 흡인	· 체위 · 위험 확인	· 감시 · 연하 요법

결과: 연하 상태

주요중재	· 흡인 예방간호	· 연하 요법	
제안된 중재	· 기도 흡인	· 점진적 근육 이완법	· 감시

결과: 연하 상태: 식도부분

주요중재	· 체위		
제안된 중재	· 불안 감소 · 흡인 예방	· 점진적 근육 이완법 · 감시	· 연하 요법

결과: 연하 상태: 구강 부분

주요중재	· 흡인 예방	· 연하 요법	
제안된 중재	· 기도 흡인 · 체위	· 점진적 근육 이완법	· 감시

결과: 연하 상태: 인두 부분

주요중재	· 흡인 예방간호	· 연하 요법	
제안된 중재	· 기도 흡인 · 체위	· 점진적 근육 이완법	· 감시

간호진단 117 : 효과적 치료법 관리 (Effective therapeutic regimen management)

정의: 특정한 건강목표달성에 바람직한 질병과 후유증 치료를 위한 프로그램을 일상생활에 통합하고 조정하는 양상이다.

결과: 순응 행위

주요중재	· 상호 목표 설정	· 환자와의 계약	
제안된 중재	· 건강체계 안내 · 학습 촉진 · 학습준비도 향상 · 자가수정 보조 · 지지체계 강화 · 감시	· 교육: 개인 · 교육: 처방된 활동/운동 · 교육: 처방된 식이 · 교육: 처방된 약물 · 교육: 절차/치료	· 교육: 정신운동성 기술 · 교육: 안전한 성 · 전화 상담 · 전화 추후 조사 · 가치명료화

결과: 전문 간호에 가족의 참여

주요중재	· 가족참여 증진		
제안된 중재	· 가족 동원 · 건강 교육	· 건강체계 안내	· 상호 목표 설정

결과: 지식: 치료 요법

주요중재	· 교육: 절차/치료		
제안된 중재	· 알러지 관리 · 예측 지도 · 천식관리 · 항암요법 관리 · 학습 촉진	· 학습 준비도 향상 · 투약 관리 · 영양 관리 · 방사선치료 관리 · 교육: 집단	· 교육: 개인 · 교육: 처방된 활동/운동 · 교육: 처방된 식이 · 교육: 처방된 약물 · 교육: 정신운동성 기술

결과: 참여: 보건의료 결정

주요중재	· 의사결정 지지	· 건강체계 안내	
제안된 중재	· 예측 지도 · 자기주장 훈련 · 문화 중개	· 퇴원 계획 · 상호 목표 설정 · 환자권리 보호	· 자기책임 증진 · 전화 상담 · 가치 명료화

결과: 위험 통제

주요중재	· 건강 교육	· 위험 확인	· 자가수정 보조
제안된 중재	· 건강진단 검사 · 건강체계 안내 · 학습 촉진	· 학습준비도 향상 · 감시 · 감시: 임신말기	· 감시: 원격장비 · 감시: 안전

결과: 증상 조절

주요중재	· 예측 지도	· 자가수정 보조	
제안된 중재	· 불안 감소 · 건강 교육 · 건강진단 검사	· 건강체계 안내 · 학습 촉진 · 학습준비도 향상	· 교육: 질병 과정 · 교육: 개인

결과: 치료행위: 질병 또는 손상

주요중재	· 예측 지도	· 의사결정 지지	
제안된 중재	· 천식관리 · 심장간호: 재활 · 항암요법 관리 · 투약 관리	· 자가수정 보조 · 자기책임 촉진 · 교육: 질병과정 · 교육: 처방된 활동/운동	· 교육: 처방된 식이 · 교육: 처방된 약물 · 교육: 절차/치료 · 교육: 정신운동성 기술

간호진단 118 : 비효과적 치료법 관리
(Ineffective therapeutic regimen management)

정의: 특정한 건강목표달성에 바람직하지 못한 질병과 후유증 치료를 위한 프로그램을 일상생활에 통합하고 조정하는 양상이다.

관련요인

- 장애 인지
- 사회적 지지부족
- 무력감
- 민감성 인지
- 유익성 인지
- 치료법/건강관리요원에 대한 불신
- 지식부족
- 가족의 건강관리양상
- 가족갈등
- 개인이나 가족에게 부과된 과다한 요구
- 경제적 어려움
- 의사결정 갈등
- 치료법의 복잡성
- 건강관리체계의 복잡성
- 질병의 심각성 인지
- 불충분한 행동적 단서의 수와 유형

결과: 혈당수준

주요중재	· 고혈당 관리	· 저혈당 관리	
제안된 중재	· 침상옆 임상검사 시행 · 모세혈관 혈액샘플 · 투약: 피내 · 투약: 구강	· 투약 관리 · 영양상담 · 교육: 질병 과정 · 교육: 처방된 식이	· 교육: 처방된 약물 · 교육: 절차/치료 · 교육: 정신운동성 기술

결과: 심질환 자가 관리

주요중재	· 심장질환예방을 위한 간호 · 교육: 질병 과정	· 교육: 처방된 약물 · 교육: 처방된 활동/운동	· 교육: 처방된 식이
제안된 중재	· 심장간호: 재활 · 상담 · 건강 교육	· 색전예방을 위한 간호 · 투약 관리	· 영양 관리 · 영양상담

결과: 순응 행위

주요중재	· 행동 수정 · 상호목표 설정	· 환자와의 계약	· 자가수정 보조
제안된 중재	· 사례 관리 · 인지 재구조화 · 대응능력 강화 · 상담 · 문화 중개 · 정서지지 · 가족지지	· 건강체계 안내 · 학습 촉진 · 학습준비도 향상 · 영양상담 · 위험 확인 · 자기책임 증진 · 지지체계 강화	· 교육: 질병 과정 · 교육: 절차/치료 · 교육: 정신운동성 기술 · 전화 상담 · 전화 추후 조사 · 가치 명료화

결과: 당뇨병 자기관리

주요중재	· 교육: 질병과정	· 교육: 처방된 식이	· 교육: 처방된 약물
제안된 중재	· 예측 지도 · 모세혈관 혈액샘플 · 대응능력 강화 · 고혈당 관리 · 저혈당 관리	· 투약: 피내 · 투약: 구강 · 투약 관리 · 영양상담	· 교육: 발간호 · 교육: 집단 · 교육: 개인 · 교육: 정신운동성 기술

결과: 지식: 식이

주요중재	· 교육: 처방된 식이		
제안된 중재	· 건강체계 안내 · 학습 촉진	· 영양상담	· 자기책임 촉진

결과: 지식: 치료요법

주요중재	· 교육: 절차/치료		
제안된 중재	· 적극적 경청 · 항암요법 관리 · 학습 촉진 · 투약 관리	· 영양관리 · 방사선치료 관리 · 교육: 질병과정 · 교육: 개인	· 교육: 처방된 활동/운동 · 교육: 처방된 식이 · 교육: 처방된 약물 · 교육: 정신운동성 기술

결과: 투약 반응

주요중재	· 교육: 개인	· 교육: 처방된 약물	
제안된 중재	· 호르몬 대체요법 · 학습준비도 촉진	· 약물 투여 · 투약 관리	· 교육: 질병과정

결과: 참여: 보건의료결정

주요중재	· 의사결정 지지	· 건강체계 안내	
제안된 중재	· 적극적 경청 · 자기주장 훈련 · 상담	· 문화 중개 · 퇴원계획 · 환자권리보호	· 자기책임 촉진 · 전화상담 · 가치명료화

결과: 자가간호: 경구 및 국소투약

주요중재	· 자가간호도움	· 교육: 처방된 약물	
제안된 중재	· 적극적 경청 · 투약: 귀 · 투약: 장내 · 투약: 눈	· 투약: 흡입 · 투약: 비강 · 투약: 구강 · 투약: 직장	· 투약: 피부 · 투약: 질 · 투약관리 · 교육: 질병과정

결과: 자가간호: 비경구투약

주요중재	· 교육: 처방된 약물	· 교육: 정신운동성 기술	
제안된 중재	· 학습 촉진 · 투약: 피내 · 투약: 근육	· 투약: 정맥 · 투약: 피하	· 환자 자가조절 진통제 투여 보조 · 교육: 질병과정

결과: 증상 조절

주요중재	· 자가수정보조	· 교육: 질병과정	
제안된 중재	· 적극적 경청 · 행동 수정 · 위기조정	· 영양상담 · 교육: 처방된 활동/운동	· 교육: 처방된 약물 · 자기책임 촉진

결과: 전신적 독소 제거: 투석

주요중재	· 혈액투석요법	· 혈액여과요법	· 복막투석요법
제안된 중재	· 산-염기 관리 · 산-염기 감시 · 전해질 관리 · 전해질 관리: 고칼슘혈증	· 전해질 관리: 고칼륨혈증 · 전해질 관리: 고마그네슘혈증 · 전해질 관리: 고나트륨혈증 · 전해질 관리: 고인산혈증	· 전해질 감시 · 수분/전해질 관리 · 활력징후 감시

결과: 치료행위: 질병 또는 손상			
주요중재	· 행동 수정	· 자기책임 증진	· 교육: 질병 과정
제안된 중재	· 인지 재구조화 · 대응능력 강화 · 상담 · 정서지지 · 학습 촉진 · 상호 목표 설정 · 환자와의 계약	· 자가 수정 보조 · 지지 집단 · 지지체계 강화 · 교육: 개인 · 교육: 처방된 활동/운동 · 교육: 처방된 식이	· 교육: 처방된 약물 · 교육: 절차/치료 · 교육: 정신운동성 기술 · 전화 상담 · 전화 추후 조사 · 가치명료화

간호진단 119 : 치료법 관리 향상 가능성
(Readiness for enhanced therapeutic regimen management)

정의: 질병과 그 후유증의 치료를 위한 치료적 요법의 조정과 일상생활로의 통합양상이 건강관련 목표의 달성과 강화에 충분한 상태.

결과: 순응 행위			
주요중재	· 상호목표 설정	· 자가수정 보조	
제안된 중재	· 건강체계 안내 · 영양 상담 · 교육: 처방된 활동/운동	· 학습 촉진 · 환자와의 계약 · 교육: 처방된 식이	· 학습 준비도 향상 · 교육: 개인 · 교육: 처방된 약물

결과: 지식: 치료 요법			
주요중재	· 교육: 개인		
제안된 중재	· 학습 촉진 · 교육: 처방된 식이 · 교육: 절차/치료	· 학습 준비도 향상 · 교육: 처방된 활동/운동	· 영양 상담 · 교육: 처방된 약물

결과: 참여: 보건의료 결정			
주요중재	· 의사결정 지지	· 건강체계 안내	
제안된 중재	· 예측 지도 · 상호목표 설정	· 자기주장 훈련 · 자기책임 증진	· 문화 중재

결과: 위험 통제			
주요중재	· 건강 교육	· 위험 확인	
제안된 중재	· 건강진단 검사 · 감시: 안전	· 감시	· 감독: 임신말기

결과: 치료 행위: 질병 또는 손상

주요중재	· 예측 지도	· 자가수정 보조	
제안된 중재	· 의사결정 지지 · 교육: 처방된 활동/운동 · 교육: 절차/치료	· 학습 준비도 향상 · 교육: 처방된 식이	· 교육: 질병 과정 · 교육: 처방된 약물

간호진단 120 : 비효율적 체온조절(Ineffective thermoregulation)

정의: 체온이 고체온과 저체온 사이를 오르내리는 상태.

관련요인

- 노화
- 외상
- 환경온도의 오르내림
- 미성숙
- 질병

결과: 체온조절

주요중재	· 체온 조절	· 체온 조절: 수술중	
제안된 중재	· 환경 관리 · 수액 감시 · 악성 고체온 예방책	· 고열 치료 · 열노출 치료 · 투약	· 수액 관리 · 저체온증 치료 · 활력징후 감시

결과: 체온조절: 신생아

주요중재	· 신생아 간호	· 체온 조절	
제안된 중재	· 환경 관리 · 투약	· 수액 관리 · 신생아 감시	· 수액 감시 · 활력징후 감시

간호진단 121 : 사고 과정 장애(Disturbed thought processess)

정의: 인지적 작용과 활동에 장애가 있는 상태이다.

결과: 인지력

주요중재	· 치매 관리	· 환경 관리: 안전	
제안된 중재	· 인지 재 구조화 · 투약 관리 · 회상 요법	· 도주 예방 · 기억력 훈련	· 환경 관리 · 환경 요법

결과: 지남력

주요중재	· 현실 인식		
제안된 중재	· 인지 자극 · 치매 관리 · 투약 관리	· 섬망 관리 · 도주 주의 · 감시	· 망상 관리 · 환각 관리

결과: 집중력

주요중재	· 불안 감소	· 행동관리: 활동과다/부주의	
제안된 중재	· 진통제 투여 · 환각 관리 · 환경 요법	· 뇌관류 증진 · 저혈당증 관리 · 약물사용 치료	· 섬망 관리 · 투약 관리 · 접촉

결과: 의사결정

주요중재	· 의사결정 지지		
제안된 중재	· 상담 · 지지체계 강화	· 정서 지지	· 환자권리 보호

결과: 왜곡된 사고에 대한 통제

주요중재	· 망상 관리	· 환각 관리	
제안된 중재	· 불안 감소 · 인지 재 구조화 · 환경관리: 안전 · 현실 인식	· 행동 관리 · 섬망 관리 · 투약 관리 · 감시: 안전	· 행동 수정 · 치매 관리 · 환경 요법 · 치료 집단

결과: 정체성

주요중재	· 인지 재 구조화	· 자기인식 강화	· 자존감 강화
제안된 중재	· 상담 · 투약 관리 ·	· 발달 증진: 청소년	· 발달 증진: 아동

결과: 정보 처리

주요중재	· 인지 자극		
제안된 중재	· 불안 감소 · 학습촉진 · 기억력 훈련	· 평정법 · 학습 준비도 향상 · 통증 관리	· 에너지 관리 · 투약 관리 · 수면 증진

결과: 기억력

주요중재	· 치매 관리	· 기억력 훈련	
제안된 중재	· 적극적 경청 · 도주 예방 · 환경 요법	· 인지 재 구조화 · 환경관리: 안전 · 회상 요법	· 인지 자극 · 학습 촉진

결과: 신경계 상태: 의식

주요중재	· 뇌 관류 증진	· 환경 관리: 안전	· 신경계 감시
제안된 중재	· 뇌부종 관리 · 치매 관리 · 뇌압 감시 · 감시	· 인지 자극 · 환경 관리 · 투약 · 활력징후 감시	· 섬망 관리 · 수액을 통한 인공 소생법 · 투약 관리

간호진단 122 : 조직 통합성 장애(Impaired tissue integrity)

정의: 점막, 각막, 외피 또는 피하조직이 손상된 상태.

관련요인

- 순환장애
- 기계적 요인(예: 압력, 깎기, 마찰)
- 신체적 기동성 장애
- 극도로 낮은 온도나 높은 온도
- 화학적 자극제
- 체액 과다
- 방사선
- 체액 부족
- 영양결핍 혹은 과다
- 지식부족

결과: 알러지 반응: 국소적

주요중재	· 피부간호: 국소치료	· 피부 감시	
제안된 중재	· 알러지 관리 · 투약 · 상처 간호	· 감염 보호 · 투약: 눈	· 라텍스 예방책 · 투약: 피부

결과: 장루 자가간호

주요중재	· 장루 간호	· 피부감시	
제안된 중재	· 수액 관리 · 교육: 개인	· 영양 관리 · 교육: 절차/치료	· 피부간호: 국소치료 · 교육: 정신운동성 기술

결과: 조직 통합성: 피부와 점막

주요중재	· 구강건강 유지	· 욕창 예방	· 상처 간호
제안된 중재	· 출혈 감소: 위장 · 순환장애 예방을 위한 간호 · 하지 관찰 · 투약: 직장 · 구강건강 회복 · 직장하수 관리	· 출혈 감소: 비강 · 눈 간호 · 투약: 귀 · 투약: 질 · 압박 관리 · 단순 마사지	· 출혈감소: 산후자궁 · 감염 보호 · 투약: 눈 · 영양 관리 · 방사선 치료 관리 · 피부 감시

결과: 상처 치유: 1차유합

주요중재	· 절개부위 간호	· 감염 보호	· 상처 간호
제안된 중재	· 절단환자 간호 · 감염통제: 수술실내 · 피부간호: 이식부위 · 상처간호: 폐쇄배액	· 순환장애 예방을 위한 간호 · 투약 · 부목대기	· 수액 관리 · 영양 관리 · 봉합

결과: 상처 치유: 2차유합

주요중재	· 상처 간호		
제안된 중재	· 혈액순환 간호: 동맥혈 불충분 · 감염통제 · 영양 관리 · TENS	· 순환장애 예방을 위한 간호 · 감염 보호 · 피부간호: 제공부위 · 상처부위 세척	· 수액 관리 · 투약 · 부목대기

간호진단 123 : 비효과적 조직 관류: 심폐
(Ineffective tissue perfusion: cardiopulmonary)

정의: 산소의 감소로 인해 모세혈관이 있는 조직에 영양 공급이 안 되는 상태이다.

관련요인

- 저혈량증
- 교환 장애
- 과소환기
- 혈액내 헤모글로빈 수치 감소
- 고혈량증
- 정맥혈류의 장애
- 폐포와 모세혈관 사이의 산소운반 장애
- 효소 중독
- 동맥혈류의 장애
- 자동적인 동맥 혹은 정맥혈류 감소
- 혈류와 환기의 부조화
- 헤모글로빈의 산소친화력 변화

결과: 심박효율

주요중재	· 심장간호: 급성 · 쇼크 관리: 심장	· 부정맥 관리	· 혈류통태 조절
제안된 중재	· 심장간호 · 순환장애 예방을 위한 간호 · 수액관리 · 검사결과의 해석	· 심장간호: 재활 · 응급간호 · 저혈량증 관리 · 활력징후 감시	· 심장질환 예방을 위한 간호 · 수분/전해질 관리 · 침습적 혈류동태 감시

결과: 순환상태

주요중재	· 심장간호: 급성	· 혈류통태 조절	
제안된 중재	· 혈액순환간호 : 기계적 보조기구 · 색전예방을 위한 간호 · 출혈 억제	· 쇼크 예방 · 말초신경의 색전간호 · 수액관리 · 저혈량증 관리	· 폐색전 간호 · 수액감시 · 투약

결과: 호흡상태: 가스교환			
주요중재	· 산 염기 감시	· 산소요법	· 호흡과 관련된 자료 감시
제안된 중재	· 산 염기관리: 호흡성 산증 · 폐 색전 간호 · 혈관절개술: 동맥혈 채취	· 산 염기관리: 호흡기 알칼리증 · 수분/전해질 관리	· 침상 옆 임상검사 시행 · 신경계관리

결과: 조직관류: 심장			
주요중재	· 심장간호: 급성	· 혈류동태 조절	· 쇼크 관리: 심장
제안된 중재	· 산 염기 관리 · 심장질환 예방을 위한 간호 · 응급간호 · 수액 감시 · 침습적 혈류동태 감시 · 통증 관리 · 재생산술 관리	· 산 염기 감시 · 순환장애 예방을 위한 간호 · 수분/전해질 관리 · 수액을 통한인공소생법 · 투약 · 호흡과 관련된 자료감시 · 활력징후 감시	· 심장 간호 · 부정맥 관리 · 수액 관리 · 저혈량증 관리 · 산소 요법 · 쇼크 관리

결과: 조직 관류: 폐			
주요중재	· 산 염기 관리: 호흡성 산증	· 산 염기 관리: 호흡성 알칼리증	· 폐색전 간호
제안된 중재	· 산 염기 감시 · 혈류동태 조절 · 침습적 혈류동태 감시 · 산소 요법	· 심장 간호: 급성 · 정맥주사 놓기 · 투약 · 호흡과 관련된 자료감시	· 수액 관리 · 정맥주사 요법 · 투약 관리 · 활력징후 감시

결과: 활력징후			
주요중재	· 혈류동태 조절	· 활력징후 감시	
제안된 중재	· 산 염기 관리 · 전해질 관리 · 정맥주사 요법 · 호흡과 관련된 자료감시 · 감시	· 심장 간호 · 수액 관리 · 투약 · 쇼크 관리 · 체온 조절	· 부정맥 관리 · 저혈량증 관리 · 약물 관리 · 쇼크 예방

간호진단 124 : 비효과적 조직 관류: 뇌
(Ineffective tissue perfusion: cerebral)

정의: 산소의 감소로 인해 모세혈관이 있는 조직에 영양 공급이 안 되는 상태이다.

관련요인

- 저혈량증
- 교환장애
- 과소환기
- 효소중독
- 고혈량증
- 정맥혈류의 장애
- 폐포와 모세혈관 사이의 산소운반장애
- 혈액내 헤모글로빈 수치 감소
- 동맥혈류의 장애
- 자동적인 동맥 혹은 정맥 혈류 감소
- 혈류와 환기의 부조화
- 헤모글로빈의 산소친화력 변화

결과: 순환 상태

주요중재	· 뇌관류 증진		
제안된 중재	· 출혈 예방 · 색전예방을 위한간호 · 저혈량증 관리 · 쇼크 예방	· 출혈 감소 · 수액 감시 · 임상결과의 해석	· 말초신경 색전 간호 · 혈류동태 조절 · 쇼크 관리

결과: 인지

주요중재	· 뇌관류 증진	· 신경계 감시	
제안된 중재	· 산 염기 관리 · 저혈량증 관리	· 수분/전해질 관리 · 뇌압 감시	· 수액 관리 · 산소 요법

결과: 신경계 상태

주요중재	· 뇌관류 증진	· 뇌압 감시	· 신경계 감시
제안된 중재	· 산 염기 관리 · 뇌부종 관리 · 전해질 감시 · 임상결과의 해석 · 산소 요법 · 호흡과 관련된 자료 감시 · 발작 주의 · 활력징후 감시	· 산 염기 감시 · 코드 관리 · 수액 관리 · 투약 · 말초신경 감각 관리 · 인공 소생술 · 지주막하 출혈 주의	· 침상 옆 임상검사시행 · 전해질 관리 · 침습적 혈류동태 감시 · 투약 관리 · 체위: 신경학적 · 발작 관리 · 감시

결과: 신경계 상태: 의식

주요중재	· 뇌관류 증진	· 신경계 감시	
제안된 중재	· 뇌부종 관리 · 저혈량증 관리 · 체위: 신경학적	· 수분/전해질 관리 · 뇌압 감시	· 수액 관리 · 산소 요법

결과: 조직 관류: 뇌

주요중재	· 뇌관류 증진	· 뇌압 감시	· 신경계 감시
제안된 중재	· 산 염기 관리 · 출혈 감소 · 수액 감시 · 저혈량증 관리 · 투약: 정맥 · 산소 요법 · 발작 주의 · 감시	· 산 염기 감시 · 뇌 부종 관리 · 수액을 통한 인공소생법 · 임상결과의 해석 · 투약: 뇌실 저장소 · 체위 · 쇼크 관리 · 활력징후 감시	· 침상 옆 임상검사시행 · 수액 관리 · 출혈 억제 · 투약 · 투약 관리 · 발작 관리 · 지주막하 출혈 감시

간호진단 125 : 비효과적 조직 관류: 위장관
(Ineffective tissue perfusion: gastrointestinal)

정의: 산소의 감소로 인해 모세혈관이 있는 조직에 영양 공급이 안 되는 상태이다.

관련요인

- 저혈량증
- 교환장애
- 과소환기
- 효소중독
- 고혈량증
- 정맥혈류의 장애
- 폐포와 모세혈관 사이의 산소운반장애
- 혈액내 헤모글로빈 수치 감소
- 동맥혈류의 장애
- 자동적인 동맥 혹은 정맥 혈류 감소
- 혈류와 환기의 부조화
- 헤모글로빈의 산소친화력 변화

결과: 순환 상태

주요중재	· 혈류동태 조절	· 저혈량증 관리	
제안된 중재	· 출혈 예방 · 수액을 통한 인공소생법 · 정맥주사 요법	· 출혈 감소: 위장 · 출혈 억제 · 쇼크 관리	· 수액 감시 · 정맥주사 놓기 · 활력징후 감시

결과: 전해질 및 산/염기 균형

주요중재	· 전해질 관리	· 수분/전해질 관리	
제안된 중재	· 산 염기 관리 · 수액 관리 · 정맥주사 요법	· 산 염기 감시 · 수액 감시 · 임상결과의 해석	· 전해질 감시 · 정맥주사 놓기 · 활력징후 감시

결과: 체액 균형

주요중재	· 수분/전해질 관리	· 수액 관리	
제안된 중재	· 침상 옆 임상검사시행 · 전해질 감시 · 저혈량증 관리 · 임상결과의 해석 · 영양 관리 · 활력징후 감시	· 설사 관리 · 수액 감시 · 정맥주사 놓기 · 투약 · 영양섭취 감시	· 전해질 관리 · 수액을 통한 인공소생법 · 정맥주사 요법 · 투약 관리 · 완전 영양주사 투여

결과: 수화

주요중재	· 수분/전해질 관리	· 저혈량증 관리	
제안된 중재	· 설사 관리 · 수액 관리 · 정맥주사 놓기 · 영양섭취 감시	· 전해질 관리 · 수액 감시 · 정맥주사 요법 · 활력징후 감시	· 전해질 감시 · 수액을 통한 인공소생법 · 영양 관리

결과: 조직관류: 복부 장기

주요중재	· 저혈량증 관리	· 정맥주사 요법	
제안된 중재	· 산 염기 관리 · 전해질 관리 · 수분/전해질 관리 · 위장관 튜브 삽입 · 투약 관리 · 산소 요법 · 위장관 간호	· 산 염기 감시 · 전해질 감시 · 수액 관리 · 임상결과의 해석 · 오심 관리 · 통증 관리 · 활력징후 감시	· 침상 옆 임상검사시행 · 가스생성 감소 · 수액 감시 · 투약: 장내 · 영양 관리 · 쇼크 관리

간호진단 126 : 비효과적 조직 관류: 말초
(Ineffective tissue perfusion: peripheral)

정의: 산소의 감소로 인해 모세혈관이 있는 조직에 영양 공급이 안 되는 상태이다.

관련요인

- 저혈량증
- 고혈량증
- 동맥혈류의 장애
- 교환장애
- 정맥혈류의 장애
- 자동적인 동맥 혹은 정맥 혈류 감소
- 과소환기
- 폐포와 모세혈관 사이의 산소운반장애
- 혈류와 환기의 부조화
- 효소중독
- 혈액내 헤모글로빈 수치 감소
- 헤모글로빈의 산소친화력 변화

결과: 순환 상태

주요중재	· 혈액순환 간호 : 동맥혈 불충분	· 혈액순환 간호 : 정맥혈 불충분	
제안된 중재	· 산 염기 관리 · 순환장애 예방을 위한 간호 · 수액 감시 · 말초신경감각 관리	· 산 염기 감시 · 수분/전해질 관리 · 혈류동태 조절 · 활력징후 감시	· 혈액순환간호 : 기계적 보조기구 · 수액 관리 · 저혈량증 관리

결과: 체액 과다 심각성

주요중재	· 수분/전해질 관리	· 수액 관리	· 과혈량증 관리
제안된 중재	· 산 염기 관리 · 수액 감시 · 투약 관리 · 피부 감시	· 산 염기 감시 · 하지 관찰 · 체위	· 혈액순환 간호: 정맥혈 불충분 · 투약 · 압박 관리

결과: 감각 기능: 피부

주요중재	· 신경계 감시	· 말초신경 감각 관리	
제안된 중재	· 혈액순환 간호 : 동맥혈 불충분 · 체위	· 혈액순환 간호 : 정맥혈 불충분 · 욕창 예방	· 피부자극법 · 피부 감시

결과: 조직 통합성: 피부와 점막

주요중재	· 혈액순환 간호 : 동맥혈 불충분	· 혈액순환 간호 : 정맥혈 불충분	· 피부 감시
제안된 중재	· 침상안정 간호 · 투약: 피부 · 압박 관리	· 순환장애 예방을 위한 간호 · 영양 관리 · 욕창 예방	· 발 간호 · 체위

결과: 조직관류: 말초

주요중재	· 혈액순환 간호 : 동맥혈 불충분	· 혈액순환 간호 : 정맥혈 불충분	· 말초신경 색전 간호
제안된 중재	· 침상 옆 임상검사 시행 · 색전예방을 위한 간호 · 저혈량증 관리 · 투약 관리 · 욕창 예방 · 쇼크 관리: 혈관	· 혈액순환간호: 기계적 보조기구 · 수분/전해질 관리 · 하지 관찰 · 함기성 지혈대 사용주의 · 쇼크 관리 · 쇼크 관리: 혈량	· 순환장애 예방을 위한 간호 · 수액 관리 · 투약 · 체위 · 쇼크 관리: 심장 · 피부 감시

간호진단 127 : 비효과적 조직 관류: 신장
(Ineffective tissue perfusion: renal)

정의: 산소의 감소로 인해 모세혈관이 있는 조직에 영양 공급이 안 되는 상태이다.

관련요인

- 저혈량증
- 교환장애
- 과소환기
- 효소중독
- 고혈량증
- 정맥혈류의 장애
- 폐포와 모세혈관 사이의 산소운반장애
- 혈액내 헤모글로빈 수치 감소
- 동맥혈류의 장애
- 자동적인 동맥 혹은 정맥 혈류 감소
- 혈류와 환기의 부조화
- 헤모글로빈의 산소친화력 변화

결과: 순환 상태

주요중재	· 저혈량증 관리		
제안된 중재	· 출혈 예방 · 출혈 억제 · 쇼크 관리: 혈관	· 출혈 감소 · 임상결과의 해석 · 쇼크 관리: 혈량	· 수액 감시 · 쇼크 관리 · 쇼크 예방

결과: 전해질 및 산/염기 관리

주요중재	· 전해질 관리	· 수분/전해질 관리	
제안된 중재	· 산 염기 관리 · 산 염기 감시 · 수액 관리 · 혈류통태 조절 · 임상결과의 해석	· 산 염기 관리: 대사성 산증 · 전해질 감시 · 수액 감시 · 혈액여과 요법 · 복막투석 요법	· 산 염기 관리: 대사성 알칼리증 · 응급 간호 · 혈액투석 요법 · 저혈량증 관리 · 활력징후 감시

결과: 체액 균형

주요중재	· 수분/전해질 관리 · 복막투석 요법	· 수액 관리	· 혈액투석 요법
제안된 중재	· 침상 옆 임상검사 시행 · 수액 감시 · 과혈량증 관리 · 정맥주사 요법 · 투약 관리	· 전해질 관리 · 수액을 통한 인공소생법 · 저혈량증 관리 · 임상결과의 해석 · 요배설 관리	· 전해질 감시 · 혈액여과 요법 · 정맥주사 놓기 · 투약 · 활력징후 감시

결과: 체액 과다 심각성

주요중재	· 수분/전해질 관리 · 복막투석 요법	· 혈액투석 요법	· 혈액여과 요법
제안된 중재	· 산 염기 관리 · 응급 간호 · 과혈량증 관리	· 산 염기 감시 · 수액 관리 · 활력징후 감시	· 투석 접근 유지 · 수액 감시

결과: 신장 기능

주요중재	· 산 염기 감시	· 전해질 관리	· 수분/전해질 관리
제안된 중재	· 산 염기 관리 · 전해질 관리: 고칼륨혈증 · 전해질 관리: 고인산혈증 · 임상결과의 해석	· 침상 옆 임상검사 시행 · 전해질 관리: 고마그네슘혈증 · 수액 관리	· 전해질 관리: 고칼슘혈증 · 전해질 관리: 고나트륨혈증 · 수액 감시

결과: 조직 관류: 복부 장기

주요중재	· 수분/전해질 관리	· 저혈량증 관리	
제안된 중재	· 산 염기 관리 · 전해질 감시 · 정맥주사 요법 · 쇼크 관리 · 활력징후 감시	· 산 염기 감시 · 수액을 통한 인공소생법 · 임상결과의 해석 · 수액 관리: 혈량	· 전해질 관리 · 정맥주사 놓기 · 투약 관리 · 쇼크 예방

간호진단 128 : 이동 능력 장애(Impaired transfer ability)

정의: 가까운 두 장소 사이를 독립적으로 이동하기 어려운 상태.

관련요인

- 인지 손상
- 지식부족
- 신경근육의 손상
- 균형감각 손상
- 시력 손상
- 불충분한 근육강도
- 환경적 제약(예: 침대의 높이, 부족한 공간, 휠체어유형, 치료기구, 억제대)
- 통증
- 몸 상태가 나빠짐
- 근골격계 손상(예: 경축)
- 비만

결과: 균형

주요중재	· 운동요법: 균형	· 낙상 예방	
제안된 중재	· 신체기능 증진 · 운동요법: 근육조절	· 체력 관리	· 운동요법: 관절운동

결과: 체위변경: 자기주도

주요중재	· 운동증진: 근력훈련	· 운동요법: 근육조절	
제안된 중재	· 신체기능 증진 · 운동요법: 보행 · 자가간호 보조: 이동	· 운동증진 · 운동요법: 균형 · 교육: 처방된 활동/운동	· 운동증진: 신장 · 운동요법: 관절운동

결과: 조화운동

주요중재	· 운동증진: 근력운동	· 운동요법: 균형	· 운동요법: 근육조절
제안된 중재	· 신체기능 증진 · 운동 증진: 신장	· 체력 관리 · 자가간호 보조: 이동	· 운동 증진

결과: 기동력

주요중재	· 운동요법: 보행 · 운동요법: 근육조절	· 운동요법: 균형	· 운동요법: 관절운동
제안된 중재	· 신체기능 증진 · 운동증진: 신장	· 체력 관리 · 낙상 예방	· 운동증진: 근력 훈련 · 체위: 휠체어

결과: 이동수행

주요중재	· 운동증진: 근력훈련	· 자가간호 보조: 이동	
제안된 중재	· 신체기능 증진 · 운동증진: 신장 · 운동요법: 근육 조절 · 체위: 휠체어	· 체력 관리 · 운동요법: 균형 · 낙상 예방 · 교육: 처방된 활동/운동	· 운동증진 · 운동요법: 관절운동 · 체위 · 교육: 정신운동성 기술

간호진단 129 : 편측성 마비(Unilateral neglect)

정의: 신체의 한쪽 부분에 대한 지각과 집중이 결여된 상태로서 감각과 운동반응, 신체와 주변 환경에 대한 공간적 주의력, 정신적 표현에 손상이 있는 상태. 좌측마비가 우측 마비보다 심각하며 지속적임.

관련요인

- 뇌혈관 문제로 인한 뇌 손상
- 우측 뇌졸중으로 인한 좌측 편마비
- 종양으로 인한 뇌 손상
- 외상으로 인한 뇌 손상
- 신경학적 질병으로 인한 뇌 손상
- 반맹

결과: 신체적 장애에 대한 적응

주요중재	· 예측지도	· 대응능력 강화	· 일측마비 관리
제안된 중재	· 절단환자 간호 · 안전에 대한 환경 관리	· 신체상 강화 · 자가간호 보조	· 정서지지 · 접촉

결과: 체위변경: 자기주도

주요중재	· 자가간호 보조	· 일측마비 관리	
제안된 중재	· 신체역학 수행 · 운동요법: 보행 · 운동요법: 근육조절	· 운동증진 · 운동요법: 균형 · 교육: 개인	· 운동증진: 신장 · 운동요법: 관절운동

결과: 자가 간호: 일상 생활 활동

주요중재	· 자가간호 보조		
제안된 중재	· 자가간호 보조: 목욕/위생 · 자가간호 보조: 소변	· 자가간호 보조: 의복/치장	· 자가간호 보조: 섭식

간호진단 130 : 배뇨 장애(Impaired urinary elimination)

정의: 소변을 배출하는데 장애가 있는 상태.

관련요인

- 해부학적 폐쇄
- 감각 운동 손상
- 다양한 요인
- 요로감염

결과: 배뇨 조절

주요중재	· 방광훈련	· 요배설 관리	
제안된 중재	· 수액 관리 · 투약 관리 · 페사리 관리 · 교육: 처방된 약물 · 간헐적 도뇨 · 요실금 간호: 야뇨증	· 수액 감시 · 투약 처방 · 촉발된 배뇨 · 교육: 절차/치료 · 소변 습관 훈련	· 투약 · 골반근육운동 · 자가간호 보조: 소변 · 도뇨법 · 요실금 간호

결과: 배뇨

주요중재	· 요배설 관리		
제안된 중재	· 수액 관리 · 투약 관리 · 교육: 처방된 약물 · 요실금 간호	· 수액 감시 · 투약 처방 · 도뇨법 · 요실금 간호: 야뇨증	· 투약 · 검사물 관리 · 간헐적 도뇨

간호진단 131 : 요배설 향상 가능성 (Readiness for enhanced urinary elimination)

정의: 배뇨요구를 충족시키기에 충분하고 향상될 수 있는 비뇨기계 기능.

결과: 배뇨

주요중재	· 요배설 관리		
제안된 중재	· 환경관리 · 투약관리 · 체중관리	· 수액관리 · 골반근육운동	· 감염보호 · 자가간호 보조: 소변

간호진단 132 : 기능적 요실금(Functional urinary incontinence)

정의: 평소에 소변을 참을 수 있는 사람이 화장실에 도착할 때까지 소변을 참지 못하고 배출하는 상태.

관련요인

- 환경적 요인의 변화
- 심리적 요인
- 신경근육의 한계
- 시력 손상
- 인지 손상
- 약화된 지지 골반 구조

결과: 자가간호: 배뇨/배변

주요중재	· 자가간호 보조: 소변		
제안된 중재	· 환경 관리	· 촉발된 배뇨	· 소변 습관 훈련

결과: 배뇨 조절

주요중재	· 촉발된 배뇨	· 소변습관 훈련	
제안된 중재	· 환경관리 · 자가간호 보조: 소변	· 수액관리 · 요배설 관리	· 골반근육 운동 · 요실금 간호

결과: 배뇨

주요중재	· 요배설 관리		
제안된 중재	· 촉발된 배뇨	· 자가간호 보조: 소변	· 소변습관 훈련

간호진단 133 : 신경인성 요실금(Reflex urinary incontinence)

정의: 일정량의 소변이 방광에 차게 될 때 다소 예측할 수 있는 간격으로 소변이 불수의적으로 배출되는 상태.

관련요인

- 조직손상(예: 방사선 방광, 염증성 방광 상태, 또는 골반 근치수술로 인한)
- 뇌교의 배뇨중추 윗 부분의 신경학적 손상
- 천골의 배뇨중추 윗 부분의 신경학적 손상

결과: 신경계 상태: 자율신경

주요중재	· 방광훈련	· 간헐적 도뇨	
제안된 중재	· 반사장애 관리 · 요배설 관리	· 수액관리 · 요정체 간호	· 교육: 절차/치료

결과: 조직 통합성: 피부와 점막

주요중재	· 회음부 간호	· 요실금 간호
제안된 중재	· 목욕	· 자가간호 보조: 소변

결과: 배뇨 조절

주요중재	· 방광훈련	· 간헐적 도뇨	
제안된 중재	· 골반근육운동 · 요배설 관리 · 요정체 간호	· 요관 간호 · 소변 습관 훈련	· 도뇨법 · 요실금 간호

결과: 배뇨

주요중재	· 요배설 관리		
제안된 중재	· 골반근육 운동 · 간헐적 도뇨	· 자가간호 보조: 소변	· 방광훈련

간호진단 134 : 긴장성 요실금(Stress urinary incontinence)

정의: 복압 상승을 유발하는 활동 시 소변이 갑작스럽게 배출되는 상태.

관련요인

- 골반근육의 퇴행성 변화
- 골반근육의 약화
- 요도 괄약근의 내적 결함
- 높은 복강 내 압력

결과: 배뇨 조절

주요중재	· 골반근육 운동	· 요실금 간호	
제안된 중재	· 생체자기기어 · 교육: 개인 · 체중 관리	· 투약 관리 · 요배설 관리	· 페사리 관리 · 소변습관 훈련

결과: 배뇨

주요중재	· 요배설 관리		
제안된 중재	· 투약 · 교육: 처방된 약물	· 골반근육 운동 · 소변 습관 훈련	· 교육: 개인 · 요실금 간호

간호진단 135 : 전 요실금(Total urinary incontinence)

정의: 계속적이고 예기치 않게 소변이 배출되는 상태이다.

관련요인

- 방광 충만을 지시하는 반사의 전달을 방해하는 신경병증
- 외과적 수술로 인한 배뇨근 반사의 불완전한 수축
- 척추신경에 영향을 미치는 외상 또는 질병
- 예측할 수 없는 시간에 배뇨의 유발을 일으키는 신경계 기능장애
- 해부학적(누공)

결과: 조직 통합성: 피부와 점막

주요중재	· 피부 감시	· 요실금 간호	
제안된 중재	· 목욕	· 회음부 간호	· 피부 간호: 국소 치료

결과: 배뇨 조절

주요중재	· 요실금 간호		
제안된 중재	· 환경 관리 · 도뇨법	· 자가간호 보조: 소변	· 요관 간호

결과: 배뇨

주요중재	· 요배설 관리		
제안된 중재	· 자가간호 보조: 소변	· 도뇨법	· 요실금 간호

간호진단 136 : 긴급성 요실금(Urge urinary incontinence)

정의: 소변을 보고 싶은 강한 충동을 느낀 직후에 곧 불수의적으로 소변배출이 일어나는 상태.

관련요인

- 알코올 섭취
- 방광의 수축력이 손상되어 배뇨근이 과잉활동을 함
- 이뇨제의 사용
- 감소된 방광용적
- 위축성 질염
- 대변 정체
- 위축성 요도염
- 방광감염
- 카페인 섭취

결과: 자가간호: 배뇨/배변

주요중재	· 자가간호 보조: 소변		
제안된 중재	· 환경 관리	· 수액 관리	· 요배설 관리

결과: 배뇨 조절

주요중재	· 소변습관 훈련	· 요실금 간호	
제안된 중재	· 환경 관리 · 투약 관리	· 수액 관리 · 요배설 관리	· 수액 감시

결과: 배뇨

주요중재	· 요배설 관리	· 소변습관 훈련	
제안된 중재	· 투약	· 자가간호 보조: 소변	· 요실금 간호

간호진단 137 : 요정체(Urinary retention)

정의: 방광이 완전하게 비워지지 않는 상태.

관련요인

- 막힘
- 강력한 괄약근
- 반사궁 억제
- 요로의 압력이 높음

결과: 배뇨 조절

주요중재	· 도뇨법	· 요정체 간호	
제안된 중재	· 방광세척 · 투약 · 간헐적 도뇨	· 수액 관리 · 투약 관리 · 요배설 관리	· 수액 감시 · 요관 간호 · 요실금 간호

결과: 배뇨

주요중재	· 요배설 관리	· 요정체 간호	
제안된 중재	· 수액 관리 · 투약 관리	· 수액 감시 · 검사물 관리	· 투약 · 간헐적 도뇨

간호진단 138 : 호흡 기능 부전(Impaired spontaneous ventilation)

정의: 비축된 에너지의 감소로 생명을 유지할 충분한 호흡을 지속하지 못하는 무력한 상태.

관련요인

- 대사성 요소
- 호흡근 피로

결과: 알러지 반응: 전신의

주요중재	· 기도 관리 · 투약: 정맥	· 응급 간호	· 투약: 근육
제안된 중재	· 기도 흡인 · 수액 관리 · 산소 요법	· 알러지 관리 · 정맥주사 놓기	· 불안 감소 · 정맥주사 요법

결과: 인공 호흡기 반응: 성인

주요중재	· 흡인 예방	· 기계적 환기	· 산소 요법
제안된 중재	· 기도 관리 · 평정법 · 환경 관리: 안전 · 호흡과 관련된 자료 감시	· 기도 흡인 · 정서 지지 · 감염 보호 · 피부 감시	· 불안 감소 · 환경 관리: 안위도모 · 구강건강 유지 · 활력징후 감시

결과: 호흡상태: 가스교환

주요중재	· 산소요법	· 호흡과 관련된 자료감시	· 환기 보조
제안된 중재	· 산 염기 관리 · 산 염기 감시 · 기도 흡인 · 체력 관리	· 산 염기 관리: 호흡성 산증 · 인공기도 삽입 · 불안 감소 · 체위	· 산 염기 관리 : 호흡성 알칼리증 · 기도 관리 · 물리적 흉곽요법

결과: 호흡상태: 환기

주요중재	· 기도 관리 · 환기 보조	· 인공기도 관리	· 호흡과 관련된 자료 감시
제안된 중재	· 산 염기 감시 · 불안 감소 · 물리적 흉곽요법 · 수액 관리 · 수액을 통한 인공소생법 : 신생아	· 인공기도 삽입 · 흡인 예방 · 정서 지지 · 산소요법 · 활력징후 감시	· 기도 흡인 · 평정법 · 체력 관리 · 체위

결과: 활력징후

주요중재	· 호흡과 관련된 자료감시	· 활력징후 감시	
제안된 중재	· 산 염기 관리 · 환경 관리 · 정맥주사 놓기 · 투약 관리	· 기도 관리 · 수분/전해질 관리 · 정맥주사 요법 · 환기 보조	· 불안 감소 · 수액 관리 · 투약

간호진단 139 : 호흡기 제거에 대한 부적응
(Dysfunctional ventilatory weaning response)

정의: 인공호흡기의 보조수준을 낮출 경우 개인이 적응하지 못하여 호흡기를 제거하는 과정이 방해받고 지연되는 상태.

관련요인

생리적
- 부적절한 영양
- 조절할 수 없는 통증
- 수면장애
- 불충분한 기도개방

심리적
- 불안
- 호흡기를 제거하는 과정에 대한 지식 부족
- 무력감
- 간호사에 대한 신뢰부족
- 두려움
- 절망감
- 동기저하
- 호흡기 제거에 대하여 비효능감을 느낌

상황적
- 부적절한 환경(예: 시끄럽고 바쁜 환경, 병실 내의 부정적 사건, 낮은 간호사 환자 비율, 친숙하지 않은 간호사)
- 4일 이상 호흡기에 의존했던 과거력
- 호흡기 보조수준을 낮춘데 따른 부적절한 대응
- 불충분한 사회적 지지
- 호흡기 제거에 실패했던 여러 번의 경험
- 통제되지 않은 에너지 요구

결과: 불안 상태

주요중재	· 불안 감소	· 예비적 감각정보	
제안된 중재	· 평정법 · 투약 · 안전감 강화	· 대응능력 강화 · 음악요법 · 단순 심상요법	· 주의산만 · 함께 있기 · 단순 이완요법

결과: 인공 호흡기 제거반응: 성인

주요중재	· 기계적 환기	· 기계적 환기장치 제거	· 환기 보조
제안된 중재	· 산 염기 관리 · 인공기도 관리 · 주의산만 · 예비적 감각 정보	· 기도 관리 · 흡인 예방 · 환경 관리: 안위도모	· 불안 감소 · 평정법 · 안전에 대한 환경관리

결과: 호흡상태: 가스교환

주요중재	· 호흡과 관련된 자료감시	· 환기 보조	
제안된 중재	· 산 염기관리: 호흡성 산증 · 기도 관리 · 산소요법	· 산 염기관리: 호흡성 알칼리증 · 불안 감소 · 체위	· 산 염기 감시 · 인공기도 관리 · 흡인 예방

결과: 호흡상태: 환기

주요중재	· 기계적 환기	· 기계적 환기장치 제거	· 호흡과 관련된 자료감시
제안된 중재	· 인공기도 삽입 · 인공기도 관리 · 안전에 대한 환경관리	· 기도 관리 · 흡인 예방 · 체위	· 기도 흡인 · 체력 관리 · 환기 보조

결과: 활력징후

주요중재	· 호흡과 관련된 자료감시	· 활력징후 감시	
제안된 중재	· 기도 관리 · 투약	· 불안 감소 · 투약 관리	· 환경 관리 · 환기 보조

간호진단 140 : 보행 장애(Impaired walking)

정의: 걸어서 독립적인 이동을 잘 못하는 상태.

관련요인

- 인지 손상
- 불충분한 근육강도
- 환경적 제약(예: 계단, 오르막길, 평탄하지 않은 표면, 위험한 장애물, 먼 거리, 보조기구나 도와주는 사람이 부족함, 억제대)
- 시력 손상
- 우울한 기분
- 근 골격계 손상(예: 경축)
- 비만
- 통증
- 몸 상태가 나빠짐
- 지식 부족
- 신경근육의 손상
- 낙상을 두려워함
- 균형감각 손상

결과: 이동

주요중재	· 운동요법: 보행		
제안된 중재	· 신체적 기능증진 · 운동증진: 근력 훈련 · 운동요법: 관절운동 · 수송	· 체력 관리 · 운동증진: 신장 · 운동요법: 근육조절	· 운동증진 · 운동요법: 균형 · 교육: 처방된 활동/운동

결과: 균형

주요중재	· 운동요법: 보행	· 운동요법: 균형	
제안된 중재	· 안전에 대한 환경 관리 · 운동증진: 근력훈련	· 낙상 예방 · 운동요법: 근육조절	· 교육: 처방된 활동/운동

결과: 조정 운동

주요중재	· 운동요법: 근육조절		
제안된 중재	· 신체적 기능증진 · 운동요법: 균형	· 운동증진: 근력 훈련	· 운동요법: 보행

결과: 내구력

주요중재	· 체력 관리		
제안된 중재	· 운동증진 · 교육: 처방된 활동/운동	· 영양관리	· 수면 증진

결과: 관절운동: 발목, 엉덩이, 무릎

주요중재	· 운동요법: 관절운동		
제안된 중재	· 운동증진 · 운동요법: 보행	· 운동증진: 근력훈련	· 운동증진: 신장

결과: 기동력

주요중재	· 운동요법: 보행		
제안된 중재	· 신체적 기능증진 · 운동요법: 균형	· 체력관리 · 운동요법: 관절운동	· 운동증진: 근력훈련 · 운동요법: 근육조절

간호진단 141 : 배회(Wandering)

정의: 빈번히 울타리나 경계선 또는 장애물을 넘어선 위험스러운 곳에 자신을 노출시키면서 아무 목적 없이 반복적으로 돌아다니는 상태.

관련요인

- 인지적 손상 (예: 기억과 회상 결손, 지남력 상실, 시공간 인지능력 부족, 언어적 결함)
- 대뇌 피질 위축
- 감정적 상태 (예: 좌절감, 불안, 지루함, 우울, 초조)
- 환경의 과다 자극
- 생리적 상태나 욕구(예: 배고픔, 갈증, 동통, 배뇨, 변비)
- 발병전 행동(예: 사교적인 성격, 발병전 치매)
- 진정
- 친숙한 사람이나 장소로부터 분리됨
- 하루 중 시간

결과: 불안 수준

주요중재	· 불안감소	· 치매관리	
제안된 중재	· 행동관리: 활동과다/부주의 · 평정법	· 도주주의 · 투약관리	· 통증관리

결과: 낙상 예방 행위

주요중재	· 치매관리	· 낙상방지	
제안된 중재	· 제한구역설정 · 도주주의	· 안전에 대한 환경 관리	· 감시: 안전

결과: 안전한 가정환경

주요중재	· 도주주의	· 안전에 대한 환경 관리	· 감시: 안전
제안된 중재	· 낙상방지	· 제한설정	· 투약관리

간호진단 142 : 활동 지속성 장애 위험성(Risk for Activity Intolerance)

정의: 일상활동을 수행하거나 지속하는 데에 필요한 생리적, 심리적 에너지가 불충분할 위험이 있는 상태.

위험요인

- 저하된 건강상태
- 활동지속성 장애의 과거력
- 활동 무경험
- 순환기계 문제의 존재
- 호흡기계 문제의 존재

결과: 활동내구성

주요중재	· 체력관리	· 운동증진	· 운동증진: 근력훈련
제안된 중재	· 활동요법 · 운동요법: 보행 · 운동요법: 관절 운동 · 운동요법: 근육 조절	· 영양관리 · 통증관리 · 안전감 강화	· 수면증진 · 금연행위 · 활력징후 감시

결과: 내구력

주요중재	· 체력관리	· 운동증진 :근력훈련	
제안된 중재	· 활동요법 · 정서지지 · 운동증진 · 운동증진: 신장 · 건강진단검사	· 영양관리 · 산소요법 · 통증관리 · 위험확인 · 수면증진	· 금연지지 · 교육: 처방된 활동/운동 · 교육: 처방된 식이 · 활력징후 감시

결과: 에너지 보존

주요중재	· 체력관리		
제안된 중재	· 신체기능증진 · 환경관리 · 안전에 대한 환경관리	· 운동증진 · 영양관리 · 통증관리	· 자가간호보조 : 수단적 일상활동 · 수면증진 · 교육: 처방된 활동/운동

간호진단 143 : 흡인 위험성(Risk for aspiration)

정의: 구인두의 분비물, 고형물체 또는 액체물질과 위장관 분비물이 기관지 내로 들어갈 위험이 있는 상태.

위험요인

- 위장관 운동의 감소
- 위가 비워지는 시간의 지연
- 기침
- 구역질 반사 저하
- 안면수술
- 안면외상
- 위장관 튜브
- 하부식도 괄약근 기능 장애
- 잔여 위 내용물 증가
- 위장내압 증가
- 연하장애
- 투약
- 목수술
- 목외상
- 구강수술
- 구강외상
- 기관내 삽관
- 기관절개관 사용
- 의식수준 저하
- 상체를 올리지 못한 상태
- 위관영양
- 철사로 고정한 턱

결과: 흡인예방

주요중재	· 흡인 예방간호	· 연하요법	· 구토관리
제안된 중재	· 기도흡인 · 양수 내 주입 · 인공기도관리 · 위장관튜브삽입	· 체위 · 마취 후 간호 · 호흡과 관련된 자료 감시 · 소생술: 신생아	· 감시 · 진정제투여관리 · 교육: 영아 안전 · 교육: 유아 안전

결과: 호흡상태: 환기

주요중재	· 기도관리	· 흡인 예방간호	· 호흡과 관련된 자료 감시
제안된 중재	· 기도흡인	· 기계적 환기	· 체위

결과: 연하상태

주요중재	· 흡인 예방간호	· 연하요법	
제안된 중재	· 위장관튜브삽입 · 음식물투여	· 구강건강유지 · 체위	· 자기간호보조: 섭식 · 감시

간호진단 144 : 자율적 반사장애 위험성(Risk for autonomic dysreflexia)

정의: 제 6 흉추나 그 이상부위(제 7 흉추와 제 8 흉추의 손상)의 척추손상을 받은 사람에게 나타나는 척추 쇽과 같이 교감신경계가 억제할 수 없고, 생명을 위협하는 반응의 위험성을 말한다.

위험요인

심폐 자극
- 심부 정맥 혈전증
- 폐색전증
- 위궤양
- 위장계 질환
- 치질
- 좌약

위장관계 자극
- 장 팽만
- 변비
- 대변 배출 곤란
- 손가락 자극
- 관장
- 식도역류
- 분변매복
- 담석

근골격계-피부계 자극
- 피부자극(예: 욕창, 살 속으로 파고드는 발톱, 드레싱, 화상, 발진)
- 골절
- 이소성 뼈
- 뼈 돌출부위 압박
- 생식기관 압박
- 경련
- 일광화상
- 상처

신경계 자극
- 손상수준 아래에 따끔거리는 자극
- 손상수준 아래에 고통스러운 자극

조절계 자극
- 극한적인 환경 온도
- 기온 변화

생식기계 자극
- 사정
- 산통과 분만
- 월경
- 난소 낭종
- 임신
- 성교

상황 자극
- 꽉 조이는 의복(예: 띠, 스타킹, 신발)
- 약물반응(예: 울혈완화제, 교감신경계 약물, 혈관수축제)
- 마약/아편 금단
- 체위
- 외과적 처치

비뇨기계 자극
- 방광 팽만
- 방광 경련
- 결석
- 인공배뇨
- 방광염
- 배뇨 괄약근 장애
- 부고환염
- 기구
- 수술
- 요도염
- 요로감염

결과: 신경계 상태: 자율신경

주요중재	· 반사장애관리	· 신경계관리	· 활력징후 감시
제안된 중재	· 배변관리 · 응급간호 · 고열치료 · 수액관리 · 수액감시	· 감염통제 · 투약 · 투약관리 · 체위	· 쇽 관리 · 피부감시 · 체온조절 · 요정체간호

결과: 증상 심각성

주요중재	· 반사장애관리		
제안된 중재	· 불안감소 · 투약 · 통증관리	· 말초신경감각관리 · 체위	· 압박관리 · 체온조절

결과: 활력징후

주요중재	· 반사장애관리	· 활력징후 감시	
제안된 중재	· 반사장애관리 · 응급간호 · 환경관리 · 고열치료 · 수액관리	· 열 노출 치료 · 혈류동태치료 · 투약 · 투약관리	· 통증관리 · 쇽관리 · 쇽 예방 · 체온조절

간호진단 145 : 체온조절 불균형 위험성
(Risk for imbalanced body temperature)

정의: 정상 범위 내로 체온을 유지하지 못할 위험에 있는 상태.

위험요인

- 대사율 변화
- 탈수
- 너무 춥거나 더운 환경에 노출
- 너무 어리거나 고령인 경우
- 너무 저체중이거나 과체중
- 체온조절에 영향을 미치는 질병
- 환경온도에 부적절한 의복
- 혈관수축을 일으키는 약물
- 혈관확장을 일으키는 약물
- 진정상태
- 체온조절에 영향을 미치는 외상
- 격렬한 활동

결과: 체온조절

주요중재	· 체온조절	· 수술 중 체온조절	· 활력징후 감시
제안된 중재	· 뇌부종 관리 · 환경관리 · 고열치료	· 수액관리 · 수액감시 · 열 노출 치료	· 악성 고체온 예방책 · 투약 · 마취 후 간호

결과: 체온조절: 신생아

주요중재	· 신생아 간호	· 체온조절	· 활력징후 감시
제안된 중재	· 환경관리	· 수액관리	· 신생아 감시

간호진단 146 : 간호제공자 역할 부담감 위험성
(Risk for caregiver role strain)

정의: 간호제공자가 간호제공자 역할을 수행시 어려움을 느낄 수 있는 취약한 상태.

위험요인

- 중독
- 간호업무량
- 간호대상자의 괴이한 행동
- 간호대상자의 일탈 행동
- 다른 역할도 감당해야 함
- 간호제공자의 건강 손상
- 간호제공자가 여성임
- 간호제공자가 배우자임
- 간호제공자가 고립됨
- 간호제공자가 보호자 역할을 위한 발달상의 준비가 안 됨
- 상호의존성
- 간호대상자의 인지손상
- 돌봄 과제의 복잡성
- 선천적 결손
- 간호대상자의 발달상의 지연 또는 퇴행
- 간호제공자의 발달상의 지연 또는 퇴행
- 심각한 가정간호 욕구를 지닌 가족원의 퇴원
- 필요한 돌봄의 기간
- 돌봄 요구가 생기기 전의 가족 기능 장애
- 가족의 고립
- 간호대상자가 가진 질병의 심각성
- 간호를 제공하는데 부적절한 물리적 환경(예: 주택, 교통수단, 지역사회 서비스, 시설 등)
- 간호에 대한 경험부족
- 간호 대상자의 건강상태가 불안정함
- 간호제공자의 여가활동 부족
- 간호제공자의 휴식 부족
- 간호제공자의 힘겨운 대처양상
- 힘겨운 가족의 적응
- 간호제공자와 간호대상자의 관계가 과거에 좋지 않았음
- 조산
- 학대
- 가족에게 정상적으로 영향을 주는 상황적 스트레스원이 있음(예: 심각한 상실, 재난이나 위기, 경제적 취약성, 인생의 주요 사건)
- 폭력
- 간호제공자의 심리적 문제
- 간호대상자의 심리적 문제
- 간호대상자의 지체
- 간호제공자의 지체
- 예측할 수 없는 질병의 경로

결과: 돌봄제공자의 정서적 건강

주요중재	· 간호제공자의 지원	· 정서지지	· 휴식간호
제안된 중재	· 적극적 경청 · 분노감조절보조 · 예측지도 · 대응능력강화	· 의사결정지지 · 가족참여증진 · 애도작업증진 · 죄책감 극복증진	· 희망주입 · 사회화 증진 · 영적지지

결과: 돌봄제공자의 가정간호 준비

주요중재	· 간호제공자의 지원	· 가족참여증진	· 부모화강화
제안된 중재	· 예측지도 · 불안감소 · 대응능력강화 · 의사결정지지 · 퇴원계획 · 정서지지 · 환경관리: 가정 준비	· 가족동원 · 가족과정유지 · 가족지지 · 건강체계안내 · 가정환경관리보조 · 정상화 증진	· 부모교육: 청소년 · 부모교육: 아동양육가정 · 부모교육: 영아 · 의뢰 · 휴식간호 · 지지체계강화

결과: 돌봄제공자의 신체적 건강

주요중재	· 체력관리	· 건강진단검사	· 휴식간호
제안된 중재	· 대응능력강화 · 가족동원 · 감염보호	· 영양관리 · 위험확인	· 수면증진 · 체중관리

결과: 돌봄제공자의 스트레스원

주요중재	· 간호제공자의 지원	· 대응능력강화	
제안된 중재	· 의사결정지지 · 정서지지 · 가족참여증진 · 가족동원 · 가족지지	· 가정환경관리보조 · 투약촉진 (medication facilitation) · 정상화 증진 · 오락요법	· 휴식간호 · 단순이완요법 · 지지집단 · 지지체계강

결과: 양육수행

주요중재	· 부모교육: 아동 양육가족	· 부모교육: 영아	· 부모화 강화
제안된 중재	· 학대예방지원: 아동 · 예측지도 · 대응능력강화 · 상담 · 가족통합성 증진	· 가족동원 · 가족과정유지 · 가족지지 · 부모교육: 청소년	· 휴식간호 · 위험확인 · 역할강화 · 지지체계강화

간호진단 147 : 변비 위험성(Risk for constipation)

정의: 대변 배출이 어렵고 불완전하거나, 심하게 단단하고 건조한 대변의 배출 때문에 정상적인 배변 횟수가 감소되는 위험에 있는 상태.

위험요인

기능적
- 습관적으로 배변욕구를 부정함
- 습관적으로 배변욕구를 무시함
- 최근의 환경적 변화
- 부적절한 배변 환경(예: 적절한 시기, 대변 자세, 프라이버시)
- 불규칙한 배변 습관
- 불충분한 신체적 활동
- 약한 복부근육

심리적
- 우울
- 감정적 스트레스
- 정신적 혼동

생리적
- 평상시 식사유형이 변함
- 평상시 먹는 음식이 변함
- 위장관의 운동 감소
- 탈수
- 부적절한 치아상태
- 부적절한 구강위생
- 불충분한 섬유소 섭취
- 불충분한 수분섭취
- 부적절한 식습관

약물
- 알루미늄이 함유된 제산제
- 항콜린성제제
- 항경련제
- 항우울제
- 지방분해약물
- 창연(Bismuth)염
- 칼슘제
- 칼슘길항제
- 이뇨제
- 철분염
- 하제 과용
- 비스테로이드성 항염증제
- 아편제
- 페노티아진계 약물
- 진정제
- 교감신경흥분제

기계적
- 전해질 불균형
- 치질
- 선천성 거대결장증(Hirschsprung's 병)
- 신경학적 손상
- 비만
- 수술 후 폐색
- 임신
- 전립선 비대
- 직장 농양
- 직장항문 치열
- 직장항문의 협착
- 직장탈출
- 직장궤양
- 직장류
- 종양

결과: 배변

주요중재	· 변비/매복		
제안된 중재	· 배변관리 · 배변훈련 · 단계적 식이요법 · 운동증진	· 수액관리 · 수액감시 · 투약관리	· 투약처방 · 영양관리 · 영양섭취감시

결과: 자가간호 배변

주요중재	· 자가간호보조: 배변		
제안된 중재	· 변비/매복 · 배변관리	· 배변훈련 · 운동요법: 보행	· 운동요법: 관절운동

간호진단 148 : 발달지연 위험성(Risk for delayed development)

정의: 인지적, 언어적 그리고 둔하거나 섬세한 운동기술영역에서 혹은 사회적이거나 자기조절행위 영역들 중 하나 혹은 그 이상에서 25%이상 지연될 위험이 있는 상태.

위험요인

출생전
- 내분비계 장애
- 유전적 장애
- 문맹
- 영양불량
- 감염
- 산전관리 부족
- 늦은 산전관리
- 15세 미만의 산모
- 35세 이상의 산모
- 부적절한 산전간호
- 빈곤
- 물질남용
- 계획하지 않은 임신
- 원치 않은 임신

개인적
- 입양된 아동
- 행동장애
- 뇌손상 (예: 산후 출혈, 학대, 사고)
- 화학요법
- 만성적인 질병
- 선천적 장애
- 발육 실패
- 수양아동
- 빈번한 중이염
- 유전적 장애
- 청각손상
- 부적절한 영양
- 납중독
- 자연재해
- 약물검사에서 양성
- 조산
- 방사선 치료
- 발작
- 물질남용
- 과학기술 의존
- 시력손상

환경적
- 빈곤
- 폭력

간호제공자
- 학대
- 학습장애
- 정신적 질병
- 중증 학습 장애

결과: 아동발달: 1개월

주요중재	· 애착증진	· 신생아 간호	
제안된 중재	· 예측지도 · 인공영양 · 모유수유보조 · 환경관리: 애착 형성과정	· 가족통합성증진: 출산가족 · 유전상담 · 수유상담	· 단순 빨기 · 교육: 영아안전 · 교육: 영아자극

결과: 아동발달: 2개월

주요중재	· 영아간호	· 부모교육: 영아	· 교육: 영아안전
제안된 중재	· 예측지도 · 인공영양	· 모유수유보조 · 환경관리: 애착 형성과정	· 가족통합성증진: 출산가족 · 면역/예방주사관리

결과: 아동발달: 4개월

주요중재	· 영아간호	· 부모교육: 영아	
제안된 중재	· 예측지도 · 인공영양 · 가족참여증진	· 가족과정유지 · 건강진단검사 · 부모교육: 아동양육교육	· 교육: 영아영양 · 교육: 영아자극

결과: 아동발달: 6개월

주요중재	· 영아간호	· 교육: 영아영양	
제안된 중재	· 예측지도 · 인공영양 · 가족통합성증진: 출산가족	· 가족참여증진 · 가족과정유지 · 건강진단검사	· 영양관리 · 감시: 안전

결과: 아동발달: 12개월

주요중재	· 영아간호	· 부모교육: 영아	
제안된 중재	· 예측지도 · 발달증진: 아동 · 안전에 대한 환경관리 · 가족통합성증진: 출산가족	· 건강진단검사 · 면역/예방주사관리 · 영양관리 · 영양섭취감시	· 안전감 강화 · 사회화증진 · 감시: 안전 · 교육: 배변훈련

결과: 아동발달: 2세

주요중재	· 발달증진: 아동	· 안전에 대한 환경관리	· 위험확인
제안된 중재	· 예측지도 · 배변훈련 · 간호제공자지원 · 가족통합성증진 · 가족참여증진	· 건강진단검사 · 영양관리 · 부모화 강화 · 안전감 강화 · 수면증진	· 사회화감시: 안전 · 교육: 유아영양 · 교육: 유아안전 · 교육: 배변훈련

결과: 아동발달: 3세

주요중재	· 발달증진: 아동 · 위험확인	· 안전에 대한 환경관리	· 건강진단검사
제안된 중재	· 예측지도 · 행동관리 · 배변관리 · 배변훈련	· 가족통합성증진 · 가족참여증진 · 영양관리 · 부모화 강화	· 안전감 강화 · 사회화증진 · 소변습관훈련

결과: 아동발달: 4세

주요중재	· 발달증진: 아동	· 건강진단검사	· 위험확인
제안된 중재	· 예측지도 · 행동관리 · 안전에 대한 환경관리 · 가족통합성증진	· 가족참여증진 · 학습촉진 · 영양관리 · 안전감 강화	· 사회화증진 · 지지체계강화 · 소변습관훈련

결과: 아동발달: 5세

주요중재	· 발달증진: 아동	· 건강진단검사	· 위험확인
제안된 중재	· 예측지도 · 행동관리 · 안전에 대한 환경관리 · 가족통합성증진	· 가족참여증진 · 학습촉진 · 영양관리 · 영양섭취감시	· 부모화 강화 · 안전감 강화 · 사회화증진 · 지지체계강화

결과: 아동발달: 학령기(6-11세)

주요중재	· 발달증진: 아동	· 건강진단검사	· 위험확인
제안된 중재	· 예측지도 · 행동수정: 사회적 기술 · 신체상 강화 · 운동증진 · 가족통합성증진 · 가족참여증진 · 충동조절훈련	· 학습촉진 · 영양관리 · 영양섭취감시 · 부모화 강화 · 자기인식강화 · 자존감강화 · 자가수정보조	· 자기책임증진 · 사회화증진 · 영적지지 · 알코올 및 약물사용 예방 · 교육: 개인 · 교육: 안전한 성 · 교육: 성

결과: 아동발달: 청소년기(12-17세)

주요중재	· 발달증진: 청소년	· 부모교육: 청소년	· 위험확인
제안된 중재	· 예측지도 · 신체상 강화 · 운동증진 · 건강진단검사 · 건강체계안내 · 충동조절훈련 · 학습준비도향상 · 상호목표설정	· 영양관리 · 영양상담 · 자기인식강화 · 자존감강화 · 자가수정보조 · 자기책임증진 · 수면증진	· 사회화증진 · 영적지지 · 알코올 및 약물사용 예방 · 교육: 개인 · 교육: 안전한 성 · 교육: 성 · 가치명료화

결과: 과잉행동 수준

주요중재	· 행동관리: 활동과다/부주의	· 발달증진: 아동	
제안된 중재	· 예측지도 · 행동관리 · 행동수정 · 체력관리	· 환경관리 · 가족통합성증진 · 가족과정유지 · 가족지지	· 가족요법 · 충동조절훈련 · 위험확인

결과: 조산 영아 조직화

주요중재	· 발달간호	· 환경관리: 애착 형성과정	
제안된 중재	· 예측지도 · 애착증진 · 인공영양	· 상담 · 가족통합성증진: 출산가족 · 캥거루식 돌봄	· 신생아 간호 · 신생아감시 · 단순 빨기

결과: 사회적 상호작용 기술

주요중재	· 행동수정: 사회적 기술	· 발달증진: 청소년	· 발달증진: 아동
제안된 중재	· 적극적 경청 · 자기주장훈련 · 복합 대인관계 형성 · 상담	· 가족통합성 증진 · 가족과정유지 · 오락요법 · 역할강화	· 자기책임증진 · 자기인식강화 · 자존감강화

간호진단 149 : 비사용 증후군 위험성(Risk for disuse syndrome)

정의: 처방 때문에 또는 어쩔 수 없어서 근골격계를 움직이지 않아서 신체 조직이 망가질 위험이 있는 상태.

위험요인

- 의식 수준의 변화
- 마비
- 심한 동통
- 신체를 움직일 수 없어서 못 움직임
- 처방된 부동

결과: 내구력

주요중재	· 활동요법	· 체력관리	
제안된 중재	· 운동증진 · 운동증진: 근력 훈련	· 영양관리 · 위험확인	· 수면증진 · 교육: 처방된 활동/운동

결과: 부동의 결과: 생리적

주요중재	· 체력관리		
제안된 중재	· 배변관리 · 혈액순환간호: 정맥혈불충분 · 기침장려 · 색전예방을 위한 간호 · 운동증진: 신장 · 운동요법: 관절운동	· 운동요법: 근육조절 · 수액관리 · 수액감시 · 감염보호 · 투약 · 투약관리	· 체위 · 욕창간호 · 단순마사지 · 피부감시 · 요배설관리

결과: 부동의 결과: 심리-인지적

주요중재	· 인지자극	· 환경관리	
제안된 중재	· 대응능력강화 · 정서지지 · 투약	· 투약관리 · 함께 있기	· 단순이완요법 · 수면증진

결과: 기동력

주요중재	· 운동요법: 보행 · 운동요법: 균형	· 운동요법: 관절운동	· 운동요법:근육조절
제안된 중재	· 활동요법 · 신체적기능증진 · 체력관리	· 운동증진 · 운동증진: 근력훈련	· 운동증진: 신장 · 낙상방지

간호진단 150 : 낙상 위험성(Risk for falls)

정의: 신체적 상해를 일으킬 수 있는 낙상의 가능성이 증가된 상태.

위험요인

성인
- 65세 또는 65세 이상
- 낙상의 과거력
- 독거
- 하지 의족
- 보조 장치의 사용 (예: 보행기, 지팡이)
- 휠체어 사용

인지적
- 정신상태 저하

아동
- 2세 미만
- 창문 가까이 있는 침대
- 승용차 안전벨트 결여
- 창문 감시인 결여
- 부모 감독 부족
- 1세 미만의 남아
- 돌보지 않는 높은 곳에 있는 영아 (예: 침대/이동탁자)

환경
- 어질러진 환경
- 어두운 방
- 화장실에 미끄럼 방지판 안사용
- 샤워시 미끄럼 방지판 안사
- 억제대
- 흐트러진 깔개
- 익숙치 않은 방
- 날씨 상태 (예: 젖은 바닥)

생리적
- 빈혈
- 관절염
- 설사
- 하지의 힘 감소
- 보행 장애
- 목 신전시 어지러움
- 목을 돌릴 때 어지러움
- 발 문제
- 청력 장애
- 균형 장애
- 신체기동성 장애
- 실금
- 신생물 (예: 피로/기동성 제한)
- 신경장애
- 기립성 저혈압
- 수술 후 상태
- 식후 혈당 변화
- 급성질환이 있음
- 자기수용 결핍
- 불면증
- 긴박뇨
- 혈관질환
- 시력장애

약물
- 안지오텐신 변환효소 억제 인자
- 알코올 사용
- 항불안제
- 항고혈압제
- 이뇨제
- 수면제
- 마약
- 신경안정제

결과: 균형

주요중재	· 운동요법: 균형	· 낙상방지	
제안된 중재	· 안전에 대한 환경관리 · 자가간호 보조: 소변	· 자가간호 보조:이동	· 감시: 안전

결과: 조정 운동

주요중재	· 신체적기능증진	· 운동요법: 근육조절	· 낙상방지
제안된 중재	· 체력관리 · 운동증진 · 운동증진: 근육훈련	· 운동증진: 신장 · 운동요법: 보행	· 운동요법: 관절운동 · 자가간호보조

결과: 낙상 예방 행위

주요중재	· 안전에 대한 환경관리	· 낙상방지	
제안된 중재	· 투약관리 · 체위	· 체위변경: 휠체어 · 안전감 강화	· 발작 주의 · 감시: 안전

결과: 낙상 발생

주요중재	· 낙상방지	· 위험확인	
제안된 중재	· 제한구역설정 · 치매관리	· 치매관리: 목욕 · 안전에 대한 환경관리	· 자가간호보조

결과: 지식: 낙상예방

주요중재	· 교육: 영아안전	· 교육: 유아 안전	
제안된 중재	· 부모교육: 영아 · 교육: 개인	· 교육: 처방된 활동/운동	· 교육: 처방된 약물

간호진단 151 : 체액 부족 위험성(Risk for deficient fluid volume)

정의: 혈관, 세포, 세포내 탈수를 경험할 위험이 있는 상태.

위험요인

- 수분에의 접근성에 영향을 주는 결손
- 수분섭취에 영향을 주는 결손
- 수분의 흡수에 영향을 주는 결손
- 정상적인 경로를 통한 과량의 체액 손실 (예: 설사)
- 극단적인 연령
- 극단적인 체중
- 체액요구에 영향을 주는 요인 (예: 대사항진 상태)
- 비정상적인 경로를 통한 체액 소실 (예: 유치관)
- 지식부족
- 약물 (예: 이뇨제)

결과: 전해질 및 산/염기 균형

주요중재	· 전해질 관리	· 수분/전해질 관리	· 수액관리
제안된 중재	· 삼-염기 관리 · 산-염기 감시 · 부정맥 관리 · 전해질 감시	· 수액감시 · 혈류동태조절 · 정맥주사놓기	· 정맥주사요법 · 검사결과의 해석 · 활력징후 감시

결과: 체액 균형

주요중재	· 수액관리 · 수액감시	· 저혈량증 관리	· 정맥주사요법
제안된 중재	· 침상 옆 임상검사시행 · 설사관리 · 전해질 관리 · 전해질 감시	· 수분/전해질 관리 · 수액을 통한 인공소생법 · 정맥주사놓기 · 검사결과의 해석	· 영양관리 · 완전영양주사 투여 · 정맥접근장치관리 · 활력징후 감시

결과: 수화

주요중재	· 수액관리	· 저혈량증 관리	
제안된 중재	· 인공영양 · 설사관리 · 전해질 관리 · 전해질 감시	· 음식물 투여 · 고열치료 · 수분/전해질 관리 · 수액감시	· 열노출 치료 · 영양관리 · 영양섭취 감시 · 활력징후 감시

결과: 영양상태: 음식 및 수분섭취

주요중재	· 수액감시	· 영양섭취 감시	
제안된 중재	· 위장관 튜브 음식 주입 · 음식물투여	· 수액관리 · 영양관리	· 자기간호보조: 섭식 · 완전영양주사 투여

간호진단 152 : 체액 불균형 위험성(Risk for imbalanced fluid volume)

정의: 혈관내, 간질내, 세포내액이 감소, 증가 또는 다른 곳으로 급속히 이동할 위험이 있는 상태로서 이것은 체액소실, 증가 또는 두 가지 모두에 적용됨.

위험요인

- 복부 수술
- 복수
- 화상
- 장폐색
- 췌장염
- 혈청분리술을 받음
- 부상 (예: 고관절 골절)

결과: 전해질 및 산/염기 균형

주요중재	· 전해질 관리	· 수분/전해질 관리	· 수액관리
제안된 중재	· 산–염기 관리 · 산–염기 감시 · 부정맥관리 · 전해질 감시 · 수액감시	· 혈액투석 요법 · 혈류동태 조절 · 정맥주사 놓기 · 정맥주사 요법	· 검사결과의 해석 · 신경계 관리 · 호흡과 관련된 자료감시 · 활력징후 감시

결과: 체액 균형

주요중재	· 수액관리	· 수액감시	
제안된 중재	· 침상 옆 임상검사 시행 · 설사관리 · 전해질 관리 · 전해질 감시 · 수분/전해질 관리 · 수액을 통한 인공 소생법 · 과혈량증 관리	· 저혈량증 관리 · 정맥주사 놓기 · 정맥주사 요법 · 검사결과의 해석 · 투약 · 투약 관리 · 투약 처방	· 영양 관리 · 영양섭취 감시 · 감시 · 완전영양주사 투여 · 요배설 관리 · 활력징후 감시

결과: 수화

주요중재	· 수액관리	· 수액감시	
제안된 중재	· 인공영양 · 설사관리 · 전해질 관리 · 전해질 감시 · 음식물투여 · 고열치료	· 수분/전해질 관리 · 수액을 통한 인공 소생법 · 열 노출 치료 · 저혈량증 관리 · 정맥주사 놓기 · 정맥주사 요법	· 영양 관리 · 영양섭취 감시 · 쇽 관리: 혈량 · 요배설관리 · 활력징후 감시

간호진단 153 : 슬픔 반응 장애 위험성(Risk for grieving, dysfunctional)

정의: 상실에 대한 개인, 가족, 지역사회가 나타내는 지적·정서적 반응과 행동이 정상적인 슬픔과정보다 지나치거나 장기화된 반응과 행동을 보이는 상태이다.

위험요인

- 실제적 또는 지각된 대상 (예: 사람, 소유물, 직업, 지위, 가정, 생각, 신체의 일부분과 작용)의 상실

결과: 대응

주요중재	· 대응능력강화	· 애도작업증진	· 애도작업증진: 주산기 사망
제안된 중재	· 불안감소 · 상담 · 의사결정지지	· 정서지지 · 가족요법 · 희망주입	· 지지집단 · 지지체계강화 · 치료그룹

결과: 가족대응

주요중재	· 대응능력강화	· 가족요법	
제안된 중재	· 상담 · 가족통합성증진	· 가족통합성증진: 출산가족 · 가족과정유지	· 애도작업증진: 주산기 사망

결과: 비통감 해소

주요중재	· 애도작업증진	· 애도작업증진: 주산기 사망	
제안된 중재	· 적극적 경청 · 대응능력강화 · 상담	· 가족통합성증진: 출산가족 · 가족요법 · 영적지지	· 지지집단 · 지지체계강화

간호진단 154 : 불균형적 성장 위험성(Risk for disproportionate growth)

정의: 같은 연령 집단 전체 100 사례의 97위 이상 혹은 3위 이하의 성장을 보일 위험이 있는 상태.

위험요인

출생전
- 선천적 장애
- 유전적 장애
- 모체의 감염
- 모체의 영양
- 다태임신
- 기형 유발 물질에 노출
- 물질 남용
- 물질 이용

개인적
- 식욕부진
- 간호제공자 부적절한 급식 행위
- 만성질환
- 개인의 부적절한 급식행위
- 감염

환경적
- 애정결핍
- 납중독
- 자연재해
- 가난
- 기형 발생 물질
- 폭력

간호제공자
- 학대
- 학습장애
- 정신질환
- 중증학습장애

결과: 아동발달: 6개월

주요중재	· 영아간호	교육: 영아 영양	
제안된 중재	· 애착증진 · 인공영양 · 캥거루식 돌봄	수유상담 부모교육: 영아	위험확인 수면증진

결과: 아동발달: 12개월

주요중재	영아간호	· 교육: 영아 영양	
제안된 중재	인공영양 수유상담 영양관리	· 영양섭취 감시 · 부모교육: 영아	· 위험확인 · 수면증진

결과: 아동발달: 2세

주요중재	· 건강진단검사	· 교육: 유아 영양	
제안된 중재	· 영양관리 · 영양상담	· 영양섭취감시 · 부모교육: 아동양육 가족	· 위험확인 · 수면증진

결과: 아동발달: 3세

주요중재	· 건강진단검사	· 영양섭취 감시	· 교육: 유아 영양
제안된 중재	· 영양관리 · 영양상담	· 부모교육: 아동양육 가족	· 위험확인 · 지지체계 강화

결과: 아동발달: 4세

주요중재	· 건강진단검사	· 영양섭취 감시	· 교육: 유아 영양
제안된 중재	· 영양관리 · 영양상담	· 부모교육: 아동양육 가족 · 위험확인	· 지지체계 강화 · 체중관리

결과: 아동발달: 5세

주요중재	· 영양관리	· 영양섭취 감시	
제안된 중재	· 건강진단검사 · 영양상담	· 부모교육: 아동양육 가족 · 위험확인	· 체중관리

결과: 아동발달: 학령기(6-11세)

주요중재	· 영양관리	· 영양섭취 감시	· 체중관리
제안된 중재	· 행동수정 · 상담 · 음식섭취장애관리 · 운동증진	· 건강진단검사 · 학습촉진 · 영양상담	· 환자와의 계약 · 알코올 및 약물사용예방 · 교육: 처방된 식이

결과: 아동발달: 청소년기(12-17세)

주요중재	· 영양관리	· 체중관리	
제안된 중재	· 행동수정 · 상담 · 음식섭취장애관리 · 운동증진	· 건강진단검사 · 상호목표설정 · 영양요법 · 영양상담	· 영양섭취감시 · 환자와의 계약 · 알코올 및 약물사용예방 · 교육: 처방된 식이

결과: 성장

주요중재	· 영양관리	· 영양섭취감시	· 체중관리
제안된 중재	· 인공수유 · 모유수유보조 · 상담 · 발달증진: 아동 · 음식섭취장애관리 · 체력관리	· 건강교육 · 건강진단검사 · 수유상담 · 영양요법 · 영양상담 · 산전간호	· 교육: 영아영양 · 교육: 처방된식이 · 교육: 유아영양 · 체중증가보조 · 체중감소보조

간호진단 155 : 비조직적인 영아 행동의 위험성
(Risk for disorganized infant behavior)

정의: 생리적, 행동적 기능(자율신경, 운동, 상태, 조절, 자기조절, 주의-상호작용계)의 조절이나 통합에 변형의 위험이 있는 상태이다.

위험요인

- 환경의 과도한 자극
- 침습적 처치
- 환경내 견제 부족
- 운동기능 문제
- 구강 문제
- 통증
- 고통스러운 처치
- 조산

결과: 아동발달 1개월

주요중재	· 신생아 간호	· 부모교육: 영아	· 위험 확인
제안된 중재	· 애착증진 · 인공영양 · 모유수유 보조	· 환경관리: 안위도모 · 가족참여증진 · 수유 상담	· 단순 빨기 · 수면증진

결과: 아동발달 2개월

주요중재	· 영아간호	· 부모교육: 영아	· 위험 확인
제안된 중재	· 애착증진 · 인공영양 · 모유수유 보조	· 가족통합성 증진: 출산가족 · 가족참여증진 · 가족지지	· 수유 상담 · 단순 빨기 · 수면증진

결과: 아동발달 4개월

주요중재	· 영아간호	· 부모교육: 영아	· 위험 확인
제안된 중재	· 인공영양 · 가족통합성 증진: 출산가족 · 가족과정 유지	· 가족지지 · 건강진단검사 · 수유 상담	· 안전감 강화 · 수면증진

결과: 조산영아 조직화

주요중재	· 발달간호 · 체위	· 환경관리: 애착형성 과정	· 신생아 간호
제안된 중재	· 환경관리 · 영아간호 · 캥거루식 돌봄	· 신경계 관리 · 통증관리 · 호흡과 관련된 자료감시	· 감시 · 활력징후 감시

간호진단 156 : 감염 위험성(Risk for infection)

정의: 병원체에 침범될 위험이 증가된 상태.

위험요인

- 만성질환
- 부적절한 후천성 면역
- 부적절한 이차적 방어 (예: 헤모글로빈감소, 백혈구 감소증, 가라앉힌 염증 반응)
- 부적절한 일차적 방어(예: 파괴된 피부, 조직 외상, 섬모운동 감소, 체액의 정체, 연동운동 변화)
- 병원체에 대한 환경적 노출 증가
- 면역억제
- 침습성 처치
- 병원체에 노출을 피하는 지식 부족영양실조
- 의약품제(예: 면역억제제)
- 양막 조기파열
- 외상
- 조직의 파괴

결과: 지역사회 위험 통제: 전염성 질병

주요중재	· 전염성 질환 관리	· 감시: 지역사회	
제안된 중재	· 생물테러에 대한 대비 · 환경적 위험 보호	· 건강교육 · 건강 진단 검사	· 면역/예방 주사 관리

결과: 면역 상태

주요중재	· 건강 진단 검사	· 면역/예방 주사 관리	
제안된 중재	· 알러지 관리 · 건강 교육 · 건강체계 안내	· 감염 보호 · 검사결과의 해석 · 투약	· 부모교육: 영아 · 위험 확인 · 감시

결과: 감염 심각성

주요중재	· 면역/예방 주사 관리	· 감염 통제	· 감염 보호
제안된 중재	· 침상 옆 임상검사 시행 · 방광세척 · 환경 관리 · 건강 진단 검사 · 고위험 임신 간호 · 절개부위 간호 · 수술실 내 감염 통제	· 유도 분만 · 검사결과의 해석 · 투약 · 투약 관리 · 투약 처방 · 회음부 간호 · 호흡과 관련된 자료 감시	· 피부 감시 · 도뇨법 · 요정체 간호 · 활력징후 감시 · 상처간호 · 상처간호: 패쇄 배액

결과: 감염 심각성: 신생아

주요중재	· 감염 통제	· 감염 보호	
제안된 중재	· 포경수술 간호 · 환경 관리 · 고열치료 · 수액 관리	· 투약 · 신생아 간호 · 신생아 감시	· 호흡과 관련된 자료감시 · 피부 감시 · 활력징후 감시

결과: 위험통제: 성 전염성 질환

주요중재	· 감염 보호	· 교육: 안전한 성	· 교육: 성
제안된 중재	· 예측 지도 · 성적 행동관리 · 지역사회 환경관리 · 건강 교육	· 건강 진단 검사 · 건강체계 안내 · 환자와의 계약	· 위험 확인 · 자기책임 증진 · 성 상담

결과: 상처치유: 1차 유합

주요중재	· 절개부위 간호	· 상처간호	
제안된 중재	· 순환장애 예방을 위한 간호 · 수분/전해질 관리 · 수술실 내 감염 통제 · 감염 보호 · 투약	· 투약: 피부 · 영양 관리 · 피부간호: 국소치료 · 피부감시	· 봉합 · 교육: 처방된 약물 · 교육: 절차/치료 · 상처간호: 폐쇄배액

결과: 상처치유: 2차 유합

주요중재	· 혈액순환 간호: 동맥혈 불충분	· 감염 통제	· 상처간호
제안된 중재	· 순환장애 예방을 위한 간호 · 수분/전해질 관리 · 감염 보호 · 투약 · 투약: 피부	· 영양 요법 · 피부간호: 국소치료 · 피부감시 · 교육: 질병과정	· 교육: 처방된 약물 · 교육: 절차/치료 · 상처간호: 폐쇄배액 · 상처부위 세척

간호진단 157 : 손상 위험성(Risk for injury)

정의: 개인의 적응자원과 방어자원이 상호 작용하고 있는 환경적 조건에 따라 손상의 위험이 있는 상태.

위험요인

외적

- 생물학적(예: 지역사회의 예방접종 수준, 미생물)
- 화학적(예: 오염물질, 독물, 약물, 의약품제, 알코올, 니코틴, 방부제, 화장품, 색소)
- 사람(예: 병원체, 직원의 양식, 인지적, 정서적, 정신운동성 요인)
- 운송수단
- 영양(예: 비타민, 음식의 유형)
- 물리적(예: 설계, 구조, 지역사회의 제도, 건물, 기구)

내적

- 비정상적인 혈액(예: 백혈구 증가증, 백혈구 감소증, 응고인자 변화, 혈소판 감소증, 겸상적혈구, 지중해 빈혈, 헤모글로빈 감소)
- 생화학적 기능장애
- 발달상의 연령(생리적, 정신사회적)
- 효과기 기능장애
- 면역-자가 면역 기능장애
- 통합성 기능장애
- 영양실조
- 신체적(예: 피부파괴, 기동성 변화)
- 심리학적(정서적 지남력)
- 감각기능 장애
- 조직 저산소증

결과: 낙상 발생

주요중재	· 낙상 예방	· 감시: 안전	
제안된 중재	· 안전에 대한 환경 관리 · 가정환경 관리 보조	· 사건 보고서 · 위험 확인	· 안정감 증진

결과: 모성 상태: 분만 중

주요중재	· 유도 분만	· 분만시 간호: 고위험 분만	
제안된 중재	· 출혈 예방 · 출혈 감소 · 환경 관리	· 감염예방 · 분만 시 간호 · 분만 억제	· 투약 · 투약 관리

결과: 개인 안전 행위

주요중재	· 안전에 대한 환경관리	· 건강교육	
제안된 중재	· 알러지 관리 · 분노감 조절 보조 · 인공기도 관리 · 천식 관리 · 출혈 예방	· 폭력방지를 위한 환경관리 · 충동조절훈련 · 라텍스 예방책 · 위험 확인	· 스포츠 상해 예방: 청년 · 알코올 및 약물사용 예방 · 감시: 안전 · 교육: 안전한 성

결과: 신체적 상해 심각성

주요중재	· 낙상예방	· 감시: 안전	
제안된 중재	· 응급간호 · 안전에 대한 환경관리 · 안전감 강화	· 폭력방지를 위한 환경관리 · 환경관리: 근로자 안전	· 사건 보고서 · 악성 고체온 예방책

결과: 위험 통제

주요중재	· 건강교육	· 위험 확인	
제안된 중재	· 환경 관리 · 폭력방지를 위한 환경관리 · 환경관리: 근로자 안전 · 건강진단검사	· 건강체계 안내 · 학습 촉진 · 학습 준비도 향상 · 상호목표설정	· 환자와의 계약 · 자기책임 증진 · 지지체계 강화 · 교육: 질병과정

결과: 안전한 가정환경

주요중재	· 안전에 대한 환경관리	· 감시: 안전	
제안된 중재	· 학대 예방 지원: 아동 · 학대 예방 지원: 가족동반자 · 학대 예방 지원: 노인	· 낙상 예방 · 화재주의	· 가정환경관리 보조 · 위험 확인

결과: 감각 기능

주요중재	· 의사소통강화: 청력	· 의사소통강화: 시력	· 안전에 대한 환경관리
제안된 중재	· 신체적 기능 증진 · 치매 관리 · 환경 관리	· 운동요법: 균형 · 낙상 예방 · 환각 관리	· 하지 관찰 · 말초신경감각 관리

간호진단 158 : 라텍스 알러지 반응 위험성
(Risk for latex allergy response)

정의: 천연 라텍스 고무 제품에 대한 알러지 반응의 위험이 있는 상태.

위험요인

- 알러지와 같은 과거력
- 천식과 같은 과거력
- 라텍스에 대한 반응
- 복합적인 외과 시술
- 매일 라텍스에 노출되는 직업 (의사, 간호사, 치과의사)

결과: 알러지 반응: 국소적

주요중재	· 라텍스 예방책		
제안된 중재	· 알러지 관리 · 환경 관리	· 환경적 위험 보호 · 위험 확인	· 감시 · 교육: 개인

결과: 피부 통합성: 피부와 점막

주요중재	· 라텍스 예방책	· 피부 감시	
제안된 중재	· 알러지 관리	· 소양증 관리	· 피부 간호: 국소 치료

간호진단 159 : 외로움 위험성(Risk for loneliness)

정의: 타인과 보다 많은 접촉을 원하고 필요로 하는 것과 관련하여 불편감을 경험할 위험성이 있는 상태.

위험요인

- 애정의 결핍
- 신체적 고립
- 사회적 고립
- 심적 대상 박탈

결과: 외로움 심각성

주요중재	· 사회화 증진	· 방문편리 도모	· 영적지지
제안된 중재	· 활동 요법 · 동물이용 요법 · 행동 수정: 사회적 기술 · 복합 대인관계 형성 · 대응능력 강화 · 상담 · 정서지지 · 환경 관리	· 가족통합성 증진 · 가족참여 증진 · 가족동원 · 희망 주입 · 정서 관리 · 함께 있기 · 오락 요법 · 역할 강화	· 자기인식 강화 · 자존감 강화 · 지지 집단 · 지지체계 강화 · 치료적 놀이 · 치료 집단 · 접촉

결과: 사회적 참여

주요중재	· 사회화 증진		
제안된 중재	· 활동 요법 · 불안 감소 · 예술 요법 · 자기주장 훈련 · 복합 대인관계 형성	· 체력 관리 · 오락 요법 · 이사 스트레스 감소 · 역할 강화 · 자기인식 강화	· 자존감 강화 · 자기책임 증진 · 치료적 놀이 · 방문편리 도모

간호진단 160 : 영양불균형 위험성: 영양과다 (Risk for imbalanced nutrition: more than body requirements)

정의: 대사요구량을 초과하는 영양섭취의 위험성이 있는 상태.

위험요인

- 하루 중 늦은 시간에 집중적으로 음식 섭취
- 잘못된 섭식양상
- 외적 요인들로 인한 섭취(예: 하루 일과 시간, 사회적 상황)
- 배고픔외의 다른 내적인 요인으로 인한 섭취(예: 불안)
- 임신 초기의 과체중
- 위안의 방법으로 음식을 이용하는 것이 관찰됨
- 보상의 방법으로 음식을 이용하는 것이 관찰됨
- 다른 활동을 하면서 동시에 음식을 섭취
- 부모의 비만
- 어린이의 성장률의 빠른 변화
- 5개월 이전의 아이에게 고형음식을 주요 음식으로 이용

결과: 영양상태: 음식 및 수분섭취

주요중재	· 영양 관리	· 영양섭취 감시	
제안된 중재	· 행동 수정 · 수액 관리	· 수액 감시 · 교육: 처방된 식이	· 체중 관리 · 체중 감소 보조

결과: 영양상태: 영양소 섭취

주요중재	· 영양 관리		
제안된 중재	· 행동 수정 · 영양 요법 · 영양 상담	· 영양 관리 · 교육: 영아 영양	· 교육: 처방된 식이 · 교육: 유아 영양

결과: 체중 조절

주요중재	· 영양 관리	· 체중 관리	
제안된 중재	· 행동 수정 · 운동 증진	· 영양 상담 · 영양섭취 감시	· 환자와의 계약 · 자기책임 증진

간호진단 161 : 애착 장애 위험성(Risk for impaired attachment)

정의: 부모/중요한 다른 사람과 영아 사이의 보호하고 양육하는 상호적인 관계의 전개를 촉진시키는데 영향을 미치는 과정의 분열 상태이다.

위험요인

- 신체적장애
- 부모역할과 관련된 불안
- 약물남용
- 사생활의 부족
- 효율적으로 어버이의 접촉을 시작할 수 없는 조산아, 병든 영아/아동
- 개인의 요구에 대처하는 부모의 무능력
- 별거

결과: 부모-영아 애착

주요중재	· 애착 증진	· 환경 관리: 애착형성과정	· 부모 교육: 영아
제안된 중재	· 예측 지도 · 불안 감소 · 모유수유 보조	· 대응능력 강화 · 영아 간호 · 캥거루식 돌봄	· 수유 상담 · 위험 확인: 출산가족 · 역할 강화

결과: 양육 수행

주요중재	· 부모교육: 영아	· 부모화 증진	
제안된 중재	· 학대예방 지원: 아동 · 예측 지도 · 대응능력 강화 · 환경관리 · 가족 통합성 증진: 출산가족	· 가족참여 증진 · 가족과정 유지 · 가족지지 · 휴식 간호 · 역할 강화	· 자기인식 강화 · 자존감강화 · 자기책임증진 · 사회화증진 · 지지체계강화

결과: 역할 수행

주요중재	· 부모화 증진	· 역할 강화	
제안된 중재	· 예측 지도 · 애착 증진 · 간호 제공자 지원	· 대응능력 강화 · 정서지지 · 자기인식 강화	· 자기책임 증진 · 가치 명료화

간호진단 162 : 부모역할 장애 위험성(Risk for impaired parenting)

정의: 일차적인 돌봄 제공자가 아동의 최적의 성장과 발달을 촉진시키는 환경을 조성, 유지, 회복시켜주지 못할 위험성이 있는 상태이다.

위험요인

1) 영아, 아동

- 지각능력의 변화
- 원치 않은 성별
- 부모의 기대에 부합되는 않는 기질
- 까다로운 성품
- 질병
- 조산
- 주의력결핍 과잉행동 장애
- 불구상태
- 다산
- 부모로부터 장기간 분리
- 발달상의 지연

2) 지식

- 아동발달에 대한 지식 결핍
- 자녀양육 기술에 대한 지식 결핍
- 부모로서의 인지적 준비가 덜 됨
- 부적절한 의사소통 기술
- 아동건강 유지에 대한 지식 결핍
- 영아가 보내는 신호에 반응하지 못함
- 낮은 인지기능
- 체벌을 선호함
- 낮은 교육수준
- 아동건강 유지에 대한 지식 결핍
- 영아가 보내는 신호에 반응하지 못함
- 낮은 인지기능
- 체벌을 선호함
- 자녀양육 기술에 대한 지식 결핍
- 부모로서의 인지적 준비가 덜 됨
- 낮은 교육수준
- 자녀에 대한 비현실적인 기대
- 부적절한 의사소통 기술

3) 생리학적

- 신체적 질병

4) 사회적

- 자원에의 접근성 부족
- 산전관리 부족
- 운송수단 부족
- 뒤늦은 산전관리
- 낮은 사회경제적 상태
- 아동의 어머니가 관여하지 않음
- 좋지 않은 역할 모델
- 역할 긴장
- 가족의 응집력 결핍
- 자원부족
- 부모가 된 것을 가치있게 생각하지 못함
- 법적인 어려움
- 부적응적 대응전략
- 부모자녀 분리
- 문제해결능력 부족
- 편부모
- 부모역할모델 부족
- 사회적 지지망 부족
- 직업상의 문제
- 부부간의 갈등
- 좋지못한 가정환경
- 가난
- 상황적인 낮은 자존감

- 사회적 고립
- 스트레스
- 환경변화(이사)
- 실직
- 계획되지 않은 임신
- 원하지 않은 임신

5) 심리적

- 임신간격이 너무 좁음
- 우울
- 난산
- 정신질환의 과거력
- 여러번의 임신
- 물질남용의 과거력
- 수면박탈
- 수면장애
- 어린 나이에 부모가 됨

결과: 양육: 청소년 신체적 안전

주요중재	· 부모교육: 청소년		
제안된 중재	· 학대예방지원 · 부모역할 증진	· 스포츠상해예방: 청년	· 차량안전 증진

결과: 양육: 초기/중기 아동기 신체적 안전

주요중재	· 부모교육: 아동양육가족		
제안된 중재	· 학대예방 지원: 아동 · 환경관리: 안전	· 부모역할 증진	· 스포츠 상해예방: 청년

결과: 양육: 영아/유아 신체적 안전

주요중재	· 교육: 영아안전	· 교육: 유아안전	
제안된 중재	· 학대예방 지원: 아동 · 환경관리: 안전	· 부모교육: 영아 · 부모역할 증진	· 차량안전 증진

간호진단 163 : 수술전후 체위와 관련된 상해 위험성
(Risk for perioperative-positioning injury)

정의: 수술주변의 환경적 상태에 따른 손상의 위험이 있는 상태이다.

위험요인

- 지남력 상실
- 부동화
- 비만
- 부종
- 근 무력
- 마취로 인한 감각/지각 장애
- 쇠약

결과: 순환 상태

주요중재	· 혈액순환 간호 : 동맥혈 불충분	· 혈액순환 간호 : 정맥혈 불충분	· 체위 : 수술 중
제안된 중재	· 출혈 감소: 상처 · 혈액순환 간호 : 기계적 보조 기구	· 순환장애 예방을 위한 간호 · 말초신경의 색전 간호 · 색전예방을 위한 간호	· 혈류 동태 조절 · 저혈량증 관리 · 쇼크 예방

결과: 신경계 상태: 척수 감각/운동기능

주요중재	· 체위: 수술 중		
제안된 중재	· 수액 관리 · 수액 감시	· 신경계 감시 · 말초신경 감각 관리	· 외과적주의 · 감시

결과: 조직 관류: 말초

주요중재	· 체위: 수술중	· 압박관리	
제안된 중재	· 출혈 감소 · 혈액순환 간호 : 동맥혈 불충분 · 혈액순환 간호 : 기계적 보조 기구	· 혈액순환 간호 : 정맥혈 불충분 · 순환장애 예방을 위한 간호 · 말초신경의 색전간호	· 색전예방을 위한 간호 · 저혈량증 관리 · 피부감시

간호진단 164 : 말초 신경 혈관기능 장애 위험성
(Risk for peripheral neurovascular dysfunction)

정의: 사지의 순환, 감각 또는 활동장애의 위험이 있는 상태이다.

위험요인

- 외상
- 혈관 폐쇄
- 정형 외과
- 골절
- 화상
- 부동
- 기계적 압박
(예: 지혈대, 지팡이, 석고, 고정기, 붕대, 억제대)

결과: 관절 운동: 능동적

주요중재	· 운동 요법: 관절운동		
제안된 중재	· 체력 관리	· 운동 증진: 신장	· 운동 요법: 근육 조절

결과: 조정운동

주요중재	· 운동 증진: 근력훈련	· 운동 요법: 관절운동	· 운동요법: 근육조절
제안된 중재	· 운동증진 · 점진적근육이완법	· 단순마사지	· 단순이완요법

결과: 신경계 상태: 척수 감각/운동 기능

주요중재	· 말초 감각신경 관리	· 체위: 신경학적	
제안된 중재	· 말초신경의 색전 간호 · 색전 예방을 위한 간호 · 안전을 위한 환경관리 · 하지관찰	· 신경계 감시 · 함기성지혈대사용주의 · 압박관리 · 욕창예방	· 피부감시 · 견인/부동간호 · 활력징후 감시

결과: 조직 관류: 말초

주요중재	· 혈액순환 간호 : 동맥혈 불충분	· 혈액순환 간호 : 정맥혈 불충분	· 순환장애 예방을 위한 간호
제안된 중재	· 출혈 감소 · 심장 간호 · 심장질환 예방을 위한 간호	· 혈액순환 간호 : 기계적 보조 기구 · 말초신경 색전 간호	· 수액 관리 · 함기성 지혈대 사용 주의 · 압박 관리

간호진단 165 : 중독 위험성(Risk for poisoning)

정의: 중독성의 약물이나 위험한 물질에 우발적으로 노출되거나 섭취할 위험이 있는 상태이다.

위험요인

1) 외적(병인원)

- 중금속이나 화학물질을 보호장치 없이 만지는 경우
- 어린이나 정신질환자의 손이 쉽게 닿을 수 있는 위치에 잠겨지지 않은 채 약물을 보관한 약장
- 독성 식물
- 대기 오염물질
- 페인트, 래커 등을 환기가 제대로 이루어지지 않는 곳에 부적절하게 보관하는 경우
- 어린이 근처에 조각나고 벗겨진 페인트나 반창고
- 화학물질에 오염된 음식과 물
- 약을 많이 보관하는 가정
- 중독성 첨가물에 오염된 불법약물의 사용
- 어린이나 정신질환자의 손이 쉽게 닿을 수 있는 곳에 두거나 보관된 위험한 제품

2) 내적(숙주)

- 충분한 안전장치가 없는 직업환경
- 안전이나 약물에 대한 교육부족
- 부족한 경제력
- 시력감소
- 적절한 예방의 부족
- 인지 또는 정서적인 장애

결과: 안전한 가정환경

주요중재	· 안전에 대한 환경관리	· 감시: 안전	
제안된 중재	· 환경 관리: 근로자 안전 · 가정환경 관리 보조	· 위험 확인 · 교육: 영아안전	· 교육: 유아안전

결과: 개인 안전 행위

주요중재	· 안전에 대한 환경관리	· 건강 교육	
제안된 중재	· 가정환경 관리 보조 · 투약 관리	· 위험 확인 · 알코올 및 약물사용 예방	· 감시: 안전

결과: 신체적 상해 심각성

주요중재	· 안전에 대한 환경관리		
제안된 중재	· 응급 간호 · 환경관리: 근로자 안전	· 응급 조치 · 위험 확인	· 감시: 안전

간호진단 166 : 외상후 증후군 위험성(Risk for post-trauma syndrome)

정의: 외상이나 불가항력적인 사건에 대한 지속적인 부적응 반응의 위험이 있는 상태이다.

위험요인

- 지나친 책임감
- 사건에 대한 지각
- 그 사건에서 생존자의 역할
- 이사
- 직업
  (예: 경찰, 소방관, 구조대원, 교도관, 응급실 직원, 정신건강 종사자)
- 불충분한 사회적지지
- 비지지적 환경
- 감소된 자아력
- 사건의 지속

결과: 학대 회복

주요중재	· 학대예방 지원	· 대응능력 강화	· 위기조정
제안된 중재	· 학대예방지원: 아동 · 학대예방지원: 노인 · 적극적경청 · 분노감조절보조 · 불안감소 · 자기주장훈련	· 상담 · 정서지지 · 용서촉진 · 죄책감극복증진 · 희망주입 · 정서관리	· 함께있기 · 강간상해치료 · 자존감강화 · 성상담 · 지지집단 · 지지체계강화

결과: 대응

주요중재	· 대응능력 강화	· 상담	· 위기 조정
제안된 중재	· 적극적 경청 · 동물이용 요법 · 불안 감소 · 의사결정 지지 · 정서지지	· 운동 증진 · 죄책감극복증진 · 희망 주입 · 최면 · 명상촉진	· 함께 있기 · 단순 이완요법 · 영적지지 · 지지 집단 · 지지체계 강화

결과: 우울 조절

주요중재	· 정서 관리		
제안된 중재	· 활동 요법 · 행동 관리 · 행동 관리: 자해	· 운동 증진 · 투약 관리 · 영양 관리	· 자가수정 보조 · 수면 증진

간호진단 167 : 무력감 위험성(Risk for powerlessness)

정의: 어떤 상황에 대해 통제력이 결여되어 있다고 느끼거나 결과에 중요한 영향을 미칠 수 있는 개인의 능력이 결여되어 있다는 느낄 수 있는 위험이 있는 상태.

위험요인

생리적
- 급성상해
- 노화
- 죽음
- 질병
- 진행성쇠약성질병과정
  (예: 척수손상, 다발성 경화증)

정신사회적
- 통합성결여
  (예: 힘의 본질)
- 만성적으로 낮은 자존감
- 지식부족
  (예: 질병이나 건강관리체계)
- 잘못된 신체상
- 부적절한 대응양상
- 의존적인 생활양식
- 상황적으로 낮은 자존감

결과: 건강신념: 인지된 수행능력

주요중재	· 자존감강화	· 자기책임증진	
제안된 중재	· 자기주장훈련 · 불안감소	· 인지 재구조화 · 의사결정지지	· 건강체계안내 · 교육: 개인

결과: 건강신념: 인지된 통제력

주요중재	· 자기인식강화	· 자존감강화	
제안된 중재	· 자기주장훈련 · 행동수정 · 복합대인관계형성	· 의사결정지지 · 상호목표설정	· 자가수정보조 · 자가책임증진

결과: 개인적 자율성

주요중재	· 의사결정지지	· 자존감향상	
제안된 중재	· 자기주장훈련 · 정서지지	· 건강체계안내 · 학습촉진	· 자기책임증진 · 가치명료화

간호진단 168 : 신앙심 손상의 위험성(Risk for impaired religiosity)

정의: 특정 종교적 전통예식에 참여하거나 신앙을 실천하는 능력 손상의 위험성.

위험요인

발달적
- 삶의 전환기

환경적
- 종교생활수행에 대한 장애
- 이동수단의 결핍

신체적
- 입원
- 질병
- 통증

정신적
- 우울
- 비효율적인 돌봄
- 비효율적인 대응
- 비효율적인 지지
- 안전성결여

위험요인

사회문화적
- 종교생활수행에 대한 문화적 장벽
- 사회적 상호작용의 결여
- 사회적고립

영적
- 고통

결과: 영적 건강

주요중재	· 정서지지	· 영적지지	
제안된 중재	· 대응능력강화 · 상담 · 희망주입	· 정서관리 · 안정감강화	· 영적성장촉진 · 지지체계강화

간호진단 169 : 환경변화 스트레스 증후군 위험성 (Risk for relocation stress syndrome)

정의: 다른 환경으로 이동하게 될 때 발생되는 생리적 또는 정신사회적 혼란의 위험이 있는 상태.

위험요인

- 건강상태 저하
- 적절한 지지체계의 부족
- 출발 전 상담 부족
- 상실
- 보통 이상의 환경변화
- 또다른 환경으로의 이동
- 수동적 대응
- 예측할 수 없는 경험
- 무력감을 말함

결과: 퇴원준비: 지원받는 생활

주요중재	· 불안감소	· 퇴원계획	· 이사스트레스 감소
제안된 중재	· 분노감조절보조 · 정서지지	· 가족참여증진 · 가족동원	· 상호목표설정 · 환자권리보호

결과: 개인적 건강상태

주요중재	· 이사스트레스감소		
제안된 중재	· 분노감조절보조 · 불안감소 · 대응능력강화 · 체력관리	· 운동증진 · 희망주입 · 영양관리 · 영양섭취감시	· 자기책임증진 · 사회화증진 · 영적지지

결과: 심리사회적 적응: 생활변화

주요중재	· 대응능력강화	· 이사스트레스감소	
제안된 중재	· 적극적경청 · 예측지도 · 퇴원계획 · 정서지지	· 가족참여증진 · 환자권리보호 · 안정감강화 · 사회화증진	· 영적지지 · 지지체계강화 · 방문편리도모

간호진단 170 : 상황적 자존감 저하 위험성
(Risk for situational low self-esteem)

정의: 현재 상황에 대한 반응으로서 자기가치에 대해 부정적인 지각을 가질 위험이 있는 상태.

위험요인

- 가치관과 일치하지 않는 행동
- 환경에 대한 통제력의 감소
- 발달상의 변화
- 잘못된 신체상
- 실패
- 기능적 손상
- 버림받은 적이 있음
- 학대받은 적이 있음
- 학습된 절망감을 겪은 적이 있음
- 방치된 경험이 있음
- 인정의 결핍
- 상실
- 신체적 질병
- 거부당함
- 사회적 역할 변화
- 비현실적인 자기기대

결과: 학대 회복

주요중재	· 학대예방지원	· 자존감강화	
제안된 중재	· 자기주장훈련 · 대응능력강화 · 상담	· 자존감강화 · 자기인식강화 · 자기책임증진	· 지지집단 · 치료그룹 · 외상치료: 아동

결과: 방치 회복

주요중재	· 상담	· 자존감강화	
제안된 중재	· 의사결정지지 · 발달증진: 청소년	· 발달증진: 아동 · 정서지지	· 희망주입 · 안정감강화

결과: 자존감

주요중재	· 자존감강화		
제안된 중재	· 자기주장훈련 · 신체상강화 · 상담	· 정서지지 · 정서관리 · 역할강화	· 알코올 및 약물사용 치료 · 지지집단 · 체중관리

간호진단 171 : 자해 위험성(Risk for self-mutilation)

정의: 고의적인 자기상해 행동이 불안을 경감하기 위하여 비치명적인 상해를 가하여 조직의 손상을 유발하는 위험이 있는 상태이다.

위험요인

- 정신병적 상태(명령환각)
- 긴장을 말로 표현하지 못함
- 아동기의 성적인 남용
- 부모간의 폭력
- 가족의 이혼
- 가족의 알코올 중독
- 자기 파괴적인 행동의 가족력
- 청소년기
- 자기 신체를 절단한 동료들
- 동료들로부터의 고립
- 완벽주의
- 물질 남용
- 섭식장애
- 성에 관한 주체성 위기
- 자긍심 저하 또는 불안정
- 신체상 저하 또는 불안정
- 해결책을 계획할 수 없고, 장기간 결론을 알 수 없는 과거력
- 다른 사람과의 양육관계를 얻기 위한 속임수 이용
- 무질서하고 혼란한 인간관계
- 감정적 장애: 구타당한 어린이
- 실제적으로 위협받는 느낌 또는 중요한 관계의 잠재적 상실
- 부모의 관계나 부모의 상실
- 해리 또는 이인증의 경험간화의 감정
- 견딜 수 없는 긴장감 고조
- 충동성
- 부적절한 대응
- 스트레스의 빠른 감소 요구
- 자기를 절단하거나 해를 입히려는 강한 충동을 억제할 수 없음
- 아동기 질병이나 수술
- 수양, 집단이나 공공시설의 보호
- 감금
- 성격장애
- 경계성 인격장애
- 문제해결 상황에 대한 통제력의 상실
- 발달상의 지연이나 자폐적인 개인
- 자기상해 행동의 과거력
- 우울, 거절, 자기혐오, 분리불안, 죄의식, 비인

결과: 충동 자가조절

주요중재	· 행동관리: 자해	· 충동조절 훈련	
제안된 중재	· 분노감 조절 보조 · 불안 감소 · 행동 관리 · 행동 수정 · 도주 예방	· 안전에 대한 환경관리 · 폭력방지를 위한 환경관리 · 화재 주의 · 제한 설정 · 환경 요법	· 환자와의 계약 · 물리적 억제법 · 격리 · 자가수정 보조 · 자기책임 증진

결과: 자해 억제

주요중재	· 분노감 조절 보조	· 행동관리: 자해	· 안전에 대한 환경관리
제안된 중재	· 불안 감소 · 제한구역 설정 · 행동 관리 · 행동 수정 · 평정법 · 인지 재 구조화 · 대응능력 강화 · 상담	· 정서지지 · 폭력방지를 위한 환경관리 · 충동조절훈련 · 제한설정 · 정서관리 · 상호목표설정 · 환자와의 계약 · 물리적 억제법	· 자기인식강화 · 자존감 강화 · 격리 · 안전감 강화 · 자존감 강화 · 자살 예방 · 감시: 안전

간호진단 172 : 피부통합성 장애 위험성
(Risk for impaired skin integrity)

정의: 피부가 변형되어가는 위험이 있는 상태이다.

위험요인

1) 외적

- 방사선
- 저체온 또는 고체온
- 배설과 분비
- 신체의 부동
- 습기
- 수분
- 기계적 요인(예: 마찰력, 압력, 억제대)
- 화학 물질
- 극단적인 연령

2) 내적

- 투약
- 발달상의 요인
- 대사율의 변화
- 영양 상태의 변화(예: 비만, 쇠약)
- 골격의 돌출
- 감각의 변화
- 순환의 변화
- 정신유전학적 요인
- 면역학적 요인
- 색소침착의 변화
- 피부 긴장도의 변화(탄력성의 변화)

결과: 부동의 결과: 생리적

주요중재	· 침상안정 간호	· 압박 간호	
제안된 중재	· 순환장애 예방을 위한 간호 · 말초 신경색전 간호 · 색전 예방을 위한 간호 · 운동증진: 근력훈련	· 운동증진: 신장 · 운동요법: 관절운동 · 운동요법: 근육조절 · 체위	· 욕창예방 · 단순 마사지 · 피부 감시 · 견인/부동 간호

결과: 피부 통합성: 피부와 점막

주요중재	· 압박 관리	· 욕창 예방	· 피부 감시
제안된 중재	· 절단 간호 · 목욕 · 침상 안정 간호 · 변실금 간호 · 회붕대 간호: 유지 · 항암요법 관리 · 순환장애 예방을 위한 간호	· 발 간호 · 절개부위 간호 · 감염통제 · 감염보호 · 라텍스 예방책 · 투약: 피부 · 투약 관리	· 영양 관리 · 장루 간호 · 체위 · 방사선 치료 관리 · 피부 간호: 국소치료 · 견인/부동 간호

결과: 상처 치유: 1차 유합

주요중재	· 절개부위 간호	· 상처 간호	
제안된 중재	· 절단환자간호 · 순환장애 예방을 위한 간호 · 수술실내 감염통제 · 감염 보호 · 투약	· 투약: 피부 · 영양 관리 · 피부 간호: 국소치료 · 피부 감시	· 부목 대기 · 교육: 처방된 약물 · 교육: 절차/치료 · 상처 간호: 폐쇄배액

간호진단 173 : 영적 고뇌 위험성(Risk for spiritual distress)

정의: 자신에게 힘을 주고, 자신의 한계를 초월하게 해 주는 영역들이 방해를 받아 모든 생명과 우주와의 조화로운 상호관계가 변화될 위험이 있는 상태이다.

위험요인

- 에너지 소모성 불안
- 낮은 자긍심
- 정신적 질병
- 신체적 질병
- 자기애의 장애
- 부족한 관계성
- 신체적 정신적 스트레스
- 물질남용
- 사랑하는 사람의 상실
- 천재지변
- 상황적 장애
- 용서하는 능력부족

결과: 희망

주요중재	· 희망 주입	· 영적지지	
제안된 중재	· 불안감소 · 대응능력강화 · 정서지지	· 용서촉진 · 애도작업증진 · 자기인식강화	· 지지집단 · 지지체계 강화 · 가치 명료화

결과: 영적 건강

주요중재	· 영적성장 촉진	· 영적지지	
제안된 중재	· 정서지지 · 용서 촉진 · 애도작업 증진 · 희망 주입	· 명상 촉진 · 정서 관리 · 종교적의례강화	· 회복력증진 · 지지 집단 · 가치 명료화

결과: 고통의 심각성

주요중재	· 희망주입	· 영적성장촉진	· 영적지지
제안된 중재	· 적극적 경청 · 예측지도 · 불안감소	· 대응능력강화 · 정서지지 · 애도작업증진	· 함께있기 · 지지집단 · 가치명료화

간호진단 174 : 영아 돌연사 증후군 위험성 (Risk for sudden infant death syndrome)

정의: 1세 이하 영아의 갑작스런 죽음을 초래할 위험요인이 있는 상태.

위험요인

변경할 수 있는 것

- 출산 시 저체중
- 조산
- 영아의 지나친 흥분
- 어린산모
- 복위로 잠자는 영아
- 측위로 잠자는 영아
- 산전간호 부족
- 산전태아의 흡연노출
- 산후영아의 흡연노출
- 푹신푹신한 요

변경할 수 없는 것

- 민족성
- 남성

결과: 양육: 영아/유아 신체적 안전

주요중재	· 부모교육: 영아	· 교육: 영아안전	
제안된 중재	· 예측지도 · 분만준비 · 가족참여증진	· 가족지지 · 영아간호	· 신생아 간호 · 소생술: 신생아

결과: 조산영아 조직화

주요중재	· 발달간호	· 교육: 영아안전	
제안된 중재	· 예측지도 · 영아간호 · 캥거루 요법	· 신생아 간호 · 부모교육: 영아 · 부모화강화	· 교육: 영아자극 · 체온조절

간호진단 175 : 질식 위험성(Risk for suffocation)

정의: 공기 흡입시 불충분한 공기공급에 의해 일어나는 예기치 못한 질식의 위험성이 있는 상태이다.

위험요인

1) 외적

- 닫혀있는 차고에서 시동 걸기
- 침상에서의 흡연
- 외부로 환기가 되지 않은 상태에서 난방기구 사용
- 비닐주머니를 가지고 놀거나 작은 물건을 입이나 코에 넣는 아이들
- 유아의 침상에 놓여져 있는 병이나 베개
- 많은 음식을 한 입에 가득 넣는 경우
- 문을 제거하지 않고 버린 냉장고 또는 냉동고
- 아이를 욕조나 풀장에 혼자 놔두는 경우
- 아이목에 걸어놓은 고무 젖꼭지
- 집안의 가스누출
- 낮게 달린 빨래줄

2) 내적

- 후각 능력의 저하
- 운동능력 감소
- 인지적 또는 정서적 장애
- 질병 또는 상해 과정
- 안전교육 부족
- 안전경고 부족

결과: 흡인 예방

주요중재	· 흡인 예방	· 호흡과 관련된 자료 감시	
제안된 중재	· 기도 관리 · 기도 흡인 · 인공기도 관리	· 안전에 대한 환경관리 · 체위	· 교육: 영아 안전 · 환기 보조

결과: 천식 자가관리

주요중재	· 기도관리	· 천식관리	
제안된 중재	· 기침장려 · 응급간호 · 안전에 대한 환경관리 · 투약	· 투약: 흡인 · 투약: 비강 · 투약: 구강 · 투약관리	· 호흡과 관련된 자료 감시 · 교육: 질병과정 · 교육: 처방된 약물 · 교육: 절차/치료

결과: 호흡 상태: 환기

주요중재	· 기도 관리	· 호흡과 관련된 자료 감시	
제안된 중재	· 인공기도 삽입 · 기도 흡인 · 인공기도 관리	· 흡인 예방 · 체위 · 감시	· 환기 보조 · 활력징후 감시

간호진단 176 : 자살 위험성(Risk for suicide)

정의: 자신에게 가하는 생명을 위협하는 상해의 위험이 있는 상태.

위험요인

행동적
- 총을 구매함
- 의지변화
- 자기물건을 다른 사람에게 줌
- 자살시도의 과거력

충동성
- 의지를 굳힘
- 현저한 태도 변화
- 현저한 행동 변화
- 현저한 학교성적 변화
- 약을 모아둠
- 심각한 우울증에서 갑작스런 회복

인구통계학적
- 연령(예: 노인, 젊은 성인남자, 청소년)
- 이혼한 사람
- 남성
- 인종(예: 백인, 미국원주민)
- 과부

신체적
- 만성통증
- 신체질병
- 말기질환

상황적
- 소년수용소, 감옥, 결손가정, 집단수용소에서 살고 있는 청소년
- 경제적불안정
- 공공시설에 수용
- 혼자 사는 경우
- 자율성 상실
- 독립성 상실
- 집에 총이 있음
- 이사
- 은퇴

심리적
- 아동기학대
- 자살가족력
- 죄의식
- 동성애적 젊은이
- 정신병적 장애
- 정신질환
- 물질남용

사회적
- 집단자살
- 가족생활의 붕괴
- 규범적인 문제
- 슬픔
- 무력감
- 절망감
- 법적문제
- 외로움
- 중요한 관계상실
- 지지체계 부족
- 사회적 고립

언어적
- 자신을 죽이겠다고 위협함
- 죽고 싶다고 말함

결과: 마음의 평정

주요중재	· 정서관리		
제안된 중재	· 적극적경청 · 대응능력강화 · 상담	· 망상관리 · 죄책감극복증진 · 투약관리	· 자살예방 · 지지집단

결과: 자살 자제

주요중재	· 행동관리: 자해	· 자살예방	
제안된 중재	· 분노감조절보조 · 제한구역설정 · 행동수정 · 대응능력강화 · 상담	· 망상관리 · 안전에 대한 환경관리 · 죄책감극복증진 · 충동조절훈련 · 투약관리	· 정서관리 · 환자와의 계약 · 감시: 안전 · 치료그룹

결과: 삶에 대한 의지

주요중재	· 희망주입	· 영적지지	· 자살예방
제안된 중재	· 대응능력강화 · 상담 · 정서지지 · 죄책감극복증진	· 정서관리 · 이사스트레스감소 · 자기인식강화 · 자존감강화	· 사회화증진 · 지지집단 · 지지체계강화 · 가치명료화

간호진단 177 : 외상 위험성(Risk for trauma)

정의: 우발적인 조직 손상의 위험이 두드러진 상태이다. (예: 상처, 화상, 골절)

위험요인

1) 외적

- 우범지대와 취약성 대상자
- 그릇의 손잡이가 난로의 앞쪽으로 있는 경우
- 칼집에 넣어 두지 않은 칼
- 침상안정 대상자를 위한 호출 장치가 부적절한 경우
- 높은 침대
- 부적절하게 보관된 가연성 물질이나 부식 물질(예: 성냥, 기름 묻은 깔개, 잿물)
- 가연성이 높은 어린이 의복이나 장난감
- 막힌 통로
- 지붕에 매달린 커다란 고드름
- 안전벨트 미사용이나 잘못 사용
- 태양 등 방사선에 과다 노출
- 과부하 된 전기 콘센트
- 과부하 된 퓨즈 상자
- 차도, 골목길, 기찻길 주변에서 놀거나 일하는 경우
- 폭죽이나 화약을 가지고 노는 경우
- 잠그지 않고 보관된 총이나 총탄들
- 빨리 움직이는 기계, 공장벨트, 도르래를 만지는 경우
- 마루나 계단에 쓰레기나 액체를 엎지른 경우

- 고장난 가사 도구
- 매우 뜨거운 물에서 목욕하는 경우(어린이 혼자 목욕하는 경우)
- 손잡이나 미끄럼 방지 장치가 안된 욕조
- 성냥, 양초, 담배, 예리한 모서리가 있는 장난감을 가지고 노는 어린이
- 문이 없는 높은 계단에서 노는 어린이
- 차의 앞좌석에 앉은 어린이
- 가스화로 또는 오븐에 불이 늦게 붙는 경우
- 매우 찬 것을 만지는 경우
- 난로에 기름기 있는 쓰레기를 모아놓는 경우
- 기계적으로 불안전한 자동차 운전
- 미끄러운 복도(젖거나 심한 왁스칠)
- 침상이나 산소 근처에서의 흡연
- 안전모를 착용하지 않고 오토바이를 타거나 어른 자전거에 어린이를 태운 경우
- 눈이 있거나 얼음이 얼어있는 계단, 복도
- 고정되어 있지 않은 깔개
- 필요한 시력 보조기구 없이 운전하는 경우
- 음주 후나 약물 복용후의 운전
- 과속운전 · 불이 꺼진 방의 출입
- 화학물질이나 휘발유를 사용하는 실험
- 위험한 기계에 노출
- 전기 플러그의 결함
- 벗겨진 전깃줄
- 산이나 알칼리를 만지는 경우
- 튼튼하지 않은 사다리나 의자 사용
- 금이 간 그릇이나 컵 사용
- 계단 난간이 튼튼하지 않거나 없는 경우
- 불꽃주위에서 비닐 앞치마나 날리는 옷을 입은 경우
- 안전장치가 미비한 화로나 히터
- 창문에 안전장치가 안 된 집에서 사는 어린이
- 거친 침상 홑이불 위에서 미끄러지거나 침상 억제대 안에서 발버둥치는 경우
- 가늘거나 낡은 냄비 집게의 사용
- 고정되어 있지 않은 전선
- 가스 누출 가능성
- 노면이나 건널목이 불안전한 상태

2) 내적

- 안전장비 구입이나 보수에 필요한 불충분한 재정
- 외상을 당한 과거력
- 안전예방 부족
- 균형 장애
- 큰 근육이나 작은 근육의 조정력 저하
- 손눈의 협동능력저하
- 안전교육 부족
- 시력 부족
- 촉각, 냉각, 온각 감소
- 인지 또는 정서장애
- 허약

결과: 개인 안전 행위

주요중재	· 안전에 대한 환경관리		
제안된 중재	· 행동 수정 · 건강 교육 · 위험 확인	· 발작주의 · 스포츠 상해예방 :청년 · 감시: 안전	· 교육: 영아 안전 · 교육: 유아 안전 · 차량안전 증진

결과: 신체적 상해 심각성

주요중재	· 안전에 대한 환경관리		
제안된 중재	· 환경 관리: 근로자 안전 · 환경적 위험보호 · 낙상방지	· 가정 환경 관리 보조 · 위험 확인 · 안전감 강화	· 감시: 안전 · 활력징후 감시

결과: 조직 통합성: 피부와 점막

주요중재	· 압박관리	· 피부 감시	
제안된 중재	· 목욕 · 항암요법 관리 · 순환장애 예방을 위한 간호 · 감염보호 · 투약: 피부	· 영양 관리 · 구강 건강 유지 · 체위 · 욕창 예방 · 방사선 치료 관리	· 자가간호 보조: 목욕/위생 · 자가간호 보조: 소변 · 자가간호 보조: 이동 · 단순 마사지 · 피부 간호: 국소치료

간호진단 178 : 긴급성 요실금 위험성
(Risk for urge urinary incontinence)

정의: 갑작스런 강한 자극(감각) 또는 긴박한 뇨의로 인하여 소변이 불수의적으로 배출되는 것에 대한 위험이 있는 상태이다.

위험요인

- 약물, 카페인, 알코올의 영향
- 방광염, 요도염, 종양, 신장 결석, 뇌교의 배뇨중추 위 중추신경계의 장애로 인한 배뇨근 과반사
- 수축력의 손상으로 인한 방광배뇨근 불안정
- 불수의적 괄약근 이완
- 비효율적인 배변 습관
- 작은 방광 용적

결과: 배뇨 조절

주요중재	· 방광 훈련	· 소변습관 훈련	
제안된 중재	· 생체자기 기어 · 수액 관리 · 수액감시	· 투약 · 투약관리 · 골반 근육 운동	· 자가간호 보조: 소변 · 요 배설 관리

결과: 배뇨

주요중재	· 요 배설 관리		
제안된 중재	· 수액 관리 · 수액 감시	· 투약 · 자가간호 보조: 소변	· 도뇨법

간호진단 179 : 타인에 대한 폭력 위험성(Risk for other-directed violence)

정의: 개인이 타인에게 신체적, 정신적 그리고 성적으로 해가 될 수 있는 행위를 행할 위험이 있는 상태이다.

위험요인

- 신체 언어: 경직된 자세, 주먹을 쥐거나 이를 악무는 행동, 활동과다, 왔다 갔다 하기, 숨이 참, 위협하는 자세
- 다른 사람을 폭력한 과거력 (예: 누군가를 때리고 걷어차고, 할퀴고 물건을 던지는 행동, 누군가를 무는 행동, 강간의 시도, 강간, 성적 괴롭힘, 타인에게 방뇨/배변을 하는 행동)
- 폭력 위협에 대한 과거력 (예: 소유물에 대한 언어적 위협, 타인에게 언어적 위협, 사회적 위협, 저주하고 위협하는 편지, 위협하는 몸짓, 성적 위협)
- 폭력적인 반사회적 행동의 과거력 (예: 훔치는 행동, 강제적인 차용, 특권의 주장, 회합에 대한 집요한 방해, 식사 거부, 투약 거부, 지시에 대한 무시)
- 간접적인 폭력의 과거력 (예: 옷을 찢는 행동, 벽에서 물건을 떼내는 행동, 벽에 낙서하는 행동, 마루에 방뇨하고 배변하는 행위, 밟아 부수는 행동, 화를 잘내는 성미, 복도에서 달리는 행동, 소리 지르기, 물건 던지기, 창문 깨뜨리기, 문을 세게 두드리는 행동, 성적 접근행동)
- 신경학적 손상 (예: Positive EEG, CAT, MRI, 신경학상의 결과들, 두부외상; 간질)
- 인지적 손상 (예: 학습불능, 주의력 부족 장애, 지적 기능 감소)
- 아동학대 과거력
- 가족폭력 목격의 과거력
- 동물 학대
- 화재 상황
- 태아기/분만시의 합병증/기형
- 약물/알코올 남용의 과거력
- 병적인 중독
- 정신병적 증후군 (예: 청각적, 시각적, 명령환상 : 과대망상 : 흐트러지고 산만하거나 비논리적인 사고과정)
- 자동차 위반 (예: 빈번한 교통 위반, 분노 완화를 위한 자동차 사용)
- 자살행동
- 무기의 이용/소유
- 충동

결과: 학대 중지

주요중재	· 학대예방 지원	· 행동관리	
제안된 중재	· 학대예방 지원: 아동 · 학대예방 지원: 가족 동반자 · 학대예방 지원: 노인	· 분노감 조절 보조 · 대응능력 강화 · 상담	· 폭력방지를 위한 환경 관리 · 위험 확인 · 자존감 강화

결과: 학대 행위 자기 억제

주요중재	· 분노감 조절보조	· 폭력방지를 위한 환경관리	
제안된 중재	· 학대예방 지원 · 학대예방 지원: 아동 · 학대예방 지원: 가족동반자 · 학대예방 지원: 노인 · 행동관리 · 성적행동관리 · 행동 수정	· 대응능력 강화 · 상담 · 정서지지 · 안전에 대한 환경관리 · 충동조절 훈련 · 의뢰 · 위험 확인	· 자가수정 보조 · 자기책임 증진 · 알코올 및 약물사용 치료 · 알코올 및 약물사용 치료: 금주 · 알코올 및 약물사용 치료 : 약물 금단 · 감시

결과: 충동 자가조절

주요중재	· 분노감조절보조	· 충동 조절 훈련	
제안된 중재	· 불안 감소 · 행동 관리 · 행동 수정: 사회적 기술 · 안전에 대한 환경관리	· 폭력방지를 위한 환경 관리 · 화재 주의 · 제한 설정 · 환자와의 계약	· 물리적 억제법 · 격리 · 자가수정 보조 · 자기책임 증진

간호진단 180 : 본인에 대한 폭력 위험성(Risk for self-directed violence)

정의: 개인이 자기 자신에게 신체적, 정신적 그리고 성적으로 해로울 수 있는 행위를 할 위험이 있는 상태이다.

위험요인

- 자살관념(빈번하고 강한 지속성)
- 다양한 자살 시도의 과거력
- 자살계획(명확하고 구체적인 치사율 ; 파괴적인 수단의 방법과 유용성)
- 행동적 단서(예: 버림받은 사랑의 이야기를 쓰거나 거부당했던 중요한 사람에게 화난 메시지를 주거나 개인적인 물건을 주거나 커다란 생명보험에 들기)
- 언어적 단서(예: 죽음에 대해 말하는 것, "내가 없는 게 더 낫다" 약물의 치사량에 대한 질문)
- 감정적인 상태(희망 없음, 절망, 불안 증가, 갑작스런 공포, 분노, 적개심)
- 정신건강(심각한 우울, 정신병, 심한 성격장애, 알코올 중독이나 약물남용)
- 신체적 건강(건강염려증, 만성 혹은 말기 질환)
- 고용상태(실직, 최근 직업 상실/실패)
- 15-19세, 45세 이상
- 결혼상태(독신, 미망인, 이혼상태)
- 갈등적인 대인관계
- 직업(회장, 회사 경영자, 소유인, 전문직, 반 기술직 노동자)
- 혼란스럽거나 갈등적이고 자살력이 있는 가족배경
- 성적 성향(양성[활동적], 동성[비활동적])
- 개인적 자원(성취 부족, 통찰력 부족)
- 사회적 지원(신뢰관계 부족, 사회적 고립, 무반응적 가족)
- 자가성애적 성 활동에 종사하는 사람

결과: 충동 자가조절

주요중재	· 충동조절 훈련		
제안된 중재	· 분노감 조절 보조 · 불안 감소 · 제한구역 설정 · 행동 관리 · 행동 관리: 활동과다/부주의	· 행동 관리: 자해 · 행동 수정 · 안전에 대한 환경관리 · 폭력방지를 위한 환경관리 · 제한 설정	· 환자와의 계약 · 물리적 억제법 · 자가수정 보조 · 자기책임 증진

결과: 자해 억제

주요중재	· 행동관리: 자해	· 폭력방지를 위한 환경관리	
제안된 중재	· 분노감 조절 보조 · 불안 감소 · 제한구역 설정 · 행동 수정 · 인지 재 구조화 · 대응능력 강화	· 상담 · 정서지지 · 안전에 대한 환경관리 · 충동조절 훈련 · 제한 설정 · 정서 관리	· 환자와의 계약 · 물리적 억제법 · 안전감 강화 · 자살예방 · 감시: 안전

결과: 자살 자제

주요중재	· 행동 관리: 자해	· 폭력방지를 위한 환경관리	· 자살 예방
제안된 중재	· 제한구역 설정 · 인지 재 구조화 · 대응능력 강화 · 상담 · 망상 관리 · 도주 예방 · 정서지지	· 안전에 대한 환경 관리 · 환각 관리 · 희망주입 · 충동조절 훈련 · 정서 관리 · 환자와의 계약	· 물리적 억제법 · 안정감 강화 · 격리 · 알코올 및 약물사용 예방 · 지지 집단 · 감시: 안전

5. 간호결과(NOC)의 측정지표

1) 간호결과 측정척도

간호중재의 효과성을 사정함에 있어 도움이 되기 위해서는 간호에 의해 영향을 받고 간호실무의 모든 측면을 사정할 수 있도록 충분히 포괄적인 결과와 지표가 규명되어야 한다. NOC에서 간호에 민감한 결과의 지표는 간호중재에 민감한 결과를 지칭하는 구체적인 변수이며, 이는 환자상태의 평가시 이용될 수 있는 관찰가능한 구체적 수준의 환자의 상태, 행위 또는 자가 보고된 인지평가이다. 목표와 기대되는 결과를 구분지어 생각할 경우 NOC의 결과명은 목표와 유사하고 지표는 기대되는 결과와 유사하다. NOC의 각 지표는 5점 척도로 되어있어 주어진 시점에서 해당지표에 대한 대상자의 실제 상태를 평가하기 위해 사용된다.

간호에 민감한 결과측정척도는 어떤 지표가 어떻게 측정되어야 하고, 측정된 지표를 어떻게 수량화 하는가를 정밀하게 서술하는 조직화나 활동을 의미하며, 그 수량화는 연속성을 반영한다. 결과는 환자상태, 행위, 인지를 나타내는 변화하는 개념이므로 개념을 측정하는 방법이 필수적이며, 5점 척도의 likert형 측정 도구가 개발되었고 각 도구에서 5점은 가장 바람직한 상태를 나타낸다. NOC에서 사용된 나타난 측정척도들은 아래와 같다.

척도	1점	2점	3점	4점	5점
1	극도로 손상됨	상당히 손상됨	보통으로 손상됨	약간 손상됨	전혀 손상되지 않음
2	정상범위에서 극도로 벗어남	정상범위에서 상당히 벗어남	정상범위에서 보통정도 벗어남	정상범위에서 약간 벗어남	정상범위에서 벗어나지 않음
3	적절치 않음	약간 적절함	보통으로 적절함	상당히 적절함	완전히 적절함
4	10 이상	7 – 9	4 – 6	1 – 3	없음
5	없음	한정됨	보통	상당함	광대함
6	전혀 긍정적이지 않음	드물게 긍정적임	때때로 긍정적임	자주 긍정적임	항상 긍정적임
7	매우 약함	약함	보통	강함	매우 강함
8	전혀 나타나지 않음	드물게 나타남	때때로 나타남	자주 나타남	항상 나타남
9	심각함	상당함	보통	약간	없음
10	매우 나쁨	나쁨	보통	좋음	매우 좋음
11	만족스럽지 않음	약간 만족함	보통	매우 만족함	항상 만족함
12	항상 나타남	자주 나타남	때때로	드물게	전혀 나타나지 않음
13	증거가 없음	증거가 한정됨	보통정도의 증거	상당한 증거	충분한 증거
14	광대함	상당함	적절함	한정됨	없음

2) 측정척도에 따른 간호결과분류

간호결과분류에 사용된 측정 척도들의 수를 줄이려고 노력해오고 있으나 현재 14개의 척도가 385개 간호결과에 사용되었다. 298개의 간호결과에는 한 가지 척도만이 사용되었고 그 이외에는 두 가지 척도가 조합적으로 사용되었다. 결과들이 상태, 인지 및 행위에 초점을 두고 있기 때문에 결과의 초점에 들어맞는 다양한 측정척도들이 필요한 것은 당연한 일이다. 다음 표는 척도의 정의와 측정시 그 척도가 사용되는 간호결과들을 구분하여 제시한 내용이다.

척도 1: 극도로 손상됨 - 상당히 손상됨 - 보통으로 손상됨 - 약간 손상됨 - 전혀 손상되지 않음

정의: 건강이나 안녕의 손상정도
결과명(N=38):

활동내구성
이동
이동: 휠체어
식욕
체위변경: 자기주도
돌봄 제공자의 신체적 건강
인지력
지남력
안위상태
안위상태: 환경
안위상태: 사회문화적
의사소통
의사소통: 표현력
의사소통: 수용 능력
집중력
조정운동
의사결정
정보처리
기억력
기동력
개인적 건강 상태
신체적 건강
조산 영아 조직화
휴식
자가간호: 일상생활 활동
자가간호: 목욕
자가간호: 옷 입기
자가간호: 음식섭취
자가간호: 위생
자가간호: 도구적 일상생활 활동
자가간호: 경구 및 국소투약
자가간호: 구강 위생
자가간호: 비경구투약
자가 간호: 배뇨/배변
자가간호 상태
골격 기능
영적 건강
이동 수행

척도 2: 정상범위에서 극도로 벗어남 - 정상범위에서 상당히 벗어남 - 정상범위에서 보통정도 벗어남 - 정상범위에서 약간 벗어남 - 벗어나지 않음

정의: 표준이나 규정된 기준으로 부터 벗어남의 정도
결과명(N=25):

혈당수준
몸무게: 체질량
태아상태: 산전
태아상태: 분만중
성장
관절운동
관절운동: 발목
관절운동: 팔꿈치
관절운동: 무릎
관절운동: 목
관절운동: 수동적
관절운동: 어깨
관절운동: 척추
관절운동: 손목
신생아 적응
영양상태
영양상태: 생화학적 측정
영양상태: 에너지
생리적 노화
신체적 성숙: 여성
신체적 성숙: 남성
감각 기능
활력징후
체중: 체질량

척도 3: 적절치 않음 - 약간 적절함 - 보통으로 적절함 - 상당히 적절함 - 완전히 적절함

정의: 바람직한 상태에 도달하기 위한 양이나 질의 충분한 정도

결과명(N=17):

학대 보호
모유수유 관계 형성: 유아
모유수유 관계 형성: 모성
모유수유 유지
모유수유 중단
돌봄 제공자의 가정간호 준비
돌봄 제공자의 수행: 직접 간호
돌봄 제공자의 수행: 간접 간호
돌봄 제공자 역할의 지원
지역사회 재난대비
지역사회 재난대응
사회적 지지
영양 상태: 음식 및 수분 섭취
영양 상태: 영양소 섭취
절차 전 준비성
역할 수행
안전한 가정환경

척도 4: 10 이상 - 7~9 - 4~6 - 1~3 - 없음

정의: 발생 횟수

결과명(N=2):

낙상 발생
도주 발생

척도 5: 없음 - 한정됨 - 보통 - 상당함 - 광대함

정의: 일 개인이 영향을 받고 있는 범위

결과명(N=5):

학대 중지
학대 회복
학대 회복: 재정적
학대 회복: 신체적
방치 중단

척도 6: 전혀 긍정적이지 않음 - 드물게 긍정적임 - 때때로 긍정적임 - 자주 긍정적임 - 항상 긍정적임

정의: 지각이나 특성을 긍정적으로 수용하는 빈도

결과명(N=3):

신체상
돌봄 제공자-환자 관계
자존감

척도 7: 매우 약함 - 약함 - 보통 - 강함 - 매우 강함

정의: 강함의 정도

결과명(N=6)

건강 신념
건강 신념: 인지된 수행 능력
건강 신념: 인지된 통제력
건강 신념: 인지된 자원
건강 신념: 인지된 위협
건강에 대한 견해

척도 8: 전혀 나타나지 않음 – 드물게 나타남 – 때때로 나타남 – 자주 나타남 – 항상 나타남

정의: 보고나 행동에 의해 밝혀지는 빈도

결과명(N=104)

학대행위 자기 억제
수용: 건강상태
신체적 장애에 대한 적응
치료 이행행위
치료 이행행위: 건강 식단
공격성 조절
알콜남용 중단 행동
불안 조절
흡인 예방
신체역학 수행
심질환과 자가 관리
환자입원에 대한 돌봄 제공자의 적응
아동발달: 1개월
아동발달: 2개월
아동발달: 4개월
아동발달: 6개월
아동발달: 12개월
아동발달: 2세
아동발달: 3세
아동발달: 4세
아동발달: 5세
아동발달: 학령기
아동발달: 청소년기
순응 행위
순응 행위: 처방 식이
순응 행위: 처방 약물
대응
우울 조절
당뇨 자가 관리
위엄있는 죽음
퇴원 준비: 지원받는 생활
왜곡된 사고에 대한 통제
약물 남용 중단 행동
도주 습관 위험
에너지 보존
낙상 예방행위
가족 대응
가족 기능
가족 통합성
가족 정상화
전문 간호에 가족의 참여
가족 회복력
가족의 사회적 분위기
치료 중 가족 지지
두려움 조절
비통감 해소
건강증진 행위
건강추구 행위
청력 보상 행위
환부에 대한 주의
희망
정체성
면역 행위
충동 자가 조절
여가 활동 참여
동기
다발성 경화증 자가 관리
오심과 구토 조절
장루 자가 간호
통증조절
부모–영아 애착
양육: 청소년 신체적 안정
양육: 초기/중기 아동기 신체적 안정
양육: 영아/ 유아 신체적 안정
양육수행
양육: 심리사회적 안전
보건의료 결정 참여
개인적 자율성
개인적 회복력
개인적 안전 행동
놀이참여
산후 모성 건강 행위
산전 건강 행위
심리사회적 적응: 생활 변화
위험 통제
위험 통제: 음주
위험 통제: 암
위험 통제: 심혈관계 건강
위험 통제: 약물 사용
위험 통제: 청각 손상
위험 통제: 고체온
위험 통제: 저체온
위험 통제: 감염 과정
위험 통제: 성병
위험 통제: 태양 노출
위험 통제: 담배 사용
위험 통제: 원하지 않은 임신
위험 통제: 시력 손상
위험 발견
발작 조절
간호에 대한 자가 지시
자해 억제
성 기능
성주체성
금연 행위
사회적 상호작용 기술
사회적 참여
자살 자제
증상 조절
행위: 병 또는 부상
시야보상 행위
체중증가 행위
체중감소 행위
체중유지 행위

척도 9: 심각함 – 상당함 – 보통 – 약간 – 없음

정의: 부정적이거나 불리한 상태나 반응의 정도

결과명(N=28)

급성 혼돈 수준
초초감 수준
알러지 반응: 국소적
알러지 반응: 전신의
불안 수준
혈액손실 심각성
수혈 반응
돌봄 제공자의 스트레스원
우울 수준
불편감 수준
공포의 수준
공포의 수준: 아동
체액과다 심각성
과잉행동 수준
감염 심각성
감염 심각성: 신생아
외로움 심각성
오심과 구토: 파괴적 영향
오심과 구토: 심각성
통증: 부정적인 심리적 반응
신체적 상해 심각성
스트레스 수준
물질 중독 결과
물질 금단 심각성
고통의 심각성
증상 심각성
증상 심각성: 폐경전후
증상 심각성: 월경 전 증후군

척도 10: 매우 나쁨 – 나쁨 – 보통 – 좋음 – 매우 좋음

정의: 바람직한 상태에 근접한 정도

결과명(N=8)

지역사회 능력
지역사회 건강 상태
지역사회 건강 상태: 면역
지역사회 위험 통제: 만성 질병
지역사회 위험 통제: 전염성 질병
지역사회 위험 통제: 납 노출
지역사회 위험성 통제: 폭력
지역사회 폭력 수준

척도 11: 만족스럽지 않음 – 약간 만족함 – 보통 – 매우 만족함 – 항상 만족함

정의: 긍정적 기대에 대한 지각 정도

결과명(N=20)

돌봄 제공자의 안녕
대상자 만족
대상자 만족: 간호 자원에의 접근성
대상자 만족: 사례 관리
대상자 만족: 의사소통
대상자 만족: 간호의 지속성
대상자 만족: 문화적 욕구 충족
대상자 만족: 기능적 도움
대상자 만족: 신체적 간호
대상자 만족: 권리 보호
대상자 만족: 심리적 간호
삶의 질
대상자 만족: 안전
대상자 만족: 증상 조절
대상자 만족: 교육
대상자 만족: 간호의 기술적 측면
개인적인 안녕

척도 5: 없음 – 한정됨 – 보통 – 상당함 – 광대함

정의: 알고 있는 인지적 정보의 정도

결과명(N=42)

지식: 관절염 관리
지식: 낙상 예방
지식: 천식 관리

지식: 생식능력 증진	지식: 양육	지식: 건강행위
지식: 개인의 안전	지식: 건강증진	지식: 신체 역학
지식: 건강자원	지식: 모유수유	지식: 고혈압 관리
지식: 암 관리	지식: 질병 간호	지식: 암 위협 감소
지식: 영아 간호	지식: 울혈성 심부전 관리	지식: 감염 관리
지식: 아동 신체적 안전	지식: 진통과 분만	지식: 임신 예방
지식: 투약	지식: 심부전 관리	지식: 다발성 경화증 관리
지식: 우울 관리	지식: 장루 간호	지식: 당뇨병 관리
지식: 통증 관리	지식: 식이	지식: 처방된 활동
지식: 질병 과정	지식: 미숙아 간호	지식: 에너지 보존
지식: 성기능	지식: 산후 모성 건강	지식: 물질 사용통제
지식: 임신 전 모성 건강	지식: 치료요법	지식: 임신
지식: 체중 관리	지식: 임신중/산후 성기능	

척도 1: 극도로 손상됨 - 상당히 손상됨 - 보통으로 손상됨 - 약간 손상됨 - 전혀 손상되지 않음
&
척도 9: 심각함 - 상당함 - 보통 - 약간 - 없음

결과명(N=35)

균형	면역상태	수면
배변	신장기능	학생 건강상태
돌봄제공자의 정서적 건강	투약반응	연하상태
안위상태: 신체적	신경계 상태	연하상태: 식도 부분
안위상태: 심리영적	신경계 상태: 자율신경	연하상태: 구강 부분
편안한 죽음	신경계 상태: 중추 운동 조절	연하상태: 인두 부분
내구력	신경계 상태: 의식	체온조절
가족 건강상태	신경계 상태: 뇌신경 감각/운동기능	체온조절: 신생아
피로수준	신경계 상태: 말초	조직 통합성: 피부와 점막
체액균형	신경계 상태: 척수 감각/운동 기능	배뇨
위장관 기능	구강 건강	삶에 대한 의지
혈액투석 접근성	수화	

척도 2: 정상범위에서 극도로 벗어남 - 정상범위에서 상당히 벗어남 - 정상범위에서 보통정도 벗어남 - 정상범위에서 약간 벗어남 - 벗어나지 않음
&
척도 9: 심각함 - 상당함 - 보통 - 약간 - 없음

결과명(N=27)

혈액응고	면역상태	수면
심박효율	신장기능	학생 건강상태
심폐상태	투약반응	연하상태
순환상태	신경계 상태	연하상태: 식도 부분
전해질 및 산/염기 균형	신경계 상태: 자율신경	연하상태: 구강 부분

모성상태: 산전	신경계 상태: 중추 운동 조절	연하상태: 인두 부분
모성상태: 분만중	신경계 상태: 의식	체온조절
모성상태: 산후	신경계 상태: 뇌신경 감각/운동기능	체온조절: 신생아
인공호흡기 반응: 성인	신경계 상태: 말초	조직 통합성: 피부와 점막
인공호흡기 제거반응: 성인	신경계 상태: 척수 감각/운동 기능	배뇨
	구강 건강	삶에 대한 의지

척도 5: 없음 – 한정됨 – 보통 – 상당함 – 광대함
&
척도 14: 광대함 – 상담함 – 보통 – 한정됨 – 없음

결과명(N=8)

학대회복: 감정적	화상 치유	상처치유: 일차 유합
학대회복: 성적	화상 회복	상처치유: 이차 유합
골 치유	방치 회복	

척도 8: 전혀 나타나지 않음 – 드물게 나타남 – 때때로 나타남 – 자주 나타남 – 항상 나타남
&
척도 12: 항상 나타남 – 자주 나타남 – 때때로 나타남 – 드물게 나타남 – 전혀 나타나지 않음

결과명(N=11)

천식 자가관리	발달: 성인 중기	정신운동 에너지
배변 조절	발달: 성인 초기	안전한 배회
아동의 입원생활 적응	퇴원준비: 독립적인 생활	배뇨 조절
발달: 성인후기	마음의 평정	

척도 9: 심각함 – 상당함 – 보통 – 약간 – 없음
&
척도 1: 극도로 손상됨 – 상당히 손상됨 – 보통으로 손상됨 – 약간 손상됨 – 전혀 손상되지 않음

결과명(N=5)

돌봄제공자의 생활양식 방해	부동의 결과: 심리–인지적	통증: 파괴적 영향
부동의 결과; 생리적	면역 과민반응	

척도 9: 심각함 – 상당함 – 보통 – 약간 – 없음
&
척도 2: 정상범위에서 극도로 벗어남 – 정상범위에서 상당히 벗어남 – 정상범위에서 보통정도 벗어남 – 정상범위에서 약간 벗어남 – 정상범위에서 벗어나지 않음

결과명(N=1)

통증 수준

---

3) 측정 지표 및 척도

385개 간호결과별로 결과명에 대한 정의, 지표목록 및 측정척도를 서술하고자 한다. 이에 앞서 NOC의 385개 간호결과명을 알파벳순으로 서술하고, 각 간호결과명에 대한 정의, 지표목록 및 Likert형의 5점척도의 내용이 수록되어 있는 해당 페이지표시는 아래와 같다.

	영문결과명(알파벳순)	한글결과명	해당페이지
199	Knowledge: Conception Prevention	지식: 임신 예방	351
200	Knowledge: Congestive Heart Failure Management	지식: 울혈성 심부전 관리	352
201	Knowledge: Depression Management	지식: 우울 관리	352
202	Knowledge: Diabetes Management	지식: 당뇨병 관리	353
203	Knowledge: Diet	지식: 식이	354
204	Knowledge: Disease Process	지식: 질병 과정	354
205	Knowledge: Energy conservation	지식: 에너지 보존	355
206	Knowledge: Fall Prevention	지식: 낙상 예방	355
207	Knowldege: Fertility Promotion	지식: 생식능력 증진	356
208	Knowledge: Health Behaviors	지식: 건강 행위	356
209	Knowledge: Health Promotion	지식: 건강 증진	357
210	Knowledge: Health Resources	지식: 건강 자원	357
211	Knowledge: Hypertension Management	지식: 고혈압 관리	358
212	Knowledge: Illness Care	지식: 질병 간호	358
213	Knowledge: Infant Care	지식: 영아 간호	359
214	Knowledge: Infection Management	지식: 감염 관리	359
215	Knowledge: Labor and Delivery	지식: 진통과 분만	360
216	Knowledge: Medication	지식: 투약	360
217	Knowledge: Multiple Sclerosis Management	지식: 다발성 경화증 관리	361
218	Knowledge: Ostomy Care	지식: 장루 간호	361
219	Knowledge: Pain Management	지식: 통증 관리	362
220	Knowledge: Parenting	지식: 양육	362
221	Knowledge: Personal Safety	지식: 개인의 안전	363
222	Knowledge: Postpartum Maternal Health	지식: 산후 모성 건강	363
223	Knowledge: Preconception Maternal Health	지식: 임신전 모성 건강	364
224	Knowledge: Pregnancy	지식: 임신	364
225	Knowledge: Pregnancy & Postpartum Sexual Functioning	지식: 임신/산후 성기능	365
226	Knowledge: Prescribed Activity	지식: 처방된 활동	365
227	Knowledge: Preterm Infant Care	지식: 미숙아 간호	366
228	Knowledge: Sexual Functioning	지식: 성 기능	366
229	Knowledge: Substance Use Control	지식: 물질 사용 통제	367
230	Knowledge: Treatment Procedure	지식: 치료 절차	367
231	Knowledge: Treatment Regimen	지식: 치료 요법	368

	영문결과명(알파벳순)	한글결과명	해당페이지
265	Ostomy Self-Care	장루 자가 간호	385
266	Pain: Adverse Psychological Response	통증: 부정적인 심리적 반응	385
267	Pain Control	통증 조절	386
268	Pain: Disruptive Effects	통증: 파괴적 영향	386
269	Pain Level	통증 수준	387
270	Parent-Infant Attachment	부모-영아 애착	387
271	Parenting: Adolescent Physical Safety	양육: 청소년 신체적 안전	388
272	Parenting: Early/Middle Childhood Physical Safety	양육: 초기/중기 아동기 신체적 안전	388
273	Parenting: Infant/Toddler Physical Safety	양육: 영아/유아 신체적 안전	389
274	Parenting Performance	양육 수행	390
275	Parenting: Psychosocial Safety	양육: 심리사회적 안전	390
276	Participation in Health Care Decisions	보건 의료 결정 참여	391
277	Personal Autonomy	개인적 자율성	391
278	Personal Health Status	개인적 건강상태	392
279	Personal Resiliency	개인적 회복력	392
280	Personal Safety Behavior	개인 안전 행위	393
281	Personal Well-Being	개인적 안녕	393
282	Physical Aging	신체적 노화	394
283	Physical Fitness	신체적 건강	394
284	Physical Injury Severity	신체적 상해 심각성	395
285	Physical Maturation: Female	신체적 성숙: 여성	395
286	Physical Maturation: Male	신체적 성숙: 남성	395
287	Play Participation	놀이 참여	396
288	Postpartum Maternal Health Behavior	산후 모성 건강 행위	396
289	Post-Procedure Recovery	절차 후 회복	397
290	Prenatal Health Behavior	산전 건강 행위	397
291	Pre-Procedure Readiness	절차 전 준비성	398
292	Preterm Infant Organization	조산 영아 조직화	398
293	Psychomotor Energy	정신운동 에너지	399
294	Psychosocial Adjustment: Life Change	심리사회적 적응: 생활 변화	399
295	Quality of Life	삶의 질	400
296	Respiratory Status	호흡 상태	400
297	Respiratory Status: Airway Patency	호흡 상태: 기도 개방	401
298	Respiratory Status: Gas Exchange	호흡 상태: 가스 교환	401

	영문결과명(알파벳순)	한글결과명	해당페이지
299	Respiratory Status: Ventilation	호흡 상태: 환기	402
300	Rest	휴식	402
301	Risk Control	위험 통제	403
302	Risk Control: Alcohol Use	위험 통제: 음주	403
303	Risk Control: Cancer	위험 통제: 암	404
304	Risk Control: Cardiovascular Health	위험 통제: 심혈관 건강	404
305	Risk Control: Drug Use	위험 통제: 약물 사용	405
306	Risk Control: Hearing Impairment	위험 통제: 청력 손상	405
307	Risk Control: Hyperthermia	위험 통제: 고체온	406
308	Risk Control: Hypothermia	위험 통제: 저체온	406
309	Risk Control: Infectious Process	위험 통제: 감염과정	407
310	Risk Control: Sexually Transmitted Diseases (STD)	위험 통제: 성 전염성 질환	407
311	Risk Control: Sun Exposure	위험 통제: 태양 노출	408
312	Risk Control: Tobacco Use	위험 통제: 담배 사용	408
313	Risk Control: Unintended Pregnancy	위험 통제: 원하지 않는 임신	409
314	Risk Control: Visual Impairment	위험 통제: 시력 손상	409
315	Risk Detection	위험 발견	410
316	Role Performance	역할 수행	410
317	Safe Home Environment	안전한 가정환경	411
318	Safe Wandering	안전한 배회	412
319	Seizure Control	발작 조절	412
320	Self-Care Status	자가 간호 상태	413
321	Self-Care: Activities of Daily Living (ADL)	자가 간호: 일상 생활 활동	413
322	Self-Care: Bathing	자가 간호: 목욕	414
323	Self-Care: Dressing	자가 간호: 옷입기	414
324	Self-Care: Eating	자가 간호: 음식섭취	415
325	Self-Care: Hygiene	자가 간호: 위생	415
326	Self-Care: Instrumental Activities of Daily Living (IADL)	자가 간호: 도구적 일상 생활 활동	416
327	Self-Care: Non-Parenteral Medication	자가 간호: 경구 및 국소투약	416
328	Self-Care: Oral Hygiene	자가 간호: 구강 위생	417
329	Self-Care: Parenteral Medication	자가 간호: 비경구 투약	417
330	Self-Care: Toileting	자가 간호: 배뇨/배변	418
331	Self-Direction of Care	간호에 대한 자가 지시	418

	영문결과명(알파벳순)	한글결과명	해당페이지
332	Self-Esteem	자존감	419
333	Self-Mutilation Restraint	자해 억제	419
334	Sensory Function	감각 기능	420
335	Sensory Function: Cutaneous	감각 기능: 촉각	420
336	Sensory Function: Hearing	감각 기능: 청각	421
337	Sensory Function: Proprioception	감각 기능: 고유수용감각	421
338	Sensory Function: Taste & Smell	감각 기능: 미각과 후각	422
339	Sensory Function: Vision	감각 기능: 시각	422
340	Sexual Functioning	성 기능	423
341	Sexual Identity: Acceptance	성 주체성: 수용	423
342	Skeletal Function	골격 기능	424
343	Sleep	수면	424
344	Smoking Cessation Behavior	금연 행위	425
345	Social Interaction Skills	사회적 상호작용 기술	425
346	Social Involvement	사회적 참여	426
347	Social Support	사회적 지지	426
348	Spiritual Health	영적 건강	427
349	Stress Level	스트레스 수준	427
350	Student Health Status	학생 건강 상태	428
351	Substance Addiction Consequences	물질 중독 결과	429
352	Substance Withdrawal Severity	물질 금단 심각성	429
353	Suffering Severity	고통의 심각성	430
354	Suicide Self-Restraint	자살 자제	430
355	Swallowing Status	연하 상태	431
356	Swallowing Status: Esophageal Phase	연하 상태: 식도 부분	431
357	Swallowing Status: Oral Phase	연하 상태: 구강 부분	432
358	Swallowing Status: Pharyngeal Phase	연하 상태: 인두 부분	432
359	Symptom Control	증상 조절	433
360	Symptom Severity	증상 심각성	433
361	Symptom Severity: Perimenopause	증상 심각성: 폐경전후	434
362	Symptom Severity: Premenstrual Syndrome(PMS)	증상 심각성: 월경전 증후군	434
363	Systemic Toxin Clearance: Dialysis	전신적 독소 제거: 투석	435
364	Thermoregulation	체온 조절	435
365	Thermoregulation: Newborn	체온 조절: 신생아	436

	영문결과명(알파벳순)	한글결과명	해당페이지
366	Tissue Integrity: Skin & Mucus Membranes	조직 통합성: 피부와 점막	436
367	Tissue Perfusion: Abdominal Organs	조직 관류: 복부 장기	437
368	Tissue Perfusion: Cardiac	조직 관류: 심장	437
369	Tissue Perfusion: Cellular	조직 관류: 세포	438
370	Tissue Perfusion: Cerebral	조직 관류: 뇌	438
371	Tissue Perfusion: Peripheral	조직 관류: 말초	439
372	Tissue Perfusion: Pulmonary	조직 관류: 폐	439
373	Transfer Performance	이동 수행	440
374	Treatment Behavior: Illness or Injury	치료 행위: 질병 또는 손상	440
375	Urinary Continence	배뇨 조절	441
376	Urinary Elimination	배뇨	441
377	Vision Compensation Behavior	시력 보상 행위	442
378	Vital Signs	활력 징후	442
379	Weight: Body Mass	체중: 체질량	443
380	Weight Gain Behavior	체중 증가 행위	443
381	Weight Loss Behavior	체중 감소 행위	444
382	Weight Maintenance Behavior	체중 유지 행위	444
383	Will to Live	삶에 대한 의지	445
384	Wound Healing: Primary Intention	상처 치유: 일차 유합	445
385	Wound Healing: Secondary Intention	상처 치유: 이차 유합	446

4) 간호결과(NOC)의 정의, 지표목록 및 측정척도

1. 학대 중지
(Abuse Cessation)

정의: 피해자가 더 이상 학대를 당하지 않는다는 증거

결과평가: 유지 (점) 향상 (점)

지표 \ 측정척도	없음 1	한정됨 2	보통 3	상당함 4	광대함 5

- 신체적 학대가 중단됨
- 정서적 학대가 중단됨
- 성적 학대가 중단됨
- 재정적 착취가 중단됨

2. 학대 보호
(Abuse Protection)

정의: 학대로부터 자신 또는 부양가족을 보호함

결과평가: 유지 (점) 향상 (점)

지표 \ 측정척도	적절치 않음 1	약간 적절함 2	보통으로 적절함 3	상당히 적절함 4	완전히 적절함 5

- 혼자 남겨졌을 때를 위해 계획함
- 주거의 안전
- 학대를 피하기 위한 계획
- 학대를 피하기 위한 계획의 수행
- 자신의 안전
- 아이들의 안전
- 학대자와 접촉제한
- 자기옹호
- 학대받은 사람이 상담 받도록 편의 제공
- 위험한 관계시 취소함
- 필요시 관계 단절
- 부양 성인가족의 안전
- 억제처방의 사용
- 사회적지지

3. 학대 회복
(Abuse Recovery)

정의: 성적 또는 재정적 착취를 포함하는 신체적 또는 심리적 학대에 따른 치료의 범위

결과평가: 유지 (점) 향상 (점)

지표 \ 측정척도	없음	한정됨	보통	상당함	광대함
	1	2	3	4	5

- 학대관계의 인식
- 심리적 상처의 치유
- 신체적 상처의 치유
- 성적학대에 따른 신체적 상처의 치유
- 재정적 착취에 따른 개인의 자금 관리
- 재정적 착취에 따른 법적 문제 관리
- 자아존중감
- 강해진 느낌에 대한 표현
- 긍정적 대인관계

4. 학대 회복: 감정적
(Abuse Recovery: Emotional)

정의: 학대로 인해 생긴 심리적 상처 치료의 범위

결과평가: 유지 (점) 향상 (점)

지표 \ 측정척도	없음	한정됨	보통	상당함	광대함
	1	2	3	4	5

- 자아 신뢰감
- 자존심
- 상황에 맞는 적절한 정서
- 충돌조절
- 자기옹호
- 강해진 느낌에 대한 표현
- 학대관계를 인정
- 집으로 돌아가는 것에 대한 편안감 표현
- 학대 관계를 통찰하는 능력
- 긍정적 사회관계
- 긍정적 대인관계
- 생활변화에 대한 긍정적인 적응

	광대함	상당함	보통	한정됨	없음
	1	2	3	4	5

- 우울
- 자살시도
- 외상을 야기하는 정신신경적 행동
- 부적절한 주의를 추구하는 행동
- 외상을 야기하는 행동장애
- 외상을 야기하는 학습장애
- 자기에게 유해한 행동
- 신경학적 행동

5. 학대 회복: 재정적
(Abuse Recovery: Financial)

정의: 재정적 착취에 따른 법적문제와 재정적 관리 범위

결과평가: 유지 (　　　점)　　향상 (　　　점)

측정척도 / 지표	없음	한정됨	보통	상당함	광대함
	1	2	3	4	5

- 개인의 소유권 관리
- 개인의 재정 관리
- 예금계좌의 돈 회수 관리
- 사회보험과 연금에 대한 권리
- 수입 관리
- 법정 관리 재산 관리
- 법적 문제 관리
- 법적 권리 이행
- 재정에 대한 정보
- 법적 문제에 대한 정보
- 재정 보증 계획에 참여
- 직업에 종사
- 재정적 자산의 보호

6. 학대 회복: 신체적
(Abuse Recovery: Physical)

정의: 학대로 인한 신체적 손상의 회복 범위

결과평가: 유지 (　　　점)　　향상 (　　　점)

측정척도 / 지표	없음	한정됨	보통	상당함	광대함
	1	2	3	4	5

- 적시에 손상치료
- 신체적 손상의 회복
- 신체적 건강문제 해결
- 필요할 때 치료적 건강관리 이용
- 예방적 건강관리 이용
- 치료에 대한 기대되는 반응의 증거
- 적절한 영양섭취
- 배뇨 자제
- 규칙적인 배설

7. 학대 회복: 성적
(Abuse Recovery: Sexual)

정의: 성적 학대 또는 착취로 인한 신체적이고 심리적인 손상 회복의 범위

결과평가: 유지 (점) 향상 (점)

측정척도 / 지표	없음	한정됨	보통	상당함	광대함
	1	2	3	4	5

- 학대 상황을 폭로할 권리에 대한 이해
- 학대로부터 보호될 수 있는 권리에 대한 표현
- 신체적 상처의 치유
- 비파괴적인 방법 안에서 분노를 표현함
- 자기옹호
- 강해진 느낌에 대한 표현
- 희망 표현
- 사회적 기준에 맞는 행동의 일관성
- 동성과의 적절한 관계
- 이성과의 적절한 관계
- 성정체성에 대한 확신을 표현
- 성적 태도에 대한 확신을 표현
- 성적인 기능에 대한 정확한 정보를 표현

	광대함	상당함	보통	한정됨	없음
	1	2	3	4	5

- 학대에 대한 세부사항을 말함
- 학대에 대한 느낌을 말함
- 죄책감을 말함
- 수면장애
- 우울
- 섭취장애
- 자해
- 자살시도

8. 학대 행위 자기억제
(Abusive Behavior Self-Restraint)

정의: 타인을 학대하거나 무시하는 행위를 하지 않기 위해 자신의 행동을 자제하기

결과평가: 유지 (점) 향상 (점)

측정척도 / 지표	전혀 나타나지않음	드물게 나타남	때때로 나타남	자주 나타남	항상 나타남
	1	2	3	4	5

- 필요한 치료를 함
- 필요한 치료과정에 참여
- 학대 행위를 논함
- 학대 행위의 원인요인을 확인
- 좌절감을 표현
- 발달수준에 일치하는 기대치를 말함
- 자존감을 보임
- 스트레스에 대한 선택적인 대처기전을 사용
- 인적 지지망 이용
- 충동을 조절
- 옳은 역할행위 사용
- 적절한 간호제공 기술 적용
- 신체적 학대 행위를 삼가
- 정서적 학대 행위를 삼가
- 성적 학대 행위를 삼가
- 부양가족의 기본적 요구를 무시하지 않음
- 피해자에 대한 느낌을 표현
- 피해자에 대한 동정심을 표현
- 피해자에게 보살피는 행동을 보임
- 이용가능한 지역사회 자원을 확인

9. 수용: 건강 상태
(Acceptance: Health Status)

정의: 건강 상황에서 의미 있는 변화에 만족함

결과평가:	유지 (	점)	향상 (	점)

지표 \ 측정척도	전혀 나타나지 않음 1	드물게 나타남 2	때때로 나타남 3	자주 나타남 4	항상 나타남 5

- 전에 가졌던 건강 개념을 버림
- 실제적인 건강상태 인지
- 긍정적인 존중을 표현함
- 관계를 유지함
- 건강에 관한 느낌을 말할 필요가 감소됨을 보고함
- 건강상태변화에 순응함
- 평온함
- 차분함
- 회복력을 보임
- 건강에 대한 정보추구
- 건강상태에 대처
- 건강에 관한 의사결정
- 가치의 명료화
- 삶의 우선순위 명료화
- 정보의 추구
- 가치있는 삶의 느낌 보고
- 자가간호를 수행함

10. 활동 내구성
(Activity Tolerance)

정의: 일상 활동시 에너지 소모성 움직임에 대한 신체적 반응

결과평가:	유지 (	점)	향상 (	점)

지표 \ 측정척도	극도로 손상됨 1	상당히 손상됨 2	보통으로 손상됨 3	약간 손상됨 4	전혀 손상되지 않음 5

- 활동시 산소포화도
- 활동시 심박동률
- 활동시 호흡률
- 활동시 숨쉬기의 편안함
- 활동시 수축기 혈압
- 활동시 이완기 혈압
- 심전도 결과
- 피부색
- 걷는 속도
- 걷는 거리
- 계단 오를 때 견디는 힘
- 상지의 힘
- 하지의 힘
- 일상활동 수행의 용이함
- 운동하면서 말할 수 있는 능력

11. 급성 혼돈 수준
(Acute Confusion Level)

정의: 단기간 동안 발생하는 의식과 인지 장애 정도

결과평가: 유지 (　　　점) 향상 (　　　점)

측정척도 / 지표	심각함	상당함	보통	약간	없음
	1	2	3	4	5

- 시간에 대한 지남력
- 장소에 대한 지남력
- 사람에 대한 지남력
- 정신적운동 활동
- 손상된 인지력
- 손상된 기억력
- 복합적인 명령의 수행 곤란
- 주변 자극 대처 곤란
- 집중유지 곤란
- 대화유지 곤란
- 신호에 대한 오해
- 무의미한 언어사용
- 의식수준 변화
- 추상적 사고 감소
- 안절부절
- 초조
- 수면
- 기상양상 장애
- 정서불안
- 일몰현상
- 환각
- 망상

12. 신체적 장애에 대한 적응
(Adaptation to physical Disability)

정의: 신체적 불구에 의한 의미있는 기능적 도전에 대한 적응반응

결과평가: 유지 (　　　점) 향상 (　　　점)

측정척도 / 지표	전혀 나타나지 않음	드물게 나타남	때때로 나타남	자주 나타남	항상 나타남
	1	2	3	4	5

- 불구에 맞추려는 언어능력
- 불구에 대한 언어적 조정
- 기능적 제한에 적응
- 불구에 순응하기 위한 생활방식의 변경
- 불구에 순응하기 위한 직업목표의 변화
- 불구와 관련된 스트레스 감소전략 사용
- 통제력을 증가하려는 방법확인
- 삶의 변화에 대응하려는 방법확인
- 불구와 연관된 합병증의 위험 확인
- 일상생활활동을 수행하려는 계획 확인
- 도구적 일상생활활동을 수행하려는 계획 확인
- 신체적 지지를 위해 필요한 물건을 수용함
- 불구에 관한 정보를 획득함
- 지역사회자원을 사용함
- 건강전문가의 지원을 받음
- 인적지지체계를 사용함
- 불구와 관련된 스트레스의 감소를 보고함
- 부정적 느낌의 감소를 보고함
- 부정적 신체상의 감소를 보고함
- 정신적 안위가 증가됨을 보고함

13. 치료이행 행위
(Adherence Behavior)

정의: 적절한 안녕, 회복 및 재활을 증진시키기 위해 취해진 자기주도 행동

결과평가: 유지 (점) 향상 (점)

지표 \ 측정척도	전혀 나타나지 않음	드물게 나타남	때때로 나타남	자주 나타남	항상 나타남
	1	2	3	4	5

- 건강과 관련된 질문을 함
- 다양한 출처에서 건강관련정보를 찾음
- 획득한 건강정보의 정확성을 평가
- 건강 전략을 개발하기 위해 좋은 건강정보를 이용
- 건강행위의 위험/유익성 정도를 가늠함
- 선택한 건강행위의 합리적 근거를 마련
- 건강에 좋지 않은 행동을 없애기 위한 전략사용
- 건강을 적정화하는 전략사용
- 요구에 적합한 건강서비스 사용
- 내성과 에너지에 맞는 일상생활 활동을 수행함
- 자가검진을 함
- 권장된 치료요법을 따르지 않는 것에 대한 이론적 근거를 서술
- 건강상태를 자기 감시함

14. 치료이행 행위: 건강식이
(Adherence Behavior: Health Diet)

정의: 적절한 안녕, 회복 및 재활을 증진시키기 위해 취해진 자기주도 행동

결과평가: 유지 (점) 향상 (점)

지표 \ 측정척도	전혀 나타나지 않음	드물게 나타남	때때로 나타남	자주 나타남	항상 나타남
	1	2	3	4	5

- 달성할 수 있는 식이 목표를 세움
- 칼로리 요구량과 섭취량의 균형을 맞춤
- 확립된 영양지침에 관한 정보를 찾음
- 식사계획을 위해 권고된 영양지침을 사용
- 권고된 영양지침에 일치하는 음식을 선택
- 권고된 영양지침에 일치하는 양을 선택
- 음식의 라벨에 적힌 영양정보에 기초하여 음식을 선택
- 신선한 채소와 과일은 먹기 전에 씻음
- 지방, 염분, 탄수화물에 대한 식이지침에 의하여 음식을 준비
- 안전지침에 의하여 육고기, 닭고기, 생선, 달걀을 조리
- 날마다 권고된 과일을 먹음
- 날마다 권고된 채소를 먹음
- 정제된 곡물보다 정제하지 않은 곡물을 먹음
- 영양분은 없으며 칼로리가 높은 음식의 섭취를 최소화함
- 수분섭취와 소실의 균형유지
- 수화작용을 유지
- 필요한 칼슘을 제공하는 음식을 선택
- 제시된 지침내의 비타민과 무기질을 보충
- 문화적 종교적 신념에 일치하는 음식을 선택
- 건강관리제공자와 허브치료제의 사용을 논의
- 약과 상호작용하는 음식을 피함
- 허브치료제와 상호작용하는 음식을 피함
- 알레르기 반응을 일으키는 음식을 피함

15. 공격성 조절
(Aggression Self-Control)

정의: 다른 사람에 대한 공격적이고 투쟁적이고 파괴적인 행동을 자제하는 것

결과평가: 유지 (점) 향상 (점)

지표 \ 측정척도	전혀 나타나지 않음	드물게 나타남	때때로 나타남	자주 나타남	항상 나타남
	1	2	3	4	5

- 화가 났을 때를 확인함
- 좌절했을 때를 확인함
- 적개심을 촉진하는 상황을 확인함
- 조절을 유지해야하는 책임을 확인함
- 공격적인 느낌이 들 때를 확인함
- 공격에 대한 대처 방안을 확인함
- 언어적 격분에 대한 대처방안을 확인함
- 효과적인 갈등해소 기술을 사용함
- 비파괴적 태도에서 요구를 표현함
- 비파괴적 태도에서 부정적 느낌을 드러냄
- 언어적 격분을 참음
- 다른 사람의 개인적인 공간을 침해하지 않음
- 다른 사람을 때리지 않음
- 다른 사람에게 해를 가하지 않음
- 동물에게 해를 가하지 않음
- 재산을 파괴하지 않음
- 충동을 조절함
- 울적한 에너지를 감소하기 위해 신체적 활동을 사용함
- 화를 조절하기 위한 기술을 사용함
- 좌절을 조절하기 위한 기술을 사용함
- 공격적인 행동을 억제하는 계약을 지지함
- 감독없이도 계속 자가조절함

16. 초조감 수준
(Agitation Level)

정의: 스트레스 혹은 생화학적 자극에 대한 파괴적 신체행위 표현 정도

결과평가: 유지 (점) 향상 (점)

지표 \ 측정척도	심각함	상당함	보통	약간	없음
	1	2	3	4	5

- 정보화 과정 곤란
- 침착하지 못함
- 좌절
- 성급함
- 왔다갔다 걸어다님
- 반복적 움직임
- 앉아있기 어려움
- 작업하기 곤란함
- 조력을 방해함
- 전투적
- 침대에서 몸부림 침
- 튜브나 억제대를 잡아당김
- 반복적 버릇
- 움켜쥠
- 저장
- 때리기
- 발로차기
- 던지기
- 침뱉기
- 물기
- 정서불안
- 언어적 폭발
- 부적절한 언어사용
- 부적절한 몸짓
- 부적절한 억제
- 수면방해
- 체중감소
- 탈수
- 혈압상승
- 요골맥박 증가
- 호흡률 증가

17. 알코올 남용 중단행동
(Alcohol Abuse Cessation Behavior)

정의: 건강을 위협하여 괴롭히는 알코올 사용을 배제하려는 개인적 활동

결과평가: 유지 (점) 향상 (점)

지표 \ 측정척도	전혀 나타나지 않음	드물게 나타남	때때로 나타남	자주 나타남	항상 나타남
	1	2	3	4	5

- 금주의 의지 표현
- 금주하려는 능력에 대한 믿음 표현
- 금주의 이점 확인
- 알코올 사용의 부정적 영향을 확인
- 금주의 효과적 전략 개발
- 금주에 대한 장애 확인
- 알코올 사용의 유인이 되는 감정상태 확인
- 필요할 때 금주전략을 조정
- 금주전략을 분명히 함
- 선택된 금주전략을 이행
- 연관된 건강문제를 확인하는 심사에 참여함
- 철회징후에 대응하는 전략 사용
- 행동수정전략 사용
- 효과적 대응전략 사용
- 건강관리전문가의 지지를 획득
- 인적지지체계를 사용
- 믿을만한 정보출처를 사용
- 금주모임에 참여
- 금주지원 후원자와 접촉
- 금주모임에 참여하는 가족 격려
- 치료를 선택
- 금주를 증진하는 생활형태로 조정
- 권고된 처방약 사용
- 권고된 비처방약 사용
- 알코올 사용을 부추기는 상황을 피함
- 가능한 지지집단 사용
- 가능한 지역사회자원사용
- 상담에 참여
- 우울증상 감시
- 금주

18. 알러지 반응: 국소적
(Allergic Response: Localized)

정의: 특이한 환경적(외인성) 항원에 대한 국소적인 과민 면역 반응 정도

결과평가: 유지 (점) 향상 (점)

지표 \ 측정척도	심각함	상당함	보통	약간	없음
	1	2	3	4	5

- 부비동 통증
- 두통
- 결막염
- 눈물흘림
- 비염
- 재채기
- 점막 분비물
- 입주위 부종
- 안와골막 부종
- 눈밑 다크 서클
- 눈의 작열감
- 국소적 소양증
- 국소적 발진
- 국소적 홍반
- 국소적으로 피부온도 상승
- 국소적 부종
- 국소적 통증
- 국소적 육아종
- 국소적 괴사성 혈관염

19. 알러지 반응: 전신의
(Allergic Response: Systemic)

정의: 특이한 환경적(외인성) 항원에 대한 전신적 과민 면역 반응 정도

결과평가: 유지 (점) 향상 (점)

측정척도 / 지표	심각함	상당함	보통	약간	없음
	1	2	3	4	5

- 후두 부종
- 휴식시 호흡곤란
- 쌕쌕거림
- 협착음
- 우발호흡음
- 빈맥
- 혈압저하
- 리듬장애
- 폐부종
- 의식수준 저하
- 점막 분비물
- 안면 부종
- 전신 소양증
- 두드러기
- 전신쇠약
- 점상출혈
- 홍반
- 피부 온도 상승
- 열
- 오한
- 오심
- 구토
- 설사
- 복부 경련
- 적혈구 용혈
- 빌리루빈 수치 증가
- 비장 비대
- 림프절 비대
- 관절통
- 근육통
- 아나필락시스 쇼크

20. 이동
(Ambulation)

정의: 지지기구 없이 독자적으로 한 곳에서 다른 곳으로 걸어갈 수 있는 능력

결과평가: 유지 (점) 향상 (점)

측정척도 / 지표	극도로 손상됨	상당히 손상됨	보통으로 손상됨	약간 손상됨	전혀 손상되지 않음
	1	2	3	4	5

- 체중 지탱
- 효율적인 걸음걸이로 걸음
- 느린 속도로 걸음
- 적당한 속도로 걸음
- 빠른 속도로 걸음
- 계단을 올라감
- 계단을 내려감
- 경사진 곳을 올라감
- 경사진 곳을 내려감
- 단거리(1 구간 이내)를 걸음
- 보통의 거리(1~5 구간 사이의 거리)를 걸음
- 장거리(5 구간 이상)를 걸음
- 방 주위를 걸음
- 거주지 주위를 걸음
- 바닥상태가 달라지는 것에 맞춰 조정함
- 장애물을 돌아감

21. 이동: 휠체어
(Ambulation: Wheelchair)

정의: 휠체어를 타고 한 곳에서 다른 곳으로 이동하는 능력

결과평가: 유지 (점) 향상 (점)

지표 \ 측정척도	극도로 손상됨 1	상당히 손상됨 2	보통으로 손상됨 3	약간 손상됨 4	전혀 손상되지 않음 5

- 휠체어를 타고 내림
- 안전하게 휠체어를 타고 다님
- 휠체어로 단거리를 타고 다님
- 휠체어로 보통의 거리를 타고 다님
- 휠체어로 장거리를 타고 다님
- 연석(緣石)부위에서 휠체어를 조종함
- 출입구에서 휠체어를 조종함
- 경사로에서 휠체어를 조정함

22. 불안 수준
(Anxiety Level)

정의: 불확실한 것에 대한 걱정, 긴장, 혹은 불안 정도

결과평가: 유지 (점) 향상 (점)

지표 \ 측정척도	심각함 1	상당함 2	보통 3	약간 4	없음 5

- 침착하지 못함
- 빠른 걸음
- 주먹을 꽉쥐기
- 고민
- 걱정
- 근육 긴장
- 안면 경직
- 성급함
- 우유부단함
- 분노 폭발
- 문제 행동
- 집중 곤란
- 학습곤란
- 문제해결 곤란
- 공황장애
- 걱정을 말함
- 불안을 말함
- 생활 사건에 대한 과도한 관심
- 혈압상승
- 맥박증가
- 호흡수 증가
- 동공확장
- 땀흘림
- 현기증
- 피로
- 생산성 저하
- 학업성과 저하
- 위축
- 수면방해
- 장운동 형태 변화
- 섭식형태 변화

23. 불안 조절
(Anxiety Self-Control)

정의: 불확실한 것에 대한 걱정과 긴장, 불안을 없애거나 감소시키기 위한 개인적 행동

결과평가: 유지 (점) 향상 (점)

지표 \ 측정척도	전혀 나타나지 않음	드물게 나타남	때때로 나타남	자주 나타남	항상 나타남
	1	2	3	4	5

- 불안의 강도 감시
- 불안의 전조를 제거
- 불안할 때 환경 자극을 감소시킴
- 불안을 감소시키는 정보를 찾음
- 스트레스 상황에 대한 대처전략 계획
- 효과적인 대처전략 사용
- 불안을 감소시키는 이완요법 사용
- 불안기간의 감시
- 불안과 불안 발생 간격의 감시
- 역할수행의 유지
- 사회적 관계 유지
- 주의 집중의 유지
- 감각·인지적 왜곡의 감시
- 적절한 수면유지
- 신체적 불안증상의 감시
- 행동적 불안증상의 감시
- 불안 반응의 조절

24. 식욕
(Appetite)

정의: 아프거나 혹은 치료를 받을 때 먹고 싶은 욕구

결과평가: 유지 (점) 향상 (점)

지표 \ 측정척도	극도로 손상됨	상당히 손상됨	보통으로 손상됨	약간 손상됨	전혀 손상되지 않음
	1	2	3	4	5

- 식욕
- 음식에 대한 갈망
- 음식에 대한 즐거움
- 음식맛을 즐김
- 음식섭취하려는 기력을 보고
- 음식 섭취
- 영양소 섭취
- 수액 섭취
- 음식섭취 자극

25. 흡인 예방
(Aspiration Prevention)

정의: 폐내 액체나 고형입자가 들어가는 것을 예방하기 위한 개인적 활동

결과평가: 유지 (점) 향상 (점)

지표 \ 측정척도	전혀 나타나지 않음	드물게 나타남	때때로 나타남	자주 나타남	항상 나타남
	1	2	3	4	5

- 위험요인 확인
- 위험요인 회피
- 구강위생 유지
- 먹거나 마실 때 상체를 세움
- 필요시 먹거나 마실 때 측위를 취함
- 연하능력에 따른 음식물 선택
- 적절한 견고도의 음식이나 수액을 선택함
- 필요시 진한 유동식을 사용함
- 식사후 30분간 상체를 올리고 있음

26. 천식 자가관리
(Asthma Self-Management)

정의: 기관지의 수축을 초래하는 염증상태를 예방하거나 반전시키려는 개인적 조치

결과평가: 유지 (점) 향상 (점)

지표 \ 측정척도	전혀 나타나지 않음	드물게 나타남	때때로 나타남	자주 나타남	항상 나타남
	1	2	3	4	5

- 유발요인을 기술
- 천식발생의 인식
- 유발요인을 피하는 행동개시
- 유발요인을 관리하는 행동개시
- 관련된 개인들과 급성천식관리를 공유함
- 관련된 개인들과 응급처치 계획을 공유함
- 응급발작시 응급처치 계획 이행
- 최적의 건강을위해 일상의 습관을 조정함
- 적절한 환경으로 바꿈
- 시간경과에 따라 증상을 관찰하는 일지사용
- 감염을 조기치료 하려함
- 나이에 적합한 활동에 참여
- 밤 동안 기침이나 천명음 없이 잠을 잠
- 휴식후 에너지가 충전됨을 보고함
- 투약을 유지함
- 투약부작용을 감시함
- 최소 투여량으로 증상이 조절됨을 보고함
- 일상적으로 최대 공기흐름을 감시함
- 증상발생시 최대 공기흐름을 감시함
- 적절한 약물을 선택함
- 흡입기, 분무기 등을 적절히 사용함
- 증상 악화시 자가관리 함
- 조절되지 않는 증상을 건강전문가에게 보고함
- 지지그룹을 이용함
- 천식이 조절됨을 보고함

	항상 나타남 (4회이상)	자주 나타남 (3회)	때때로 나타남 (2회)	드물게 나타남 (1회)	전혀 나타나지 않음(0)
	1	2	3	4	5

- 지난해에 천식으로 응급실을 방문함
- 지난해에 천식으로 입원함
- 학기중 천식으로 결석함
- 지난해 천식으로 결근함

27. 균형
(Balance)

정의: 신체 평형상태를 유지할 수 있는 능력

결과평가: 유지 (　　　점)　　향상 (　　　점)

지표 ＼ 측정척도	극도로 손상됨	상당히 손상됨	보통으로 손상됨	약간 손상됨	전혀 손상되지 않음
	1	2	3	4	5

- 서기 균형
- 등받침없이 앉기 균형
- 걷기 균형
- 한발로 서기 균형
- 한발에서 다른발로 위치변경 균형
- 자세

	심각함	상당함	보통	약간	없음
	1	2	3	4	5

- 지그재그로 엉킴
- 현기증
- 흔들거림
- 비틀거림

28. 혈액응고
(Blood Coagulation)

정의: 정상시간 이내의 혈액 응고 범위

결과평가: 유지 (　　　점)　　향상 (　　　점)

지표 ＼ 측정척도	정상범위에서 극도로 벗어남	정상범위에서 상당히 벗어남	정상범위에서 보통정도 벗어남	정상범위에서 약간 벗어남	정상범위에서 벗어나지 않음
	1	2	3	4	5

- 응고 형성
- 프로트롬빈 시간(PT)
- 프로트롬빈 국제 표준화 비(PT-INR)
- 부분트롬보플라스틴 시간(PTT)
- 헤모글로빈(Hgb)
- 혈소판 수
- 혈장 섬유소원
- 섬유소 분리 산물
- 헤마토크릿(Hct)
- 활성화된 응고 시간(ACT)

	심각함	상당함	보통	약간	없음
	1	2	3	4	5

- 출혈
- 타박상
- 점상출혈
- 반상출혈
- 자색반증
- 혈뇨
- 잠혈
- 객혈
- 토혈
- 출혈 물질

29. 혈당 수준
(Blood Glucose Level)

정의: 포도당 수준이 혈장과 소변에 정상범위 내로 유지되는 정도

결과평가: 유지 (점) 향상 (점)

측정척도 / 지표	정상범위에서 극도로 벗어남 1	정상범위에서 상당히 벗어남 2	정상범위에서 보통정도 벗어남 3	정상범위에서 약간 벗어남 4	정상범위에서 벗어나지 않음 5

- 혈당 수준
- 당화 혈색소(Glycosolated Hb)
- 프룩토사민(Fructosemine)
- 뇨당
- 뇨케톤

30. 혈액 손실 심각성
(Blood Loss Severity)

정의: 내・외적 출혈의 심각성

결과평가: 유지 (점) 향상 (점)

측정척도 / 지표	심각함 1	상당함 2	보통 3	약간 4	없음 5

- 눈으로 확인되는 혈액 손실
- 혈뇨
- 항문의 확실한 혈액
- 객혈
- 토혈
- 복부 팽만감
- 질출혈
- 수술 후 출혈
- 수축기압의 저하
- 이완기압의 저하
- 심첨맥박의 상승
- 체온의 손실
- 피부와 점막의 창백
- 불안
- 인지력 감소
- 헤모글로빈 감소
- 헤마토크릿 감소

추정된 혈액 손실________(ml)

31. 수혈 반응
(Blood Transfusion Reaction)

정의: 수혈의 합병증의 심각성

결과평가: 유지 (　　　점)　　향상 (　　　점)

지표 ＼ 측정척도	심각함 1	상당함 2	보통 3	약간 4	없음 5
– 숨찬 호흡					
– 소변량 감소					
– 심첨맥박 상승					
– 혈압저하					
– 열					
– 오한					
– 가려움					
– 발적					
– 안절부절 못함					
– 불안					
– 권태감					
– 오심					
– 흉통					
– 요통					
– 혈색소뇨증					
– 근육 경련					
– 움찔거리는 근육수축					

32. 신체상
(Body Image)

정의: 자신의 외모와 신체 기능에 대한 지각

결과평가: 유지 (　　　점)　　향상 (　　　점)

지표 ＼ 측정척도	전혀 긍정적이지 않음 1	드물게 긍정적임 2	때때로 긍정적임 3	자주 긍정적임 4	항상 긍정적임 5
– 내적인 자아상					
– 신체의 실체, 이상 및 표상간의 일치					
– 환부 묘사					
– 환부를 만지려는 태도					
– 외모 증진전략을 사용하려는 태도					
– 신체 외모에 대한 만족					
– 기능 증진전략을 사용하려는 태도					
– 신체 기능에 대한 만족					
– 신체외모변화에 대한 적응					
– 신체기능변화에 대한 적응					
– 건강상태 변화에 대한 적응					
– 손상으로 인한 신체변화에 적응					
– 수술로 인한 신체변화에 적응					
– 노화에 의한 신체변화에 적응					

33. 신체역학 수행
(Body Mechanics Performance)

정의: 근골격 과도긴장을 예방하고 신체선열을 적절히 하려는 개인적 활동

결과평가: 유지 (점) 향상 (점)

측정척도 / 지표	전혀 나타나지 않음	드물게 나타남	때때로 나타남	자주 나타남	항상 나타남
	1	2	3	4	5

- 올바른 선자세
- 올바른 앉은 자세
- 올바른 눕는 자세
- 올바른 들어올리는 자세
- 올바른 이동술
- 올바른 밀기 사용
- 올바르게 지지장치 사용하기
- 과도한 하중에 지지획득하기
- 근육강도 유지
- 관절유연성 유지
- 손상예방을 위해 처방된 운동사용
- 적절한 신체역학사용

34. 체위 변경: 자기주도
(Body Positioning: Self-Initiated)

정의: 지지장치를 사용하거나 사용하지 않고 독자적으로 자신의 체위를 바꿀 수 있는 능력

결과평가: 유지 (점) 향상 (점)

측정척도 / 지표	극도로 손상됨	상당히 손상됨	보통으로 손상됨	약간 손상됨	전혀 손상되지 않음
	1	2	3	4	5

- 눕기에서 앉기
- 앉기에서 눕기
- 앉기에서 서기
- 서기에서 앉기
- 서기에서 무릎 꿇기
- 무릎 꿇기에서 서기
- 서기에서 쪼그리고 앉기
- 쪼그리고 앉기에서 서기
- 서서 허리 구부리기
- 한쪽에서 다른 쪽으로 돌아눕기
- 앙와위에서 복위로 눕기
- 복위에서 앙와위로 눕기

35. 골 치유
(Bone Healing)

정의: 뼈 손상 이후 세포와 조직이 재생되는 정도

결과평가: 유지 (점) 향상 (점)

지표 \ 측정척도	없음 1	한정됨 2	보통 3	상당함 4	광대함 5
- 세포증식 - 가골형성 - 골화, 경화, 성형 - 완전한 말초순환 - 골격기능의 회복					
	광대함 1	상당함 2	보통 3	한정됨 4	없음 5
- 혈종 - 통증 - 부종 - 주변조직의 감염 - 뼈의 감염					

36. 배변 조절
(Bowel Continence)

정의: 장으로부터 대변의 배출 조절

결과평가: 유지 (점) 향상 (점)

지표 \ 측정척도	전혀 나타나지 않음 1	드물게 나타남 2	때때로 나타남 3	자주 나타남 4	항상 나타남 5
- 배변자극의 인식 - 예측되는 배변 배출유형을 유지 - 배변 조절 유지 - 최소한 3일마다 배변 - 배변조절에 적당한 괄약근상태 - 괄약근의 기능적인 신경지배 - 적시에 배변요구에 반응함 - 변의를 느끼고 배변전에 화장실에 감 - 독자적 배변을 위해 장애없는 환경유지 - 적당량의 수액 섭취 - 적당량의 섬유질 섭취 - 음식섭취와 변의 굳기와의 관계를 서술함 - 변의 굳기와 양을 확인함 - 독자적으로 화장실사용					
	항상 나타남 1	자주 나타남 2	때때로 나타남 3	드물게 나타남 4	전혀 나타나지 않음 5
- 설사 - 변비 - 완화제 남용 - 관장남용 - 낮동안 옷을 버림 - 밤동안 침대나 옷을 버림					

37. 배변
(Bowel Elimination)

정의: 위장관이 변을 효과적으로 형성하고 배출하는 것

결과평가: 유지 (점) 향상 (점)

측정척도 / 지표	극도로 손상됨	상당히 손상됨	보통으로 손상됨	약간 손상됨	전혀 손상되지 않음
	1	2	3	4	5

- 배설물 유형
- 장운동 조절
- 변 색깔
- 식이에 맞는 대변의 양
- 부드럽고 형태를 갖춘 변
- 변 배설이 쉬움
- 괄약근 상태
- 변을 배출할 수 있는 근육 상태
- 도움없이 배변
- 장음

	심각함	상당함	보통	약간	없음
	1	2	3	4	5

- 대변에 지방
- 혈변
- 대변에 점액
- 변비
- 설사
- 배설물제거를 위한 도움의 남용
- 배변시 통증

38. 모유수유 관계형성: 영아
(Breastfeeding Establishment: Infant)

정의: 모유수유 첫 3주 동안 영양분을 얻기 위해 영아가 엄마의 유방에 적절하게 밀착하여 젖을 빠는 것

결과평가: 유지 (점) 향상 (점)

측정척도 / 지표	적절치 않음	약간 적절함	보통으로 적절함	상당히 적절함	완전히 적절함
	1	2	3	4	5

- 적절히 긴밀하게 밀착함
- 유두륜을 적절히 잡음
- 유두륜을 적절히 압박함
- 혀의 위치와 빠는 것이 정확함
- 삼키는 소리가 들림
- 유방마다 최소 5-10분 동안 빨기
- 하루 최소 8회의 모유수유
- 연령에 적절한 매일의 배뇨
- 연령에 적절한 묽고, 노랗고, 기포가 포함된 양상의 매일의 배변
- 연령에 적절한 체중증가
- 수유 후 영아 만족

39. 모유수유 관계형성: 모성
(Breastfeeding Establishment: Maternal)

정의: 엄마가 모유수유 첫 3주 동안 유방에 영아를 적절하게 밀착시켜 젖을 빨게 함

결과평가: 유지 (점) 향상 (점)

지표 \ 측정척도	적절치 않음	약간 적절함	보통으로 적절함	상당히 적절함	완전히 적절함
	1	2	3	4	5

- 수유하는 동안 자세가 편안함
- 유방을 'C'모양(컵 모양)으로 잡고 지지함
- 수유 전 유방의 충만
- 모유 사출 반사
- 영아가 젖을 삼키는 것을 확인함
- 영아를 유방에서 떼어내기 전에 빠는 것을 중지시킴
- 유두 통증이 없음
- 영아에게 인공 젖꼭지를 사용하지 않음
- 영아에게 물을 주는 것을 피함
- 영아에 맞게 보충식이를 줌
- 영아의 체질을 이해함
- 초기 배고픔의 신호를 알아냄
- 엄마의 수분섭취
- 손이나 유축기로 젖을 짜냄
- 모유의 안전한 저장
- 가족 지지를 사용함
- 지역사회 지지를 사용함
- 모유수유 과정에 만족함

40. 모유수유 유지
(Breastfeeding Maintenance)

정의: 영아의 양육을 위해 이유할 때까지 모유수유를 지속함

결과평가: 유지 (점) 향상 (점)

지표 \ 측정척도	적절치 않음	약간 적절함	보통으로 적절함	상당히 적절함	완전히 적절함
	1	2	3	4	5

- 정상 범위 내의 영아 성장
- 정상 범위 내의 영아 발달
- 모유를 안전하게 수집하고 저장하는 능력
- 저장된 모유를 안전하게 녹이고, 데우는 능력
- 유방의 압통을 예방하는 기술
- 모유 공급의 감소되는 징후를 인지
- 유선 막힘의 징후를 인지
- 유선염 징후의 인지
- 영아기를 지나 모유수유를 지속할 수 있는 것을 앎
- 엄마가 건강관리 전문가의 확인없이 자가 투약하지 않음
- 모유수유를 위해 가족지지를 받음
- 직장에서 돌아와 수유를 계속하기 위한 지지를 받음
- 학교에서 돌아와 수유를 계속하기 위한 지지를 받음
- 모유수유를 지속하는 것의 이점을 앎
- 지지자원을 앎
- 모유수유 과정에 만족

41. 모유수유
(Breastfeeding Weaning)

정의: 영아에 대한 모유수유의 점진적 중단

결과평가: 유지 (점) 향상 (점)

지표 \ 측정척도	적절치 않음	약간 적절함	보통으로 적절함	상당히 적절함	완전히 적절함
	1	2	3	4	5

- 이유 준비단서 인지
- 감소되는 모유공급의 징후 인지
- 점진적 이유(weaning)의 이점에 대한 지식
- 응급시 급속한 이유의 지침에 대한 지식
- 유방의 압통을 감소하는 적절한 방법에 대한 지식
- 유선이 막히지 않음
- 유선염이 생기지 않음
- 건강전문가에 의해 권장된 고형식을 먹임
- 며칠간격으로 모유수유와 한가지 고형식을 교체함
- 모유를 다른 수액으로 교체함
- 한번에 하나씩 고형식을 먹임
- 숟가락을 사용하여 고형음식을 먹임
- 이유기 동안 영아에 대한 접촉을 증가함
- 이용가능한 지지자원을 인지
- 이용가능한 자원 사용
- 이유과정에 만족함

42. 화상 치유
(Burn Healing)

정의: 화상부위의 치유 정도

결과평가: 유지 (점) 향상 (점)

지표 \ 측정척도	없음	한정됨	보통	상당함	광대함
	1	2	3	4	5

- 치유된 이식부위 백분율
- 치유된 화상부위 백분율
- 조직 육아
- 환측사지 관절운동
- 화상부위 조직관류

	광대함	상당함	보통	한정됨	없음
	1	2	3	4	5

- 통증
- 감염
- 수포성 피부
- 화농성 배액
- 상처부위 악취
- 화상부위 부종
- 호흡곤란
- 조직 괴사

이식 예/아니오
화상부위 ____________________

001 머리	007 오른쪽 위팔	013 오른쪽 대퇴
002 목	008 왼쪽 위팔	014 왼쪽 대퇴
003 앞 몸통	009 오른쪽 전박	015 오른다리
004 뒤 몸통	010 왼쪽 전박	016 왼다리
005 둔부	011 오른손	017 오른발
006 생식기	012 왼손	018 왼발

43. 화상 회복
(Burn Recovery)

정의: 심한 화상 후 신체적, 정신적 치유 정도

결과평가: 유지 (점) 향상 (점)

지표 \ 측정척도	없음 1	한정됨 2	보통 3	상당함 4	광대함 5

- 조직 육아
- 화상부위 조직관류
- 치유된 화상부위 백분율
- 체온 안정
- 전해질 안정
- 체액 균형
- 자가간호능력
- 사지 관절 운동
- 보행 허용
- 환측부위 접촉에 대해 긍정적 태도
- 신체외모 변화에 대한 정신적 적응
- 신체기능 변화에 대한 정신적 적응

	광대함 1	상당함 2	보통 3	한정됨 4	없음 5

- 통증
- 인지 감소
- 진통제 요구
- 산소포화도 감소
- 호흡곤란
- 체중감소
- 감염
- 수포성 피부
- 화농성 배액
- 상처부위 악취
- 화상부위 부종
- 위장관계 합병증
- 소변량 감소
- 화상부위 이식요구

44. 심질환 자기관리
(Cardiac Disease Self-Management)

정의: 심질환을 치료하고 질환의 진행을 예방하는 것과 같은 심질환을 관리하려는 개인적 활동

결과평가: 유지 (점) 향상 (점)

지표 \ 측정척도	전혀 나타나지 않음 1	드물게 나타남 2	때때로 나타남 3	자주 나타남 4	항상 나타남 5

- 건강관리제공자의 진단을 수용함
- 심맥관계 건강을 유지하는 방법에 관한 정보를 찾음
- 건강관리 의사결정과정에 참여함
- 처방된 심장재활 프로그램에 참여함
- 처방된 치료섭생법을 수행
- 징후 발생을 감시함
- 징후의 지속을 감시함
- 징후의 심함을 감시함
- 징후의 빈도를 감시함
- 악화되는 질병증상을 보고함
- 우울의 증상과 징후를 보고함
- 시간에 따른 증상을 감시하기 위해 일지를 사용함
- 합병증 위험을 감소하기 위해 예방적 조치를 사용함
- 증상을 완화하는 조치를 사용함
- 경고증상이 발생할 때 건강관리를 받음
- 맥박율과 리듬을 감시함
- 혈압을 감시함
- 염분섭취를 제한함

지표 \ 측정척도	전혀 나타나지 않음	드물게 나타남	때때로 나타남	자주 나타남	항상 나타남
	1	2	3	4	5

- 지방과 콜레스테롤 섭취를 제한함
- 권고받은 식이를 지킴
- 수분제한권고를 이행
- 자극의 효과를 감시함
- 체중을 감시함
- 효과적 체중조절 전략을 사용
- 적절한 체중을 유지함
- 알코올 사용을 위한 권고 이행
- 금연조직에 참여함
- 권장된 운동프로그램에 참여
- 에너지 보존술을 사용함
- 활동과 휴식이 균형을 이룸
- 일상생활을 수행
- 성적활동에 대한 권고를 이행
- 필요한 투약을 함
- 처방대로 투약함
- 처방약물의 치료효과를 감시함
- 건강전문가가 허용한 비처방약물만 사용함
- 스트레스 관리술을 사용함
- 독감과 폐렴의 예방접종
- 필요에 적합한 건강관리서비스 사용
- 콜레스테롤 적격여부 심사에 참여함
- 재정적 지원의 필요성을 보고함
- 건강전문가와 약속을 지킴
- 의학적 응급상태에 대한 계획 유지
- 최적의 건강을 위한 삶의 일상화에 적응함

45. 심박효율

(Cardiac Pump Effectiveness)

정의: 전신의 관류 압력을 유지하기 위해 좌심실에서 박출되는 혈액량의 적절함

결과평가: 유지 (점) 향상 (점)

지표 \ 측정척도	정상범위에서 극도로 벗어남	정상범위에서 상당히 벗어남	정상범위에서 보통정도 벗어남	정상범위에서 약간 벗어남	정상범위에서 벗어나지 않음
	1	2	3	4	5

- 수축기압
- 이완기압
- 심첨맥박수
- 심장지표
- 심박출률
- 말초맥박
- 심장크기
- 소변량
- 24시간 섭취량과 배설량의 균형
- 중심정맥압

	심각함	상당함	보통	약간	없음
	1	2	3	4	5

- 경정맥 팽만
- 부정맥
- 비정상 심음
- 협심증
- 말초부종
- 폐부종
- 발한
- 오심
- 피로
- 휴식시 호흡곤란
- 경미한 운동호흡곤란
- 체중증가
- 복수
- 간비대
- 인지장애
- 활동의 지속성장애
- 창백
- 청색증
- 홍조

46. 심폐상태
(Cardiopulmonary Status)

정의: 심실에서 박출된 혈액량의 적절성과 폐포에서 이산화탄소와 산소의 교환의 적절성

결과평가: 유지 (점) 향상 (점)

측정척도 / 지표	정상범위에서 극도로 벗어남	정상범위에서 상당히 벗어남	정상범위에서 보통정도 벗어남	정상범위에서 약간 벗어남	정상범위에서 벗어나지 않음
	1	2	3	4	5

- 수축기압
- 이완기압
- 말초맥박
- 심첨맥박수
- 심장리듬
- 호흡률
- 호흡리듬
- 흡기의 깊이
- 공기의 압박방출
- 소변량
- 심장 지표
- 산소 포화
- 기도밖으로 객담의 움직임

	심각함	상당함	보통	약간	없음
	1	2	3	4	5

- 활동의 지속성 장애
- 인지장애
- 창백
- 청색증
- 홍조
- 경정맥 팽만
- 흉부퇴축
- 입술을 오므린 호흡
- 말초부종
- 폐부종
- 휴식시 호흡곤란
- 경미한 운동호흡곤란
- 피로
- 경미한 운동호흡곤란
- 안절부절못함
- 졸림
- 체중증가
- 체중저하
- 발한

47. 환자 입원에 대한 돌봄제공자의 적응
(Caregiver Adaptation to Patient Institutionalization)

정의: 간호수혜자가 집밖으로 이동 시 가족 돌봄제공자의 역할에 대한 적응

결과평가: 유지 (점) 향상 (점)

측정척도 / 지표	전혀 나타나지 않음	드물게 나타남	때때로 나타남	자주 나타남	항상 나타남
	1	2	3	4	5

- 가족이외의 돌봄제공자에 대한 신뢰
- 원하는 간호관리의 유지
- 필요시 간호에 참여함
- 돌봄제공자와 간호 수혜자의 관계 유지
- 간호를 결정하는데 건강관리제공자와 협력함
- 변화에 대한 감정 표현의 필요성이 감소됨을 보고함
- 죄책감 해소
- 분노 해소
- 갈등해소 전략사용
- 역할변화에 편안해 함
- 처치에 동의함
- 환자의 일상생활에 대한 정보 제공
- 환자에게 위안이 되는 물건제공
- 비구두적 환자의 요구에 대한 의사소통

48. 돌봄제공자의 정서적 건강
(Caregiver Emotional Health)

정의: 가족 구성원을 간호하는 동안 가족 돌봄 제공자의 정서적 안녕

결과평가: 유지 (점) 향상 (점)

지표 \ 측정척도	극도로 손상됨 1	상당히 손상됨 2	보통으로 손상됨 3	약간 손상됨 4	전혀 손상되지 않음 5
- 생활에 대한 만족 - 통제력 - 자존감 - 미래에 대한 확신 - 사회적 연결을 지각함 - 영적 안녕을 지각함 - 자원의 적절성 지각 - 항 정신성 약물의 사용					
	심각함 1	**상당함** 2	**보통** 3	**약간** 4	**없음** 5
- 분노 - 분개 - 죄책감 - 우울 - 좌절 - 상황에 대한 양가감정 - 부담감 - 향정신약의 사용					

49. 돌봄제공자의 가정간호 준비
(Caregiver Home Care Readiness)

정의: 가정에서 가족 구성원의 건강 관리에 책임을 지기 위하여 돌봄제공자의 준비

결과평가: 유지 (점) 향상 (점)

지표 \ 측정척도	적절치 않음 1	약간 적절함 2	보통으로 적절함 3	상당히 적절함 4	완전히 적절함 5
- 돌봄제공 역할을 맡겠다는 의지 - 가정 간호 결정에 참여 - 돌봄제공 역할에 대한 지식 - 간호수혜자에게 긍정적 관심 표명 - 간호 수혜자의 질병 과정에 대한 지식 - 권고된 치료요법에 대한 지식 - 권고된 치료절차에 대한 지식 - 요구되는 공급품과 기구에 관한 지식 - 기구조작에 관한 지식 - 처방된 활동에 대한 지식 - 추후 간호에 대한 지식 - 응급 간호에 대한 지식 - 재정 자원에 대한 지식 - 돌봄제공을 위한 재정자원 - 건강 전문가와 접촉시기에 대한 지식 - 돌봄을 위한 사회적지지 지각 - 가정에서의 간호 능력에 대한 확신 - 간호 계획시 간호 수혜자를 참여시키려는 의지 - 돌봄제공자의 지원을 위한 계획의 증거 - 퇴원계획에 참여					

50. 돌봄제공자의 생활양식 방해
(Caregiver Lifestyle Disruption)

정의: 간호제공으로 인해 가족원의 생활양식이 방해되는 정도

결과평가: 유지 (　　점) 향상 (　　점)

지표 \ 측정척도	심각함 1	상당함 2	보통 3	약간 4	없음 5

- 일상의 혼란
- 가족역동성의 혼란
- 생활환경의 파괴
- 돌봄제공으로 재정적 부담

	극도로 손상됨 1	상당히 손상됨 2	보통으로 손상됨 3	약간 손상됨 4	전혀 손상되지 않음 5

- 역할책임
- 역할수행
- 수면
- 역할 융통성
- 사생활 기회
- 가족원간의 관계
- 사회적 상호작용
- 사회적지지
- 전환적 활동
- 친구관계
- 애완동물과의 관계
- 작업 생산성

51. 돌봄제공자-환자 관계
(Caregiver-Patient Relationship)

정의: 돌봄제공자와 간호 수혜자간의 긍정적인 상호작용과 관계

결과평가: 유지 (　　점) 향상 (　　점)

지표 \ 측정척도	전혀 긍정적이지 않음 1	드물게 긍정적임 2	때때로 긍정적임 3	자주 긍정적임 4	항상 긍정적임 5

- 효과적인 의사소통
- 인내심
- 평온
- 양육과 지지
- 교제
- 간호
- 장기간의 입원
- 상호수용
- 상호존중
- 타협적인 문제해결
- 책임감
- 상호간의 애착심

52. 돌봄제공자의 수행: 직접 간호
(Caregiver Performance: Direct Care)

정의: 가족원에 대한 적절한 가족 돌봄제공자에 의한 개별적 건강관리 제공

결과평가: 유지 (점) 향상 (점)

지표 \ 측정척도	적절치 않음	약간 적절함	보통으로 적절함	상당히 적절함	완전히 적절함
	1	2	3	4	5

- 질병과정에 대한 지식
- 치료 계획에 대한 지식
- 치료 계획 고수
- 처치의 수행
- 일상생활 활동 보조
- 도구적 일상생활 활동 보조
- 간호 수혜자에게 정서적 지지 제공
- 간호 수혜자의 건강상태 감시
- 간호 수혜자의 행동 감시
- 간호 수혜자의 요구 예측
- 간호 수혜자에게 무조건적인 명확한 관심 표명
- 자신의 간호제공 기술수준 감시능력 표명
- 필요한 업무수행에 대한 확신
- 안전환경 준비

53. 돌봄제공자의 수행: 간접 간호
(Caregiver Performance: Indirect Care)

정의: 가족 돌봄제공자가 가족원에게 적절한 간호를 배려하여 조절하고 관리함

결과평가: 유지 (점) 향상 (점)

지표 \ 측정척도	적절치 않음	약간 적절함	보통으로 적절함	상당히 적절함	완전히 적절함
	1	2	3	4	5

- 문제해결에 대한 확신
- 간호 수혜자의 건강상태 변화에 대한 인지
- 간호 수혜자의 행동변화 인지
- 간호 수혜자의 요구에 대한 예견
- 간호 수혜자에게 필요한 건강간호서비스 습득
- 간호수혜자에게 필요한 운송수단의 주선
- 간호수혜자에게 필요한 기구와 공급품의 주선
- 간호를 준비하는데 감독기술
- 간호 수혜자의 요구에 대한 관심 표명
- 간호수혜자에 대한 무조건의 긍정적 존중
- 직접간호 제공자의 간호문제 해결 기술
- 필요한 업무 수행시 자신감
- 안전요구 인식

54. 돌봄제공자의 신체적 건강
(Caregiver Physical Health)

정의: 가족원을 간호하는 동안 가족 돌봄제공자의 신체적 안녕

결과평가: 유지 (점) 향상 (점)

지표 \ 측정척도	극도로 손상됨 1	상당히 손상됨 2	보통으로 손상됨 3	약간 손상됨 4	전혀 손상되지 않음 5

- 신체적 건강
- 수면 휴식 양상
- 혈압
- 에너지 수준
- 신체적 안위
- 기동수준
- 감염에 대한 저항
- 신체 기능
- 체중
- 위장관 기능
- 심장기능
- 폐기능
- 영양상태
- 인지상태
- 약물사용
- 인지하는 전반적 건강상태

55. 돌봄제공자 역할 인내
(Caregiver Role Endurance)

정의: 오랜 기간에 걸쳐 가족 돌봄제공자가 간호할 수 있도록 능력을 증진시키는 요인

결과평가: 유지 (점) 향상 (점)

지표 \ 측정척도	적절치 않음 1	약간 적절함 2	보통으로 적절함 3	상당히 적절함 4	완전히 적절함 5

- 간호 수혜자와 돌봄제공자간의 만족스런 상호관계
- 직접간호 활동의 숙달
- 간접간호 활동의 숙달
- 간호를 지원하는 추가서비스
- 돌봄제공자를 위한 건강관리제공자의 지원
- 간호를 위한 공급
- 간호를 위한 재정적 자원
- 돌봄제공자를 위한 사회적지지
- 돌봄제공자를 위한 휴식
- 돌봄제공자 여가활동의 기회

56. 돌봄제공자의 스트레스원
(Caregiver Stressors)

정의: 긴 시간에 걸쳐 타인을 간호하는 가족 돌봄제공자에게 가해지는 신체·정신·사회적 고통의 심각함

결과평가: 유지 (점) 향상 (점)

측정척도 / 지표	심각함	상당함	보통	약간	없음
	1	2	3	4	5

- 돌봄제공에 대한 스트레스원 보고
- 돌봄제공시 신체적 한계
- 돌봄제공시 심리적 한계
- 돌봄제공시 인지적 한계
- 역할갈등
- 고립감
- 사회적지지 결핍 인지
- 건강전문가 지지의 결핍을 인지
- 개인적 시간이 없음
- 일과 돌봄제공자 책임간의 갈등
- 간호수혜자의 진행되는 건강문제에 부담을 느낌
- 돌봄제공자와 환자 관계의 손상
- 가족관계의 손상

57. 돌봄제공자의 안녕
(Caregiver Well-Being)

정의: 일차 간호제공자의 건강상태에 대한 긍정적 인식정도

결과평가: 유지 (점) 향상 (점)

측정척도 / 지표	만족스럽지 않음	약간 만족함	보통	매우 만족함	항상 만족함
	1	2	3	4	5

- 신체적 건강
- 정신적 건강
- 생활양식
- 일상적인 역할 수행
- 사회적 지지
- 도구적 일상생활활동지지
- 건강 전문가 지지
- 사회적인 관계
- 돌봄제공 책임의 가족 분담
- 휴식의 유용성
- 대응능력
- 간호제공자의 역할
- 돌봄제공을 위한 재정자원

58. 아동의 입원생활 적응
(Child Adaptation to Hospitalization)

정의: 3세부터 17세 사이 아동의 입원에 대한 적응 반응

결과평가: 유지 (점) 향상 (점)

지표 \ 측정척도	전혀 나타나지 않음 1	드물게 나타남 2	때때로 나타남 3	자주 나타남 4	항상 나타남 5

- 부모와 상호작용
- 일상활동의 유지
- 입원의 필요성 인지
- 의사결정에 참여
- 질병에 관해 질문함
- 치료에 관해 질문함
- 통제력의 유지
- 처치절차에 협조
- 안위 측정에 반응
- 전환요법에 반응
- 사회 상호작용에의 참여
- 또래와 상호작용
- 입원전의 자기간호 행위 유지

	항상 나타남 1	자주 나타남 2	때때로 나타남 3	드물게 나타남 4	전혀 나타나지 않음 5

- 초조
- 분리불안
- 퇴행행위
- 불안
- 공포
- 분노
- 금단
- 공격적 행동

59. 아동 발달: 1개월
(Child Development: 1 Month)

정의: 생후 1개월 때 이루어지는 신체적, 인지적 및 사회심리적 발달 내용

결과평가: 유지 (점) 향상 (점)

지표 \ 측정척도	전혀 나타나지 않음 1	드물게 나타남 2	때때로 나타남 3	자주 나타남 4	항상 나타남 5

- 배고픔 신호
- 불편함 신호
- 소리에 반응
- 목소리에 반응
- 얼굴에 반응
- 좋으면 꾸꾸거리는 목소리를 냄
- 자연스럽게 미소를 지음
- 가볍게 눈이 따라감
- 과도 자극신호
- 수면각성상태와 명료상태를 나타냄
- 사지를 구부림
- 일시적으로 머리를 똑바로 세움
- 엎드린 때 고개를 한쪽에서 다른쪽으로 돌림
- 엎드린 때 등과 머리를 수평으로 유지
- 모로반사
- 긴장성 경반사
- 무용반사
- 기기반사
- 바빈스키반사
- 흡철반사
- 손바닥 반사
- 발바닥반사
- 포유반사

60. 아동 발달: 2개월
(Child Development: 2 Months)

정의: 생후 2개월 때 이루어지는 신체적, 인지적 및 사회심리적 발달 내용

결과평가: 유지 (점) 향상 (점)

지표 \ 측정척도	전혀 나타나지 않음	드물게 나타남	때때로 나타남	자주 나타남	항상 나타남
	1	2	3	4	5

- 기기 반사의 소실
- 엎드려서 아래팔을 짚고 머리, 목, 가슴을 들어올림
- 똑바로 선 자세에서 머리를 약간 가눔
- 손을 자주 폄
- 파악반사의 소실
- 좋으면 꾸꾸거리며 목소리를 냄
- 청각 자극에 흥미를 보임
- 시각 자극에 흥미를 보임
- 미소를 지음
- 중요한 간호제공자와 상호작용 시 즐거워 함

61. 아동 발달: 4개월
(Child Development: 4 Months)

정의: 생후 4개월 때 이루어지는 신체적, 인지적 및 사회심리적 발달의 내용

결과평가: 유지 (점) 향상 (점)

지표 \ 측정척도	전혀 나타나지 않음	드물게 나타남	때때로 나타남	자주 나타남	항상 나타남
	1	2	3	4	5

- 엎드려서 머리를 똑바로 세우고, 손을 짚고 몸을 일으킴
- 머리를 잘 조정함
- 엎드린 자세에서 돌아누움
- 자신의 손을 쥠
- 딸랑이를 잡음
- 물건을 잡으려 손발을 뻗침
- 물건을 때려 침
- 서툴게 말하고 까르르 소리를 냄
- 부모의 목소리를 알아챔
- 부모의 접촉을 인지함
- 모빌을 보고 흥미를 가짐
- 미소짓고, 웃고, 시끄럽게 울음
- 야간수면형태를 나타냄
- 자신을 편안하게 함

62. 아동 발달: 6개월
(Child Development: 6 Months)

정의: 생후 6개월쯤 이루어지는 신체적, 인지적 및 사회심리적 발달의 내용

결과평가: 유지 (점) 향상 (점)

지표 \ 측정척도	전혀 나타나지 않음	드물게 나타남	때때로 나타남	자주 나타남	항상 나타남
	1	2	3	4	5

- 앉히려고 잡아당길 때 머리가 지지됨
- 뒹굴음
- 지지하여 앉음
- 서고 체중을 지탱함
- 물건을 잡고 입에 넣음
- 몸짓(예: 가리킴, 머리를 흔듦)
- 혼자 먹기 시작함
- 장난감에 흥미를 나타냄
- 한 손에서 다른 손으로 물건을 옮김
- 음절을 말함/노래함
- 서로 서툴게 재잘거림
- 미소를 짓고, 웃고, 시끄럽게 울고, 소음을 흉내냄
- 소리를 향해 시선을 돌림
- 낯가림을 시작함
- 자신을 편안하게 함

63. 아동 발달: 12개월
(Child Development: 12 Months)

정의: 생후 12개월쯤 이루어지는 신체적, 인지적, 사회심리적 발달의 내용

결과평가: 유지 (점) 향상 (점)

지표 \ 측정척도	전혀 나타나지 않음	드물게 나타남	때때로 나타남	자주 나타남	항상 나타남
	1	2	3	4	5

- 손을 당겨 섬
- 가구 주위를 돌아다님
- 혼자 걸으려는 시도를 함
- 정확하게 집게를 집음
- 집게손가락으로 가리킴
- 쌓아놓은 블록을 쓰러뜨림
- 컵으로 마심
- 손으로 집어먹을 수 있는 음식을 혼자 먹음
- 숟가락으로 혼자 음식을 먹음
- 엄마, 아빠 외 1~3개의 단어를 사용한다
- 말하는 것을 모방함
- 떨어지거나 숨겨진 물건을 찾음
- 사회적 게임을 하며 논다
- 손을 흔들며 인사한다

64. 아동 발달: 2세
(Child Development: 2 Years)

정의: 2세 때 이루어지는 신체적, 인지적 및 사회심리적 발달의 내용

결과평가: 유지 (점) 향상 (점)

지표 \ 측정척도	전혀 나타나지 않음 1	드물게 나타남 2	때때로 나타남 3	자주 나타남 4	항상 나타남 5

- 빠르게 걸음
- 몸을 잘 굽힘
- 한걸음씩 계단을 오르내림
- 뒤로 걸음
- 공을 찬다
- 공을 던진다
- 크레용으로 원과 수평선을 그린다
- 5~6개의 블록을 쌓음
- 숟가락이나 포크로 혼자 음식을 먹음
- 구령에 따라 두발짝 스텝을 걷는다
- 원하는 것을 말로 지시함
- 2~3개의 단어로 이루어진 구를 사용함
- 그림을 보면서 이야기를 듣는다
- 어떤 신체부분을 가리킨다
- 평행놀이를 시작함
- 어른을 모방함
- 단순한 놀이로 어른과 상호작용 함

65. 아동 발달: 3세
(Child Development: 3 Years)

정의: 3세 때 이루어지는 신체적, 인지적 및 사회심리적 발달의 내용

결과평가: 유지 (점) 향상 (점)

지표 \ 측정척도	전혀 나타나지 않음 1	드물게 나타남 2	때때로 나타남 3	자주 나타남 4	항상 나타남 5

- 한발로 균형을 잡음
- 장난감 탈것의 페달을 밟음
- 스스로 옷을 입음
- 연필과 색연필을 사용함
- 원을 보고 그린다
- 십자가를 보고 그린다
- 낮에 배변조절
- 낮에 배뇨조절
- 성(性)의 차이를 구별함
- 자신의 성을 말함
- 자신의 나이를 말함
- 마술적인 생각/환상에 빠짐
- 친구와 함께하는 놀이를 함
- 협동이 요구되는 그룹 놀이를 시작함
- 3~4개의 단어로 이루어진 문장을 사용함
- 낯선 사람이 알아듣는 말을 함

66. 아동 발달: 4세
(Child Development: 4 Years)

정의: 4세 때 이루어지는 신체적, 인지적 및 사회심리적 발달의 내용

결과평가: 유지 (점) 향상 (점)

지표 \ 측정척도	전혀 나타나지 않음	드물게 나타남	때때로 나타남	자주 나타남	항상 나타남
	1	2	3	4	5

- 걷고, 기어오르고, 달린다
- 층계를 오르내림
- 한발로 깡충깡충 뛰어오름
- 보조바퀴가 달린 두발 혹은 세발 자전거를 탄다
- 손위로 공을 던짐
- 10개의 블록으로 탑을 쌓음
- 사람을 세 부분으로 그린다
- 성과 이름을 말함
- 4~5개의 단어로 이루어진 문장이나 짧은 문단을 사용함
- 과거시제를 포함한 어휘를 사용
- 최근의 경험에 대해 묘사
- 노래를 할 수 있음
- 환상과 현실을 구별
- 집에서 사용하는 물건의 용도를 설명
- 창의적 놀이에 참가함

67. 아동 발달: 5세
(Child Development: 5 Years)

정의: 5세 때 이루어지는 신체적, 인지적 및 사회심리적 발달의 내용

결과평가: 유지 (점) 향상 (점)

지표 \ 측정척도	전혀 나타나지 않음	드물게 나타남	때때로 나타남	자주 나타남	항상 나타남
	1	2	3	4	5

- 걷는다
- 기어오른다
- 달린다
- 깡충깡충 뛴다
- 도움 없이 혼자 옷을 입음
- 사람의 머리, 몸, 팔, 다리를 그림
- 삼각형이나 사각형을 그림
- 손가락을 사용하여 셈함
- 한글의 자음과 모음을 안다
- 몇 개의 글자를 씀
- 5개의 단어로 이루어진 완전한 문장을 사용
- 미래 시제를 포함한 어휘 사용
- 짧은 문단을 말함
- 자신의 주소를 말함
- 자신의 전화번호를 말함
- 친구와 함께 하는 놀이의 규칙을 따름
- 창의적 놀이에 참가함

68. 아동 발달: 학령기
(Child Development: Middle Childhood)

정의: 6~11세 사이에 진행되는 신체적, 인지적 및 사회심리적 발달의 내용

결과평가: 유지 (점) 향상 (점)

측정척도 / 지표	전혀 나타나지 않음	드물게 나타남	때때로 나타남	자주 나타남	항상 나타남
	1	2	3	4	5

- 좋은 건강습관을 실천함
- 그룹으로 놀이함
- 절친한 친구를 만듬
- 동성의 동료 그룹을 확인함
- 선택된 집안 일에 대해 책임을 진다
- 정규 교과활동 외의 활동에 참여
- 느낌을 건설적으로 표현함
- 자신감을 나타냄
- 옳고 그름을 이해함
- 안전 규칙을 따름
- 좀더 복잡한 생각을 표현함
- 창의력을 보임
- 좀더 복잡한 생각을 이해함
- 숙제에 책임을 짐
- 학교에서 능력수준에 맞는 일을 함

69. 아동 발달: 청소년기
(Child Development: Adolescence)

정의: 12~17세 사이에 진행되는 신체적, 인지적 및 사회심리적 발달의 내용

결과평가: 유지 (점) 향상 (점)

측정척도 / 지표	전혀 나타나지 않음	드물게 나타남	때때로 나타남	자주 나타남	항상 나타남
	1	2	3	4	5

- 좋은 건강습관을 실천
- 효과적인 사회적 상호작용 기술을 사용함
- 갈등해결 전략을 사용함
- 비파괴적인 태도로 부정적 느낌을 발산함
- 동성과 좋은 동료관계를 유지함
- 이성과 좋은 동료관계를 유지함
- 다른 사람을 존중함
- 효과적 대응전략을 사용함
- 지지해주는 어른과 고민을 논의함
- 증가된 자율성을 나타냄
- 개인의 가치체계에 대해 서술함
- 형식적인 조작적 사고를 사용함
- 학문의 목표 설정함
- 학교에서 능력수준에 맞는 일을 함
- 정규 교과활동 외의 활동에 참여
- 능력에 맞는 일하기
- 직업적 목표 확인하기
- 규칙을 관찰하기
- 법에 따르기
- 친교능력을 보임
- 성적 발달을 묘사
- 자신의 성 정체성의 편안함을 표현
- 성행위를 연기함
- 고위험 성행위를 피함
- 음주를 피함
- 흡연을 피함
- 오락적 약물사용을 피함

70. 순환 상태
(Circulation Status)

정의: 혈액이 체순환과 폐순환의 큰 혈관을 통해 적절한 압력을 유지하며 막히지 않고, 한쪽 방향으로 흐름

결과평가: 유지 (점) 향상 (점)

지표 \ 측정척도	정상범위에서 극도로 벗어남	정상범위에서 상당히 벗어남	정상범위에서 보통정도 벗어남	정상범위에서 약간 벗어남	정상범위에서 벗어나지 않음
	1	2	3	4	5
- 수축기 혈압 - 이완기 혈압 - 맥압 - 평균 혈압 - 중심정맥압 - 폐모세관 쐐기압 - 우 경동맥박 세기 - 좌 경동맥박 세기 - 우 상완맥박 세기 - 좌 상완맥박 세기 - 우 요골맥박 세기		- 좌 요골맥박 세기 - 우 대퇴맥박 세기 - 좌 대퇴맥박 세기 - 우 족배맥박 세기 - 좌 족배맥박 세기 - PaO_2 - $PaCO_2$ - 산소포화도 - 동정맥 산소차이 - 배뇨량 - 말초혈관 재충전			
	심각함	상당함	보통	약간	없음
	1	2	3	4	5
- 기립성 저혈압 - 병리적 호흡음 - 경정맥의 팽만 - 말초 부종 - 복수 - 피로 - 체중증가 - 인지장애		- 창백 - 간헐적 파행 - 피부체온 저하 - 감각이상 - 기절 - 요흔성 부종 - 하지궤양 - 저림			

71. 대상자 만족
(Client Satisfaction)

정의: 간호요원이 제공한 간호에 대한 긍정적 인식의 정도

결과평가: 유지 (점) 향상 (점)

지표 \ 측정척도	만족스럽지 않음	약간 만족함	보통	매우 만족함	항상 만족함
	1	2	3	4	5

- 간호요원에 대한 평가
- 간호에 필요한 기구와 보급에 대한 평가
- 간호요원의 지식과 전문성
- 절차를 수행하는 간호요원의 능력
- 간호요원에 의한 법적 권리의 보호
- 간호요원에 의한 인권의 보호
- 간호요원의 대상자에 대한 관심
- 간호요원의 가족에 대한 관심
- 완전하게 답변을 받은 질문들
- 질병 이해를 향상시키기 위한 교육
- 간호 참여를 향상시키기 위한 교육
- 간호에 문화적 신념의 통합
- 간호에 가치들의 통합
- 이동성을 이루기 위한 도움
- 자가간호를 이루기 위한 도움
- 감정적 관심사에 대처하기위한 도움
- 정신적 요구에 중점을 둔 도움
- 질병 증상 완화
- 통증 조절 간호
- 해로움이나 손상의 예방간호
- 신체기능유지 간호
- 청결유지 간호
- 간호환경의 청결
- 어떤 간호현장에서 다른 장소로 대상자 이동시 간호의 조정
- 퇴원계획에 포함된 대상자/가족

72. 대상자 만족: 간호 자원에의 접근성
(Client Satisfaction: Access to Care Resources)

정의: 간호를 위해 필요한 간호요원, 물품과 기구 접근성에 대한 긍정적인 인지 정도

결과평가: 유지 (점) 향상 (점)

지표 \ 측정척도	만족스럽지 않음	약간 만족함	보통	매우 만족함	항상 만족함
	1	2	3	4	5

- 면허간호사의 이용가능성
- 보조 인력의 이용가능성
- 간호에 필요한 물품의 이용가능성
- 간호에 필요한 기구의 이용가능성
- 간호에 책임이 있는 면허간호사와 보조인력의 정보
- 간호에 책임있는 면허간호사에 대한 접근
- 건강관리제공자에 접근하도록 지원
- 의사와 접촉을 지원
- 건강관리자원의 조정
- 건강관리제공자의 조정
- 예약을 위한 대기시간
- 예약에 따른 대기시간
- 지지단체에 접근성

73. 대상자 만족: 돌봄
(Client Satisfaction: Caring)

정의: 대상자를 위한 간호요원의 관심에 대한 긍정적 인식의 정도

결과평가: 유지 (점) 향상 (점)

측정척도 / 지표	만족스럽지 않음	약간 만족함	보통	매우 만족함	항상 만족함
	1	2	3	4	5

- 의료진이 보여준 호의
- 의료진이 보여준 동정심
- 의료진이 보여준 친절
- 의료진이 보여준 존중
- 감정에 대한 고려
- 의견의 고려
- 개인 욕구에 대한 관심
- 간호요원과 관계
- 의료진에 의해 점검된 빈도
- 부름에 응답하는 신속성
- 요구에 반응하는 신속성
- 대상자 요구에 따름
- 제공된 정서적 지지
- 정신적 욕구 표현에 지지
- 접촉의 적절한 사용
- 방, 기구 그리고 일상에 대한 오리엔테이션
- 방문을 위한 주선
- 가족과 친구가 환영받음
- 편지쓰기에 대한 도움
- 여가활동제공
- 간호 선택에 대한 정보제공
- 간호비용에 대한 고려
- 낭비되지 않은 물품과 기구

74. 대상자 만족: 사례관리
(Client Satisfaction: Case Management)

정의: 사례관리서비스에 대한 긍정적인 인식의 정도

결과평가: 유지 (점) 향상 (점)

측정척도 / 지표	만족스럽지 않음	약간 만족함	보통	매우 만족함	항상 만족함
	1	2	3	4	5

- 사례관리자의 유용성
- 간호에 필요한 물품의 이용가능성
- 간호에 필요한 기구의 이용가능성
- 의사와 접촉을 지원
- 건강관리제공자를 이용하도록 지원
- 적절한 건강관리제공자를 만나도록 의뢰
- 건강관리자원의 조정
- 건강관리제공자의 조정
- 예약을 위한 대기시간
- 지지단체에 대한 정보제공
- 감정에 대한 고려
- 의견의 고려
- 개인욕구에 대한 관심
- 간호선택에 대한 정보제공
- 간호비용에 대한 고려
- 불필요한 치료와 처치의 회피
- 비용과 재정에 관련된 의뢰
- 지속적인 정보제공
- 개인의 가치에 대한 고려
- 간호계획에 개인의 선호도 고려
- 문화적 가치 존중
- 종교적 신념 존중
- 팀으로 일하는 건강관리제공자
- 안전에 중점을 둠
- 간호제공에 가족 포함
- 대상자 정보의 비밀유지
- 이해할수 있는 용어로 설명
- 제공된 교육자료의 질
- 간호에 대한 결정에 포함됨
- 자신의 문제해결책 발견을 위한 지원
- 법적 권리에 대한 정보제공
- 질병 과정에 대한 정보제공

75. 대상자 만족: 의사소통
(Client Satisfaction: Communication)

정의: 대상자와 간호요원 간의 정보교환에 대한 긍정적인 인식의 정도

결과평가: 유지 (점) 향상 (점)

측정척도 / 지표	만족스럽지 않음	약간 만족함	보통	매우 만족함	항상 만족함
	1	2	3	4	5

- 간호요원의 자신소개
- 대상자의 선호되는 이름사용
- 간호요원이 명확하게 말함
- 간호요원이 대상자에게 귀를 기울임
- 간호요원이 질문을 격려함
- 간호요원이 필요한 만큼 자주 정보를 반복함
- 간호요원이 의사소통에 시간을 허락함
- 간호요원이 이해할 수 있는 방법으로 정보를 표현함
- 간호요원이 정보가 이해되었는지 확인함
- 간호요원이 비판단적 의사소통을 사용함
- 질문에 명확히 답변함
- 질문에 완전하게 답변함
- 질문에 적절한 시간을 가지고 답변함
- 간호요원에 의해 일관된 정보를 받음
- 의사소통에서 개인가치가 고려됨
- 개인의 선호도가 고려됨
- 적절한 방법으로 정보의 모순이 해결됨
- 필요시 대안적인 의사소통방법이 사용됨

76. 대상자 만족: 간호의 지속성
(Client Satisfaction: Continuity of Care)

정의: 대상자가 하나의 간호현장에서 다른 곳으로 옮겨질 때 간호 관리의 조정에 대한 긍정적인 인식의 정도

결과평가: 유지 (점) 향상 (점)

측정척도 / 지표	만족스럽지 않음	약간 만족함	보통	매우 만족함	항상 만족함
	1	2	3	4	5

- 간호의 조정
- 간호계획에 개인 선호도의 포함
- 간호계획에 대상자/가족의 포함
- 퇴원계획에 대상자/가족의 포함
- 퇴원계획시 대상자 자원의 확인
- 간호계획에 안전 항목 표현
- 이송준비를 위한 시간
- 언제 이송할 것인지에 대한 정보제공
- 자가간호관리에 대한 관심을 표현할 기회제공
- 자가간호관리에 대한 정보제공
- 간호활동을 시범하는 기회제공
- 간호요원은 관심과 질문을 해결할 제안제공
- 간호욕구에 대처할 전략 논의
- 가족요구에 대처할 전략논의
- 잠재적인 건강 문제를 다룰 개인적인 준비
- 성생활에 복귀하기 위한 지침 논의
- 업무에 복귀할 전략 논의
- 가사활동에 복귀를 위한 전략 논의
- 지역사회활동에 복귀를 위한 전략 논의
- 비용과 재정의 재분배관리에 대한 지원
- 건강관리제공자가 팀으로 일함

77. 대상자 만족: 문화적 욕구 충족
(Client Satisfaction: Cultural Needs Fulfillment)

정의: 간호에 문화적 신념, 가치, 사회적 구조의 통합에 대한 긍정적인 인식 정도

결과평가: 유지 (점) 향상 (점)

지표 \ 측정척도	만족스럽지 않음	약간 만족함	보통	매우 만족함	항상 만족함
	1	2	3	4	5

- 문화적 신념에 대한 존중
- 문화적 건강행위에 대한 존중
- 개인적 가치에 대한 존중
- 개인적 관점에 대한 존중
- 전통에 대한 존중
- 종교적 신념에대한 존중
- 영적 신념에 대한 존중
- 건강교육에 있어 문화적 신념 포함
- 문화적 신념과 일치하는 간호
- 언어적 차이에 따른 의사소통을 위해 창의적인 방법 사용
- 문화적 기대감 고려
- 간호에 가족 구성원의 참여 존중
- 결정에 있어 가족구성원의 참여 존중

78. 대상자 만족: 기능적 도움
(Client Satisfaction: Functional Assistance)

정의: 자가간호와 기동성을 성취하기 위하여 간호 조력에 대한 긍정적 인지정도

결과평가: 유지 (점) 향상 (점)

지표 \ 측정척도	만족스럽지 않음	약간 만족함	보통	매우 만족함	항상 만족함
	1	2	3	4	5

- 적절한 기동성과 자가간호를 위한 계획에 포함됨
- 자가 간호를 위한 시간표 계획에 포함됨
- 가능한 활동적이 되도록 격려
- 신체적 활동의 조력
- 기동성을 유지하거나 획득하기위한 일상 운동
- 유연성을 유지하거나 획득하기 위한 일상운동
- 기동성을 증진하기위해 제공된 기구
- 다른장치를 바르게 사용하기위해 제공된 정보
- 기능적 독립성을 지원하는데 필요한 기구를 위해 마련된 병실 공간
- 모든 활동에 있어 안전 교육
- 조력이 요구되지 않으면 자가간호를 할 기회
- 간호 조력
- 자신의 옷을 선택하게 함
- 식사를 위한 음식을 선택하게 함
- 투약관리를 위해 제공된 정보

79. 대상자 만족: 통증 관리
(Client Satisfaction: Pain Management)

정의: 통증 완화 간호에 대한 긍정적인 인지 정도

결과평가: 유지 (점) 향상 (점)

측정척도 / 지표	만족스럽지 않음	약간 만족함	보통	매우 만족함	항상 만족함
	1	2	3	4	5

- 통증 조절
- 규칙적인 통증수준의 감시
- 약물 부작용의 감시
- 통증을 완화를 위한 행동
- 약물사용 관리를 위한 정보
- 개인의 선호도 고려
- 통증 조절 선택에 대한 정보제공
- 문화적 신념과 일치되는 통증관리
- 통증 조절을 위한 예방적인 접근
- 활동제한에 대한 정보제공
- 통증완화에 대한 정보제공
- 퇴원후 통증조절 선택에 대한 정보제공
- 지지단체에 소개됨
- 통증관리팀으로 건강관리제공자 업무
- 필요시 통증조절 건강 전문가에게 의뢰
- 진통제 사용에 대한 안전문제 경고

80. 대상자 만족: 신체적 간호
(Client Satisfaction: Physical Care)

정의: 신체 기능과 청결을 유지하기 위한 간호에 대한 긍정적인 인지 정도

결과평가: 유지 (점) 향상 (점)

측정척도 / 지표	만족스럽지 않음	약간 만족함	보통	매우 만족함	항상 만족함
	1	2	3	4	5

- 음식과 음료선택에 대한 보조
- 식사 보조
- 식사시간
- 제한내에서 가능한 음료
- 구강간호 보조
- 배설관리 보조
- 정상적인 배변습관유지
- 정상적인 배뇨습관 유지
- 목욕 보조
- 모발관리 보조
- 손톱관리 보조
- 일상적으로 유지되는 피부관리
- 특별한 피부관리
- 안위유지 보조
- 휴식시간
- 일상적으로 유지되는 수면
- 보행 보조
- 운동기회
- 특별 운동 제공
- 자세 교정 보조
- 이동 보조

81. 대상자 만족: 물리적 환경
(Client Satisfaction: Physical Environment)

정의: 급성 또는 장기의료기관에서 생활환경, 치료환경, 기구와 장비에 대한 긍정적인 인지 정도

결과평가: 유지 (점) 향상 (점)

지표 \ 측정척도	만족스럽지 않음	약간 만족함	보통	매우 만족함	항상 만족함
	1	2	3	4	5

- 병실 청결
- 욕실 청결
- 기구 청결
- 병실 전등 조절
- 병실 온도 편안함
- 냄새 조절
- 욕실온도의 편안함
- 병실습도의 편안함
- 소음조절
- 병실내 사람 수 조절
- 근접거리 내 기구와 장비
- 근접거리내 콜벨
- 전화에 접근성
- 텔레비전에 접근성
- 라디오에 접근성
- 마음을 끄는 병실
- 가족과 방문객의 의자 이용가능성
- 가족과 방문객의 주위 공간 이용가능성
- 시설에 대한 가족과 방문객 안내
- 개인 물품을 위한 병실내 공간

82. 대상자 만족: 권리보호
(Client Satisfaction: Protection of Rights)

정의: 간호요원에 의해 제공되는 대상자의 법적이고 도덕적 권리보호에 대한 긍정적 인지 정도

결과평가: 유지 (점) 향상 (점)

지표 \ 측정척도	만족스럽지 않음	약간 만족함	보통	매우 만족함	항상 만족함
	1	2	3	4	5

- 사생활 유지
- 종교적이고 영적 요구와 일치된 간호
- 대상자 정보의 기밀성유지
- 존중된 요구
- 간호에서 고려되어야 할 개인적 선호
- 대상자가 선호하는 이름의 사용
- 간호요원에게 소개
- 병실내 환자에게 소개
- 다른 분야의 이용 가능한 서비스에 대한 정보 제공
- 지지집단에 관해 제공된 정보
- 간호에 대한 선택의 허용
- 간호에 관한 의사결정에 포함
- 법적권리에 관해 제공된 정보
- 진보된 지시에 관해 제공된 정보
- 향상된 방향에 관한 정보제공
- 여러 제공자의 반복 질문 피하기

83. 대상자 만족: 심리적 간호
(Client Satisfaction: Psychological care)

정의: 정서적 문제 대처와 정신적 활동 수행에 부합하는 간호 지원에 대한 긍정적 인지정도

결과평가: 유지 (점) 향상 (점)

지표 \ 측정척도	만족스럽지 않음	약간 만족함	보통	매우 만족함	항상 만족함
	1	2	3	4	5

- 질병과정에 대해 제공된 정보
- 예상되는 개선에 대해 제공된 정보
- 질병에 관한 일반적 정서 반응에 대해 제공된 정보
- 치료섭생에 관한 일반적 정서 반응에 대해 제공된 정보
- 대상자를 위해 지역 지지집단 확인 돕기
- 가족을 위해 지역 지지집단 확인 돕기
- 정신적 장애에 관한 대응 전략 논의
- 제공된 정서적지지
- 정신 기능 개선을 위해 제공된 상담
- 정서적 안정을 위해 제공된 상담
- 사회적 상호작용 개선을 위해 제공된 상담
- 상담 서비스 찾기에 대한 지원
- 스스로 문제 해결책을 찾도록 지원
- 감정표현 지지
- 상실감을 극복하고 일하도록 지원
- 스트레스 대처방법을 확인하기 위한 지원
- 기능적 변화를 조정하기 위한 지원
- 영적요구에 중점을 둔 지원

84. 대상자 만족: 안전
(Client Satisfaction: Safety)

정의: 상해와 손상을 예방하기 위한 조치, 정보제공, 간호에 대한 긍정적 인지정도

결과평가: 유지 (점) 향상 (점)

지표 \ 측정척도	만족스럽지 않음	약간 만족함	보통	매우 만족함	항상 만족함
	1	2	3	4	5

- 안전규칙과 절차 설명
- 간호요원의 손상에 대한 즉각 반응
- 약물투약 전 대상자 확인
- 상해예방을 위해 사용되는 보호 도구
- 이동 돕기
- 보행 돕기
- 화장실 가기 돕기
- 목욕 돕기
- 분명하게 나타난 고위험 환경에 대한 경고 신호
- 낙상 방지 전략
- 처치 위험과 합병증에 관한 정보제공
- 인지기능 장애시 안전환경 유지
- 자해 위험시 보호적 환경 유지

85. 대상자 만족: 증상조절
(Client Satisfaction: Symptom Control)

정의: 질병의 증상을 경감시키기 위한 간호의 긍정적 인지정도

결과평가: 유지 (점) 향상 (점)

측정척도 / 지표	만족스럽지 않음	약간 만족함	보통	매우 만족함	항상 만족함
	1	2	3	4	5

- 확인된 증상 양상
- 확인된 증상의 심각성
- 확인된 증상의 기간
- 증상 원인의 조사
- 증상 예방을 위한 활동
- 즉각적으로 반응한 증상
- 증상 조절을 위한 간호
- 통증 조절을 위한 간호
- 편안함을 제공하기 위한 활동
- 정규적으로 관찰된 증상
- 특이한 증상 관찰
- 증상 조절 관찰
- 편안함에 대한 관찰
- 다른 건강제공자들에게 의뢰

86. 대상자 만족: 교육
(Client Satisfaction: Teaching)

정의: 간호에 있어서 지식, 이해, 참여를 개선하기 위해 간호요원에 의해 제공된 지침의 긍정적 인지 정도

결과평가: 유지 (점) 향상 (점)

측정척도 / 지표	만족스럽지 않음	약간 만족함	보통	매우 만족함	항상 만족함
	1	2	3	4	5

- 교육전 고려되는 개인적 지식
- 이해할 수 있는 용어로 제공된 설명
- 의학적 진단 설명
- 간호의 설명
- 진단검사와 준비 설명
- 진단검사 결과 설명
- 약물 치료 효과의 설명
- 부작용 설명
- 처치 이유 설명
- 처치에 대한 자기간호 책임에 대한 설명
- 약물관리의 자기간호 책임 설명
- 활동 제한에 관한 설명
- 신체적 강인성을 개선하려는 전략 논의
- 신체적 지구력을 개선하려는 전략 논의
- 건강개선을 위한 전략 논의
- 합병증 증상에 관한 정보제공
- 유용한 건강자원의 설명
- 간호비용의 설명
- 대상자 학습 시간
- 지침서의 질
- 학습과정에서 간호요원의 지원

87. 대상자 만족: 간호의 기술적 측면
(Client Satisfaction: Technical Aspects of Care)

정의: 간호제공시 간호요원의 지식과 전문적 기술에 대한 긍정적 인지정도

결과평가: 유지 (점) 향상 (점)

측정척도 / 지표	만족스럽지 않음	약간 만족함	보통	매우 만족함	항상 만족함
	1	2	3	4	5

- 올바른 간호제공
- 간호의 조직
- 철저한 간호
- 간호요원의 역량
- 질병과정에 대한 간호사의 지식
- 처치에 대한 간호사의 지식
- 투약에 대한 간호사의 지식
- 건강력에 대한 간호사의 지식
- 간호수행에 일관성
- 간호를 제공하는 간호요원의 일관성
- 처치 기간 동안의 편안함
- 간호요원의 부드러움
- 간호요원의 능력
- 비상시 간호요원의 대응성
- 낭비되지 않은 물품과 장비

88. 인지력
(Cognition)

정의: 복잡한 정신과정의 수행 능력

결과평가: 유지 (점) 향상 (점)

측정척도 / 지표	극도로 손상됨	상당히 손상됨	보통으로 손상됨	약간 손상됨	전혀 손상되지 않음
	1	2	3	4	5

- 나이에 적합한 명료한 의사소통
- 나이에 적절한 의사소통
- 상황의 의미에 대한 이해력
- 주의력
- 주의집중
- 지남력
- 즉각적인 기억
- 최근의 기억
- 오래된 기억
- 정보 처리
- 의사결정 시 대안에 대한 숙고
- 적절한 의사결정
- 복잡한 계산기술

89. 지남력
(Cognitive Orientation)

정의: 사람, 장소 및 시간을 분별하는 능력

결과평가: 유지 (점) 향상 (점)

지표 \ 측정척도	극도로 손상됨	상당히 손상됨	보통으로 손상됨	약간 손상됨	전혀 손상되지 않음
	1	2	3	4	5

- 자신을 안다
- 중요한 타인을 안다
- 현재의 장소를 안다
- 정확한 날짜를 안다
- 정확한 달을 안다
- 정확한 연도를 안다
- 정확한 계절을 안다
- 의미있는 현재의 사건을 안다

90. 안위 상태
(Comfort status)

정의: 한 개인의 신체적, 정신영적, 사회문화적, 환경적으로 편안하고 안전한 상태

결과평가: 유지 (점) 향상 (점)

지표 \ 측정척도	극도로 손상됨	상당히 손상됨	보통으로 손상됨	약간 손상됨	전혀 손상되지 않음
	1	2	3	4	5

- 신체적 안녕
- 증상 조절
- 정신적 안녕
- 신체적 환경
- 실내 온도
- 가족의 사회적 지지
- 친구의 사회적 지지
- 사회적 관계
- 영적 생활
- 문화적 신념과 일치하는 돌봄
- 욕구에 일치하는 돌봄
- 욕구를 표현하는 능력

91. 안위 상태: 환경
(Comfort Status: Environment)

정의: 환경적으로 편안하고 주위가 안전한 상태

결과평가:	유지 (점)		향상 (점)		
지표 \ 측정척도	극도로 손상됨 1	상당히 손상됨 2	보통으로 손상됨 3	약간 손상됨 4	전혀 손상되지 않음 5

- 가까운 위치에 있는 필요한 물품과 기구
- 실내 온도
- 수면을 취하기 좋은 환경
- 신체적 환경에 만족
- 환경의 질서정연함
- 환경의 깨끗함
- 혼란하지 않는 마루
- 안전한 도구의 적절한 사용
- 실내 조도
- 사생활
- 방문객의 공간 이용 가능성
- 편안한 침대
- 편안한 가구
- 환경적 적응력
- 평온한 환경
- 소음조절
- 냄새조절

92. 안위 상태: 신체적
(Comfort Status: Physical)

정의: 신체의 감각과 항상성 기전과 관련된 신체의 편안함

결과평가:	유지 (점)		향상 (점)		
지표 \ 측정척도	극도로 손상됨 1	상당히 손상됨 2	보통으로 손상됨 3	약간 손상됨 4	전혀 손상되지 않음 5

- 증상조절
- 신체적 안녕
- 근육이완
- 편안한 자세
- 편안한 의복
- 개인치장과 위생
- 음식섭취
- 수분섭취
- 에너지 수준
- 체온
- 기도 개방성
- 산소 포화도

	심각함 1	상당함 2	보통 3	약간 4	없음 5

- 가려움
- 힘든 호흡
- 산소부족
- 하지불안 증후군
- 근육통
- 두통
- 오심
- 구토
- 요실금
- 변실금
- 설사
- 변비

93. 안위 상태: 심리영적
(Comfort Status: Psychospiritual)

정의: 자신의 삶에서 자아개념, 정서적 안녕, 영감, 삶의 의미와 목적과 관련된 정신적이고 영적인 편안함

결과평가: 유지 (점) 향상 (점)

지표 \ 측정척도	극도로 손상됨	상당히 손상됨	보통으로 손상됨	약간 손상됨	전혀 손상되지 않음
	1	2	3	4	5

- 정신적 안녕
- 믿음
- 희망
- 자아개념
- 내적 자아상
- 고요하고 평온함의 효과
- 낙관의 표현
- 목표설정
- 삶의 의미와 목적
- 영적 만족
- 내적자아와의 연결

	심각함	상당함	보통	약간	없음
	1	2	3	4	5

- 우울
- 불안
- 스트레스
- 두려움
- 믿음의 상실
- 영적으로 버려진 느낌
- 자살생각

94. 안위 상태: 사회문화적
(Comfort Status: Sociocultural)

정의: 문화적 상황에서 개인간, 가족, 사회적 관계와 관련된 사회적 편안함

결과평가: 유지 (점) 향상 (점)

지표 \ 측정척도	극도로 손상됨	상당히 손상됨	보통으로 손상됨	약간 손상됨	전혀 손상되지 않음
	1	2	3	4	5

- 가족의 사회적 지지
- 친구의 사회적 지지
- 가족과의 관계
- 친구와의 관계
- 가족간의 신뢰
- 친구간의 신뢰
- 다른사람과 사회적 상호작용
- 문화적 신념과 일치하는 간호
- 문화적 특이 식품의 이용가능성
- 일상 활동에서 문화적 신념의 혼합
- 구어의 사용
- 요구를 의사소통하는 능력
- 의사소통 증진전략 사용
- 타인에게 도움을 청하는 의지
- 드러냄의 사용

95. 편안한 죽음
(Comfortable Death)

정의: 죽음에 임박했을 때 신체적, 정신영적, 사회문화적, 환경적인 편안함

결과평가: 유지 (점) 향상 (점)

지표 \ 측정척도	극도로 손상됨	상당히 손상됨	보통으로 손상됨	약간 손상됨	전혀 손상되지 않음
	1	2	3	4	5

- 고요함 효과
- 물리적 환경
- 실내온도
- 정신적 안녕
- 기도유지
- 체온
- 편안한 자세
- 근육이완
- 가족지지
- 친구의 지지
- 영적 생활
- 개인위생
- 구강위생
- 원하는 음식과 수분 섭취
- 임박한 죽음에 대해 준비됨을 표현

	심각함	상당함	보통	약간	없음
	1	2	3	4	5

- 비탄
- 앓고 있음
- 몸부림 침
- 통증
- 가려움
- 구역과 구토
- 설사
- 힘든 호흡
- 산소 부족
- 과도 활동
- 얼굴 찡그림
- 반동성 압통
- 근육, 관절 경련
- 안절부절 못함

96. 의사소통
(Communication)

정의: 구두적, 문서상 및 비구두적인 메시지를 받아들이고, 해석하고 표현하는 능력

결과평가: 유지 (점) 향상 (점)

지표 \ 측정척도	극도로 손상됨	상당히 손상됨	보통으로 손상됨	약간 손상됨	전혀 손상되지 않음
	1	2	3	4	5

- 문어 사용
- 구어 사용
- 사진과 그림 사용
- 신호언어 사용
- 비구두적 언어 사용
- 받은 메시지를 이해
- 받은 메세지의 정확한 판단
- 옳은 수용자에게 직접 메시지를 보냄
- 다른 사람과 정확하게 메시지 교환

97. 의사소통: 표현력
(Communication: Expressive)

정의: 의미있는 구두적 또는 비구두적 메시지의 표현

결과평가: 유지 (점) 향상 (점)

지표 \ 측정척도	극도로 손상됨	상당히 손상됨	보통으로 손상됨	약간 손상됨	전혀 손상되지 않음
	1	2	3	4	5

- 문어 사용
- 구어 사용: 목소리
- 구어 사용: 식도
- 말의 명료함
- 사진과 그림의 사용
- 신호언어 사용
- 비구두적 언어 사용
- 옳은 수용자에게 직접 메시지를 보냄

98. 의사소통: 수용능력
(Communication: Receptive)

정의: 구두적 또는 비구두적 메시지를 받아들이고 해석함

결과평가: 유지 (점) 향상 (점)

지표 \ 측정척도	극도로 손상됨	상당히 손상됨	보통으로 손상됨	약간 손상됨	전혀 손상되지 않음
	1	2	3	4	5

- 문어해석
- 구어해석
- 사진과 그림 해석
- 기호언어 해석
- 비구두적 언어 해석
- 받은 메시지 이해

99. 지역사회 능력
(Community Competence)

정의: 지역사회 목적을 성취하기 위해 협동적으로 문제를 해결하려는 지역사회의 능력

결과평가:	유지 (　　　점)		향상 (　　　점)	

지표 \ 측정척도	매우 나쁨 1	나쁨 2	보통 3	좋음 4	매우 좋음 5

- 지역사회활동에 참여율
- 지역사회 문제해결시 집단간의 공통적 이거나 우세한 관심사 고려
- 문제해결시 지역사회 모든 부문의 대표제
- 메스컴에 지역사회문제가 명확히 표현됨
- 지역 포럼에서 지역사회 문제가 명확히 표현됨
- 개인문제 대 지역사회문제에 대한 초점
- 문제를 해결하기 위해 지역사회 집단들간의 협력
- 목표와 우선순위의 합의
- 목표달성을 위한 활동의 합의
- 구성원과 집단들 간의 의사소통
- 갈등관리전략의 효과적 사용
- 자원의 조달
- 목적달성을 위한 외적자원의 사용
- 지역사회 의사결정지침이 되는 구조와 과정의 융통성
- 지방정부 선거에 투표참여율
- 학교 선거에 투표 참여율
- 지역포럼에 구성원들의 참여
- 지역사회 목적의 성취

100. 지역사회 재난 대비
(Community Disaster Readiness)

정의: 자연적, 인공적 재난에 대응하는 지역사회의 준비

결과평가:	유지 (　　　점)		향상 (　　　점)	

지표 \ 측정척도	적절치 않음 1	약간 적절함 2	보통으로 적절함 3	상당히 적절함 4	완전히 적절함 5

- 재난 잠재 유형의 확인
- 물 보호 계획
- 음식보급 보호 계획
- 임시 행정 기구에 의해 고안된 정책
- 공중보건 실험실
- 공중질병감시 시스템 체계
- 전자 건강 기록 접근 계획
- 대량 면역주사 계획
- 병원 자원의 수용능력
- 요원 동원을 위한 서면계획
- 대피 서면 계획
- 부상자 선별 서면계획
- 의사소통 서면계획
- 자원예산을 위한 서면계획
- 기획에 포함된 필수 부서
- 재난상황시 책임부서 할당
- 재난처리담당자의 지속적 훈련
- 건강과 안전 담당자 보호 계획
- 재난담당자를 호출 할 수 있는 연락망 공지
- 정부와 지원 부서를 호출할 수 있는 연락망 공지
- 작동할 수 있는 통신장치
- 이재민간 대안통신 계획
- 관련부서간 대안 통신계획
- 경고메커니즘 작동
- 작동 가능한 대안적 공익시설 자원
- 비상전력 예비
- 장비와 보급 가능성
- 장비와 보급의 유지
- 잘 갖추어진 일시대피소
- 비상 대피소 수용 능력
- 동물보호 계획
- 평가가 수반된 정규적 대량 재난훈련
- 재난 경고와 반응에 대한 공공교육
- 최신 공보를 위한 매체 계획
- 피해자 건강간호 상호협조계획
- 피해자 건강간호를 위한 서면계획
- 정신적 건강간호 서비스 이용에 관한 계획
- 재난 후 서면계획

101. 지역사회 재난 반응
(Community Disaster Response)

정의: 자연, 인공 재난 사고에 따른 지역사회 반응

결과평가: 유지 (점) 향상 (점)

측정척도 / 지표	적절치 않음	약간 적절함	보통으로 적절함	상당히 적절함	완전히 적절함
	1	2	3	4	5

- 안전한 물 이용가능성
- 안전한 음식 이용가능성
- 약품 이용가능성
- 보급품 이용가능성
- 일시대피소 이용가능성
- 병원자원 이용가능성
- 인적자원 이용가능성
- 인력이동
- 확인된 통솔 당국
- 주민 대피
- 부상자 선별
- 부상자 대피
- 통신체계 작동
- 위급 시 신고할 정부 기관
- 위급 시 신고할 기관
- 대응인력 적기 공지
- 적절한 방법으로 공중에게 정보제공
- 책임수행에 따른 정부부서의 대응
- 책임수행에 있어 지원부서의 대응
- 지역, 광역, 국가, 국제, 비정부기구 협조 노력
- 대응인력의 역할 수행
- 비상전력의 작동
- 재난구조장치의 이용가능성
- 해독장치 이용가능성
- 전자건강기록의 접근
- 주민의 이용 가능한 정신건강간호
- 대응인력의 이용 가능한 정신건강간호
- 공중 보건실험실의 대응
- 환자와 대피자의 정확한 배치 기록
- 부상유형에 따른 자료수집
- 질병 발생에 관한 자료수집
- 대량 면역계획
- 시체보관소 이용가능성
- 동물간호 규정
- 만성질환자의 처방의약품 대체
- 재난 후 후속조치

102. 지역사회 건강상태
(Community Health Status)

정의: 지역사회나 인구집단의 전반적인 안녕상태

결과평가: 유지 (점) 향상 (점)

측정척도 / 지표	매우 나쁨	나쁨	보통	좋음	매우 좋음
	1	2	3	4	5

- 유아의 건강상태
- 아동의 건강상태
- 청소년의 건강상태
- 성인의 건강상태
- 노인의 건강상태
- 소수 주민의 건상상태
- 예방적 건강관리 서비스의 참여율
- 건강증진 프로그램의 보급
- 건강보호 프로그램의 보급
- 학교 등록율
- 학교 출석율
- 산업장 건강 프로그램의 참여율
- 지역사회 건강 프로그램의 참여율
- 학교 보건 프로그램의 참여율
- 건강보호 조치의 증거
- 적절한 건강보험 보상범위에 있는 구성원
- 건강한 임신을 위한 프로그램에의 참여
- 환경 건강 표준의 이행
- 사망률
- 모성 사망률
- 정신질환 비율
- 만성질병률
- 성인의 물질남용률
- 청소년의 물질남용률
- 흡연율
- 성전파 질환률
- 조산률
- 저체중아 출산률
- 상해율
- 범죄 통계
- 살인률
- 건강감시 자료 체계
- 건강 측정과 평가를 위한 지역사회 건강 표준 규정
- 건강 측정과 평가를 위한 지역사회 건강 표준의 감시
- 건강관리 계획과 평가에 제시된 지역사회 인구 통계

103. 지역사회 건강상태: 면역
(Community Health Status: Immunity)

정의: 공중보건을 위협하는 감염인자의 침입과 전파에 대한 지역사회 구성원의 저항력

결과평가: 유지 (점) 향상 (점)

지표 \ 측정척도	매우 나쁨 1	나쁨 2	보통 3	좋음 4	매우 좋음 5

- 현행 국가 표준과 동일하거나 더 높은 예방접종률
- 국가에서 제시한 비율보다 같거나 낮은 정도의 백신예방 질병의 발생
- 국가에서 제시한 비율보다 같거나 낮은 정도의 백신예방 질병의 유병률
- 학교에서의 예방접종 상태에 대한 감시
- 집단생활 시설(교도소, 그룹홈 등)에서의 예방접종 상태 감시
- 전염병 감시
- 감염위험집단의 선별
- 추천 예방접종의 순응
- 예방접종에 대한 위험과 이점에 대한 공교육
- 저비용 예방접종의 유효성
- 취학 전 예방접종 강화

104. 지역사회 위험 통제: 만성 질병
(Community Risk Control: Chronic Disease)

정의: 만성질병과 관련 합병증의 위험을 감소시키는 지역사회의 조치

결과평가: 유지 (점) 향상 (점)

지표 \ 측정척도	매우 나쁨 1	나쁨 2	보통 3	좋음 4	매우 좋음 5

- 만성질병에 대한 대중교육 프로그램의 제공
- 만성질병 위험감소에 대한 대중교육 프로그램에 표적집단의 참석
- 예방적 선별검사 프로그램의 유용성
- 예방적 선별검사 프로그램에 참여한 표적집단의 비율
- 만성질병 자가관리 교육 프로그램에 참여한 표적집단의 비율
- 만성질병 자가관리 교육 프로그램의 유용성
- 만성질병 건강관리 서비스의 유용성
- 만성질병 건강관리 서비스를 이용하는 표적집단의 비율
- 만성질병의 유병율 감시
- 만성질병의 이환율 감시
- 만성질병의 사망률 감시
- 만성질병의 사망자 수 감시
- 만성질병의 합병증 감시
- 국가에서 제시한 비율보다 같거나 낮은 정도의 만성질병의 유병율
- 국가에서 제시한 비율보다 같거나 낮은 정도의 만성질병의 이환율
- 건강증진에 대한 국가정책
- 질병예방에 대한 국가정책
- 만성질병 예방 프로그램을 위한 자금의 조달과 배당
- 만성질병 예방을 위한 지지노력의 증거
- 만성질병 관리를 위한 지지노력의 증거

105. 지역사회 위험 통제: 전염성 질병
(Community Risk Control: Communicable Disease)

정의: 대중의 건강을 위협하는 감염인자의 전파를 없애거나 감소시키는 지역사회의 조치

결과평가: 유지 (　　점) 향상 (　　점)

지표 \ 측정척도	매우 나쁨 1	나쁨 2	보통 3	좋음 4	매우 좋음 5

- 모든 고위험 표적집단들의 선별검사
- 자료수집, 보고 및 추적검사를 포함한 감염성 질환발생의 감시
- 감염성 질환 위험에 관련된 접촉의 조사와 공고
- 규칙대로 질병발생의 보고
- 감염자를 위한 의뢰와 치료서비스의 유용성
- 질병전파를 감소시키는 제품 제공
- 안전한 음식의 저장, 관리, 준비에 대한 감시와 정책 확립
- 국가적 법률에 합당한 수질검사
- 지역사회 전반에 걸친 면역화 증진
- 집단 면역화 계획
- 감염 감시 프로그램의 강화
- 감염 통제 프로그램의 강화
- 여행자를 위한 화학 예방요법의 유용성
- 환경적 통제의 증거
- 국내 동물 예방접종의 강화
- 전염병 치료를 위한 건강서비스의 유용성
- 건강 서비스에의 접근성
- 감염성 질환의 전파에 대한 대중교육
- 감염성 질환의 통제를 지원하는 정책
- 전염성 질환 사망률 감시
- 전염성 질환 사망자 수 감시
- 전염성 질환 합병증 감시

106. 지역사회 위험 통제: 납 노출
(Community Risk Control: Lead Exposure)

정의: 납 노출과 중독을 감소시키기 위한 지역사회의 조치

결과평가: 유지 (　　점) 향상 (　　점)

지표 \ 측정척도	매우 나쁨 1	나쁨 2	보통 3	좋음 4	매우 좋음 5

- 지역사회 정책입안자에 의한 문제 사정
- 미취학 아동에 초점을 둔 납 선별검사 프로그램 조직
- 고위험 집단을 위한 선별검사 프로그램의 적절한 매매
- 고위험 집단에게 유용한 납 선별검사 프로그램 사용
- 납에 노출된 자를 위한 의뢰와 치료 서비스 조직
- 치료를 위한 노출된 개인의 의뢰
- 납에 노출된 개인의 치료
- 납의 출처 감시
- 모든 고위험 표적 집단의 영양결핍을 확인하는 프로그램 확인
- 모든 고위험 표적 집단의 영양결핍을 수정하는 프로그램의 적절성
- 납중독의 위험과 노출을 예방하는 방법에 관한 대중 교육
- 교육프로그램에의 고위험 집단의 참여비율
- 모든 건물들의 납 성분 페인트 제거를 요구하는 정책
- 납의 위험 선별을 위한 재원
- 납의 위험 제거를 위한 재원
- 국가에서 제시한 비율보다 같거나 낮은 정도의 발생률
- 소비자 보고 강요
- 임차인을 대표하여 지지함
- 배출기준 강요

107. 지역사회 위험 통제: 폭력
(Community Risk Control: Violence)

정의: 육체적, 심리적 유해를 초래하는 강력한 폭력행동을 없애거나 줄이기 위한 지역사회 행동

결과평가: 유지 (점) 향상 (점)

지표 \ 측정척도	매우 나쁨	나쁨	보통	좋음	매우 좋음
	1	2	3	4	5

- 잠재 위험군에 대한 체계적 사정
- 고위험군에 대한 지원 프로그램
- 고험군에 대한 중재 프로그램
- 무기, 조절 정책 존재
- 무기, 조절 정책 강화
- 매스컴에서 폭력적인 내용을 줄이기 위한 전략
- 매스컴에서 폭력적 내용 조절
- 폭력예방 교육 프로그램
- 지역사회 지도자에 의한 폭력인지 능력
- 지역사회 지도자에 의한 폭력관리 능력
- 인구 다양성의 수용
- 지역사회 지도자에 의한 혐오 범죄에 대비한 법률 강화
- 지역사회 폭력수준에 관한 체계적 모니터

108. 지역사회 폭력수준
(Community Violence Level)

정의: 지역, 광역, 국가적 가치와 비교되는 폭력 행동의 발생

결과평가: 유지 (점) 향상 (점)

지표 \ 측정척도	매우 나쁨	나쁨	보통	좋음	매우 좋음
	1	2	3	4	5

- 살인율
- 자살률
- 성폭행률
- 폭행률
- 아동 학대율
- 노인 학대율
- 배우자 학대율
- 혐오 범죄율

109. 순응 행위
(Compliance Behavior)

정의: 전문가의 추천을 기반으로 한 안녕, 회복 및 재활을 증진시키는 개인의 행위

결과평가:	유지 (	점)		향상 (	점)
지표 \ 측정척도	전혀 나타나지 않음 1	드물게 나타남 2	때때로 나타남 3	자주 나타남 4	항상 나타남 5

- 진단 수용
- 진단에 대한 믿을만한 정보 찾기
- 치료에 대한 믿을만한 정보 찾기
- 건강전문가와 함께 처방된 치료 섭생 논의
- 처방에 따른 치료 섭생 수행
- 건강전문가와의 약속 지키기
- 건강전문가에게 증상변화 보고
- 건강전문가가 지시한대로 요법 수정
- 치료반응 감시
- 약물치료 효과 감시
- 지시된 대로 자기 판별검사 수행
- 처방된 대로 일상생활 활동 수행
- 건강행위 수행을 위한 외적강화 추구

110. 순응 행위: 처방식이
(Compliance Behavior: Prescribed Diet)

정의: 특정 건강상태를 위해 전문가의 추천을 기반으로 한 음식과 수분 섭취에 대한 개인의 행위

결과평가:	유지 (	점)		향상 (	점)
지표 \ 측정척도	전혀 나타나지 않음 1	드물게 나타남 2	때때로 나타남 3	자주 나타남 4	항상 나타남 5

- 건강전문가와 함께 성취가능한 식사 목표 계획 세우기에 참여
- 처방식이에 부합하는 음식과 수분 선택
- 선택을 안내하는 라벨에서 영양정보 이용
- 건강전문가와 함께 처방된 치료 섭생 논의
- 처방식이에 부합하는 부분 선택
- 처방식이에 부합하는 음식 섭취
- 처방식이에 부합하는 수분 섭취
- 식이에서 허용하지 않는 음식과 수분 피하기
- 한끼분의 음식과 수분에 대한 추천 따르기
- 식이제한에 따른 음식과 수분 준비
- 일일 식사횟수에 대한 추천 따르기
- 처방식이에 부합하는 식사 계획
- 음식과 수분섭취에 영향을 미치는 상황에 대한 전력 계획
- 활동수준 변화 시 제한범위 내에서 식이 바꾸기
- 식이 단계에 대한 추천 따르기
- 시간외의 음식과 수분섭취 감시를 위한 일지 활용
- 문화적 신념을 고려한 식이 조정
- 문화적 신념을 고려한 부합하는 음 선택
- 투약에 영향을 미치는 음식과 수분 피하기
- 한방요법에 영향을 미치는 음식과 수분 피하기
- 알러지 반응을 일으키는 음식과 수분 피하기

111. 순응 행위: 처방약물
(Compliance Behavior: Prescribed Medication)

정의: 전문가의 추천을 기반으로 한 치료목표에 도달하기 위해 안전하게 투약을 관리하는 개인의 행위

결과평가: 유지 (점) 향상 (점)

지표 \ 측정척도	전혀 나타나지 않음	드물게 나타남	때때로 나타남	자주 나타남	항상 나타남
	1	2	3	4	5

- 양과 빈도를 포함한 모든 약물 목록 유지
- 필요한 약물 획득
- 섭취한 모든 약물에 대해 건강전문가에게 알리기
- 처방된 모든 약물의 투약 간격 알기
- 정확한 양 취하기
- 지시대로 양 가감하기
- 처방에 따라 음식과 병행 가능하거나 불가능한 약물 알기
- 금기라면 알코올 피하기
- 금기시하는 음식과 수분 피하기
- 국소약물 정확하게 투여하기
- 투약 경고 따르기
- 약물치료 효과 감시
- 약물 부작용 감시
- 약물 역효과 감시
- 부작용을 최소화하는 전략 활용
- 건강전문가에게 치료적 반응 보고
- 건강전문가에게 역효과 보고
- 적절하게 약물 비축하기
- 안전하게 공급하기 위해 보충하도록 조정하기
- 기한 만료된 약물 감시
- 적절하게 약물 배치
- 적절하게 주사기와 주사바늘 배치
- 정확하게 피하주사 약물 투여하기
- 정확하게 근육주사 약물 투여하기
- 정확하게 정맥주사 약물 투여하기
- 비경구 투약 시 무균술 유지
- 주사부위 선회하기
- 필요량 유지하기
- 정확하게 투여량 재기
- 날카로운 물건 적절하게 처리하기
- 필수 임상검사 획득

112. 집중력
(Concentration)

정의: 특별한 자극에 초점을 맞출 수 있는 능력

결과평가: 유지 (점) 향상 (점)

지표 \ 측정척도	극도로 손상됨	상당히 손상됨	보통으로 손상됨	약간 손상됨	전혀 손상되지 않음
	1	2	3	4	5

- 주의력 유지
- 초점 유지
- 시각적 신호에 반응
- 청각적 신호에 반응
- 촉각적 신호에 반응
- 후각적 신호에 반응
- 언어적 신호에 반응
- 'world' 거꾸로 철자 말하기
- 20부터 3씩 거꾸로 세기
- 100부터 7씩 거꾸로 세기
- 1월부터 시작하여 1년의 달의 이름을 거꾸로 말하기
- 원 그리기
- 삼각형 그리기
- 오각형 그리기

113. 조정운동
(Coordinated Movement)

정의: 목적 있는 움직임을 위해 수의적으로 함께 작용하는 근육의 능력

결과평가: 유지 (점) 향상 (점)

지표 \ 측정척도	극도로 손상됨 1	상당히 손상됨 2	보통으로 손상됨 3	약간 손상됨 4	전혀 손상되지 않음 5

- 근수축력
- 근긴장
- 움직임의 빠르기
- 유연한 움직임
- 움직임의 통제
- 움직임의 안정됨
- 균형 있는 움직임
- 근육긴장
- 원하는 방향으로 움직임
- 원하는 시간에 움직임
- 원하는 빠르기로 움직임
- 원하는 대로 정확한 움직임

114. 대응
(Coping)

정의: 개인의 자원에 부담을 주는 스트레스원을 관리하는 행동

결과평가: 유지 (점) 향상 (점)

지표 \ 측정척도	전혀 나타나지 않음 1	드물게 나타남 2	때때로 나타남 3	자주 나타남 4	항상 나타남 5

- 효과적인 대응양상을 확인
- 비효과적인 대응양상을 확인
- 조절감을 말로 표현
- 스트레스가 감소됨을 보고
- 상황의 수용을 말로 표현
- 진단에 관련된 훌륭한 정보를 찾음
- 치료에 관련된 훌륭한 정보를 찾음
- 스트레스 감소를 위해 생활양식을 수정
- 생활 변화에 적응
- 인적 지지체계 이용
- 스트레스를 감소시키는 행동 사용
- 다양한 대응전략 확인
- 효과적인 대응전략 이용
- 심한 스트레스 상황 피하기
- 도움 요청
- 건강전문가의 도움을 구함
- 신체적 스트레스 증상의 감소 보고
- 부정적인 느낌이 감소됨을 보고
- 심리적 안위 증가를 보고

115. 의사결정
(Decision Making)

정의: 두 가지 혹은 그 이상의 대안들 중에서 선택하는 능력

결과평가: 유지 (점) 향상 (점)

지표 \ 측정척도	극도로 손상됨	상당히 손상됨	보통으로 손상됨	약간 손상됨	전혀 손상되지 않음
	1	2	3	4	5

- 관련 정보 확인
- 대안 확인
- 대안에 대한 잠재적인 결과 확인
- 대안을 지지하기 위해 필요한 자원 확인
- 다른 사람의 요구와 반대됨을 확인
- 상황의 사회적 맥락 인정
- 관련된 법적 연루 인정
- 대안에 대해 숙고
- 대안 중에서 선택

116. 우울 수준
(Depression Level)

정의: 우울한 기분과 일상사에 대한 흥미상실의 심각성

결과평가: 유지 (점) 향상 (점)

지표 \ 측정척도	심각함	상당함	보통	약간	없음
	1	2	3	4	5

- 우울한 기분
- 활동에 대한 흥미 상실
- 부정적인 생활사건
- 활동에 대한 즐거움 결핍
- 집중 장애
- 부적절한 죄책감
- 피로
- 무가치함
- 정신운동의 지연
- 정신운동의 초조
- 불면증
- 과면증
- 체중증가
- 체중감소
- 식욕증가
- 식욕감소
- 빈발하는 죽음에 대한 생각
- 빈발하는 자살에 대한 생각
- 우유부단함
- 슬픔
- 울부짖음
- 분노
- 절망감
- 외로움
- 낮은 자존감
- 성욕 감퇴
- 활동수준 감소
- 성급함
- 기분전환용 약물사용
- 알코올 섭취 증가
- 나쁜 개인위생/몸단장

117. 우울 조절
(Depression Self-Control)

정의: 일상사에 대한 흥미를 유지하고 우울감을 최소화하려는 개인의 조치

결과평가: 유지 (점) 향상 (점)

지표 \ 측정척도	전혀 나타나지 않음	드물게 나타남	때때로 나타남	자주 나타남	항상 나타남
	1	2	3	4	5

- 집중력 감시
- 우울강도 감시
- 우울 전조의 확인
- 전조의 영향을 줄이기 위한 전략계획
- 행동적인 우울 소견 감시
- 충분한 수면 보고
- 증가된 성욕 개선 보고
- 신체적 우울 소견 감시
- 기분 향상의 보고
- 안정된 체중 유지
- 치료계획에 따름
- 처방된 약물 투여
- 현실적인 목표 설정
- 기분이 나아질 때까지 큰 결정 보류
- 오락 활동에 참여
- 운동계획의 따름
- 치료 일정 고수
- 건강제공자에게 증상의 변화 보고
- 알코올 남용 피함
- 비처방 약물 사용을 피함
- 기분전환용 약물 사용을 피함
- 개인위생과 몸단장 유지

118. 발달: 성인 후기
(Development: Late Adulthood)

정의: 65세 이상에서 인지적, 정신사회적, 그리고 도덕적 진행

결과평가: 유지 (점) 향상 (점)

지표 \ 측정척도	전혀 나타나지 않음	드물게 나타남	때때로 나타남	자주 나타남	항상 나타남
	1	2	3	4	5

- 인지기능 유지
- 언어기능 유지
- 문제해결 능력 유지
- 평생학습 유지
- 능력에 대하여 현실적 견해를 보임
- 기억발생이 약화되면 보상함
- 개인적인 손실에 대처함
- 자신의 사망에 대처함
- 삶의 관심을 유지함
- 자신감을 보임
- 성취감을 보임
- 친밀한 가족 관계를 유지함
- 대가족과 관계를 유지함
- 친구와 가까운 관계를 유지함
- 집에서 어린아이에게 잘 대처함
- 손자들의 삶에 긍정적인 역할을 수행함
- 손자의 양육 역할에 적응함
- 퇴직에 적응함
- 새로운 관심을 개발함
- 도움을 주기위한 변화된 요구에 적응함
- 다른 사람의 도움을 받아들임
- 재정적 수입의 변화에 적응함
- 주거형태의 변화를 조정함
- 결혼상태의 변화를 조정함
- 결혼관계에서의 변화를 조정함
- 성적 기능 변화를 조정함
- 안전한 성을 수행함
- 기능적 손상에 적응함
- 물질 오용을 피함
- 노인차별 고정관념에 도전함
- 종교적 혹은 정신적 믿음의 지지를 유도함
- 자신의 삶에 대한 의미를 찾음
- 다른 사람의 복지를 보호하는 법을 따름
- 개인적 가치를 인정함
- 다른 사람의 가치를 인정함
- 개인적인 견해를 인정함
- 다른 사람의 견해를 인정함
- 다른 사람의 권리 위반을 자제함
- 다른 사람을 존경함
- 환경을 존중함
- 다른 사람의 치료에 있어 동등함을 지지함
- 건강한 관계에서 상호신뢰가 필요함을 인식함

	항상 나타남	자주 나타남	때때로 나타남	드물게 나타남	전혀 나타나지 않음
	1	2	3	4	5

- 화를 냄
- 다른 사람에게 부적절한 신뢰를 보임
- 외로움을 보임
- 우울을 보임
- 불안을 보임
- 과거에 머무름

119. 발달: 성인 중기
(Development: Middle Adulthood)

정의: 40-64세의 인지적, 정신사회적, 그리고 도덕적 진행

결과평가: 유지 (점) 향상 (점)

지표 \ 측정척도	전혀 나타나지 않음	드물게 나타남	때때로 나타남	자주 나타남	항상 나타남
	1	2	3	4	5

- 높은 수준의 인기기능을 보임
- 확장된 언어구사력을 사용함
- 의사결정에서 축척된 지식을 사용함
- 높은 수준의 문제해결 능력을 보임
- 창조성을 보임
- 평생학습을 유지함
- 선택된 직업에서 성공을 보임
- 직업적 유연성을 보임
- 개인적 상실에 대처함
- 직업적 피로에 대처함
- 현재에 대해 낙관을 표현함
- 미래에 대해 낙관을 표현함
- 어린아이가 살고 있는 집에 적응함
- 집에서 어린아이에게 잘 대처함
- 손자들의 삶에 긍정적인 역할을 수행함
- 손자의 양육 역할에 적응함
- 강한 자아감을 보임
- 동료와 유익하게 친밀한 관계를 유지함
- 친밀한 가족 관계를 유지함
- 대가족과 관계를 유지함
- 친구와 가까운 관계를 유지함
- 성적 변화에 적응함
- 안전한 성을 수행함
- 중년 변화에 적응함
- 물질 오용을 피함
- 다른 사람의 복지를 보호하는 법을 따름
- 개인적 가치를 인정함
- 다른 사람의 견해를 인정함
- 다른 사람의 권리 위반을 자제함
- 다른 사람을 존경함
- 환경을 존중함
- 다른 사람의 치료에 있어 동등함을 지지함
- 건강한 관계에서 상호신뢰가 필요함을 인식함

	항상 나타남	자주 나타남	때때로 나타남	드물게 나타남	전혀 나타나지 않음
	1	2	3	4	5

- 과거에 머무름
- 해결되지 않는 분노를 보임
- 해결되지 않는 정서적 문제를 보임
- 무능력하게 만드는 공포를 보임
- 안전하지 않은 위험을 무릅쓴 행동을 보임
- 충동성을 보임

120. 발달: 성인 초기
(Development: Young Adulthood)

정의: 18-39세의 인지적, 정신사회적, 그리고 도덕적 진행

결과평가: 유지 (점) 향상 (점)

지표 \ 측정척도	전혀 나타나지 않음	드물게 나타남	때때로 나타남	자주 나타남	항상 나타남
	1	2	3	4	5

- 복잡한 생각을 표현함
- 언어능력을 넓힘
- 교육적 선택을 함
- 직업적 선택을 함
- 이익이 있는 취업을 함
- 평생학습의 패턴을 수립함
- 안정된 성격 특성을 보임
- 삶의 사건에 따라 생활방식에 적응함
- 성적 정체성을 가짐
- 안전한 성을 수행함
- 동료와 유익하게 친밀한 관계를 유지함
- 친밀한 가족 관계를 유지함
- 대가족과 관계를 유지함
- 새로운 우정을 만듦
- 개인적 손실에 대처함
- 부모의 역할에 적응함
- 자율성을 보임
- 자기 통제를 보임
- 개인적 책임감을 보임
- 물질 오용을 피함
- 다른 사람의 복지를 보호한 법을 따름
- 개인적 가치를 인정함
- 다른 사람의 가치를 인정함
- 개인적 견해를 인정함
- 다른 사람의 견해를 인정함
- 다른 사람의 권리 위반을 자제함
- 다른 사람을 존경함
- 환경을 존중함

	항상 나타남	자주 나타남	때때로 나타남	드물게 나타남	전혀 나타나지 않음
	1	2	3	4	5

- 과거에 머무름
- 해결되지 않는 분노를 보임
- 해결되지 않는 정서적 문제를 보임
- 무력하게 만드는 공포를 보임
- 다른 사람에게 부적절한 불신을 보임
- 안전하지 않은 위험을 무릅쓴 행동을 보임
- 충동성을 보임

121. 당뇨 자가 관리
(Diabetes Self-Management)

정의: 질병의 진행 예방과 치료 및 당뇨조절을 위한 개인의 조치

결과평가: 유지 (점)   향상 (점)

지표 \ 측정척도	전혀 나타나지 않음	드물게 나타남	때때로 나타남	자주 나타남	항상 나타남
	1	2	3	4	5

- 건강제공자의 진단을 수용함
- 합병증 예방법에 관한 정보를 구함
- 예방적인 발 관리 행위를 따름
- 권고에 따라 확장된 견해를 얻음
- 건강 악화 시 약물요법에 순응함
- 일차간호제공자에게 치유되지 않는 손상된 피부를 보고함
- 건강관리 의사결정 과정에 참여함
- 처방된 교육프로그램에 참여함
- 처방된 치료법을 수행함
- 혈당검사를 정확한 절차에 따라 수행함
- 혈당 검사
- 고혈당 증상을 처리함
- 저혈당 증상을 처리함
- 저혈당 상황을 자주 감시함
- 합병증 증상을 보고함
- 시간 외의 혈당수준을 감시하기위해 일지를 사용함
- 합병증 위험을 감소시키기 위한 예방법을 사용함
- 혈당치가 제한범위로 불안정할 때 건강관리를 구함
- 요 당과 케톤을 감시함
- 권고된 식이요법을 따름
- 권고된 활동수준을 따름
- 체중을 감시함
- 효과적인 체중조절 전략을 사용함
- 적절한 체중을 유지함
- 알코올 섭취 제한을 따름
- 금연요법에 참여함
- 권고된 운동프로그램에 참여함
- 평상시 일과를 수행함
- 인슐린을 정확한 절차에 따라 사용함
- 정확하게 인슐린을 보관함
- 필요한 약물을 확보함
- 처방에 따라 약물을 사용함
- 약물치료효과를 감시함
- 주사부위를 순회함
- 건강전문가에 의해 승인된 직접 판매 약물을 사용함
- 독감과 폐렴 예방접종을 함
- 필요 시 건강관리 서비스를 이용함
- 재정적 지원의 필요를 보고함
- 건강전문가와의 약속을 이행함
- 응급상황에 대한 계획을 유지함
- 상담을 구함
- 우울에 대해 감시함
- 최적의 건강을 위한 일과에 적응함

122. 위엄있는 죽음
(Dignified Life Closure)

정의: 임박한 임종에 대한 개인의 통제 조치

결과평가: 유지 (점) 향상 (점)

측정척도 / 지표	전혀 나타나지 않음	드물게 나타남	때때로 나타남	자주 나타남	항상 나타남
	1	2	3	4	5

- 순서대로 업무를 처리함
- 희망을 표현함
- 의료와 관련된 결정에 참여
- 입원 결정에 참여
- 소생상태에 관한 결정에 참여
- 장기기증에 대한 결정을 조정
- 장례절차 계획에 참여
- 현재의 의지 유지
- 사전 지시 유지
- 중요한 문제 해결
- 죽음에 대한 느낌을 나눔
- 감정적 유대를 조정함
- 의미 있는 목표를 달성함
- 남은 시간에 대한 통제력을 유지함
- 다른 사람과 애정을 나눔
- 중요한 타인으로부터 점차적으로 벗어남
- 일생동안의 기억을 회상함
- 삶의 업적들을 살펴봄
- 영적인 경험에 대해 논의함
- 영적인 관심에 대해 논의함
- 신체적인 독립 유지
- 치료의 선택을 조정함
- 음식/음료 섭취를 조절함
- 개인의 재산을 조정함
- 죽음에 대한 준비를 표현함

123. 퇴원준비: 독립적인 생활
(Discharge Readiness: Independent Living)

정의: 독립적인 생활을 위해 건강관리 기관으로부터 재배치를 위한 환자의 준비성

결과평가: 유지 (점) 향상 (점)

측정척도 / 지표	전혀 나타나지 않음	드물게 나타남	때때로 나타남	자주 나타남	항상 나타남
	1	2	3	4	5

- 필요한 도움을 받음
- 개인적 지지 체계를 이용함
- 징후와 증상을 건강전문가에게 기술함
- 처방된 치료를 기술함
- 합병증의 위험을 기술함
- 지신의 경구 투약을 다룸
- 자신의 비경구 투약을 다룸
- 독립적인 일상생활활동을 수행함
- 독립적인 수단적 일상생활활동을 수행함
- 적절한 판단을 함
- 퇴원계획에 참여함

	항상 나타남	자주 나타남	때때로 나타남	드물게 나타남	전혀 나타나지 않음
	1	2	3	4	5

- 고열
- 감염
- 혼돈

124. 퇴원준비: 지원받는 생활
(Discharge Readiness: Supported Living)

정의: 건강관리기관으로부터 지원받는 생활수준으로 이전하려는 환자의 준비성

결과평가: 유지 (　　　점)　　향상 (　　　점)

지표 ＼ 측정척도	전혀 나타나지 않음	드물게 나타남	때때로 나타남	자주 나타남	항상 나타남
	1	2	3	4	5

- 직원의 지원과 일치된 환자 요구
- 가족 지지와 일치된 환자요구
- 새로운 거주지의 치료에 중점을 둠
- 새로운 거주지로의 이동을 받아들임
- 특별한 요구를 기술함
- 단기 계획을 기술함
- 장기 계획을 기술함
- 지속적인 간호를 위한 계획을 기술함
- 퇴원 계획에 참여함

125. 불편감 수준
(Discomfort Level)

정의: 관찰하거나 보고되어진 정신적 또는 육체적 불편감의 심각성

결과평가: 유지 (　　　점)　　향상 (　　　점)

지표 ＼ 측정척도	심각함	상당함	보통	약간	없음
	1	2	3	4	5

- 통증
- 불안
- 신음
- 고통
- 요동
- 스트레스
- 두려움
- 우울
- 환각
- 망상
- 편집성 사고
- 강박적인 행동
- 과잉 활동
- 안절부절
- 하지불안증후군
- 가려움
- 근육통
- 얼굴 찌뿌림
- 얼굴긴장
- 반동성 압통
- 잡아당겨짐
- 불편한 자세
- 호흡곤란
- 산소 결핍
- 식욕상실
- 오한
- 저체온
- 오심
- 구토
- 설사
- 변실금
- 변비
- 요실금
- 의사소통 불능
- 자살생각
- 믿음상실
- 정신적 유기감

126. 왜곡된 사고 자기 통제
(Distorted Thought Self-Control)

정의: 인식, 사고의 과정 및 생각의 분열을 자제함

결과평가: 유지 (점) 향상 (점)

지표 \ 측정척도	전혀 나타나지 않음	드물게 나타남	때때로 나타남	자주 나타남	항상 나타남
	1	2	3	4	5

- 환청이나 섬망이 나타난 것을 확인함
- 환청이나 섬망에 대해 관심을 두지 않음
- 환청이나 섬망에 대해 반응을 하지 않음
- 환청이나 섬망의 빈도에 대해 감시함
- 환청과 섬망의 내용에 대해 설명함
- 환청과 섬망이 감소됨을 보고함
- 현실성을 확인하기 위해 질문함
- 기분과 일치하는 정서를 유지함
- 다른 사람과 적절하게 상호작용 함
- 환경을 정확하게 인지함
- 논리적 사고의 비약 양상을 보임
- 현실적인 사고를 함
- 적절한 사고의 내용을 보여줌
- 다른 사람의 의견을 포착하는 능력을 보여줌

127. 약물남용 중단 행동
(Drug Abuse Cessation Behavior)

정의: 건강을 위협하는 약물사용을 제거시키기 위한 개인의 행동

결과평가: 유지 (점) 향상 (점)

지표 \ 측정척도	전혀 나타나지 않음	드물게 나타남	때때로 나타남	자주 나타남	항상 나타남
	1	2	3	4	5

- 약물사용 중단 의지를 표현함
- 약물사용을 중단할 수 있다는 신념을 표현함
- 해로운 약물사용 제거의 이로움을 확인함
- 약물사용의 부정적 결과를 확인함
- 약물사용 제거를 위한 효과적인 전략을 계발함
- 해로운 약물사용 제거의 장애를 확인함
- 필요에 따라 약물사용 제거 전략에 적응함
- 약물제거 전략을 적어놓음
- 선택된 약물제거 전략에 따름
- 건강문제와 관련된 검사에 참여함
- 금단증상에 내응하기 위한 전략을 사용함
- 행동수정 전략을 이용함
- 건강전문가의 도움을 받음
- 인적 지지체계를 이용함
- 믿을만한 정보를 이용함
- 약물대체요법을 이용함
- 대안치료법을 이용함
- 약물사용에 영향을 미치는 정서 상태를 확인함
- 약물제거를 촉진하는 생활방식에 적응함
- 약물금단증상 프로그램에 참여함
- 상담에 참여함
- 우울 징후를 감시함
- 권고에 따라 처방된 약물을 사용함
- 권고에 따라 비처방 약물을 사용함
- 이용 가능한 지지집단을 활용함
- 이용 가능한 지역사외 자원을 활용함
- 해로운 약물사용을 제거함

128. 전해질 및 산/염기 균형
(Electrolyte & Acid/Base Balance)

정의: 신체의 세포내와 세포외에 있는 전해질과 비전해질의 균형

결과평가: 유지 (점) 향상 (점)

측정척도 / 지표	정상범위에서 극도로 벗어남	정상범위에서 상당히 벗어남	정상범위에서 보통정도 벗어남	정상범위에서 약간 벗어남	정상범위에서 벗어나지 않음
	1	2	3	4	5

- 심첨박동률
- 심첨박동 리듬
- 호흡률
- 호흡 리듬
- 혈청 나트륨
- 혈청 칼륨
- 혈청 염화물
- 혈청 칼슘
- 혈청 마그네슘
- 혈청 pH
- 혈청 알부민
- 혈청 크레아티닌
- 혈청 중탄산염
- 혈청 이산화탄소
- 혈청 삼투압
- 혈청 포도당
- 혈청 적혈구 용적률
- 혈중 요소 질소
- 혈중 요소 질소/크레아티닌 비율
- 요 pH
- 요 나트륨
- 요 염화물
- 요 크레아티닌
- 요 삼투압
- 요 비중
- 신경근육계의 안정감
- 사지의 감각
- 인지장애
- 피로
- 근육약화
- 근육경련
- 복부경련
- 오심
- 리듬장애
- 안절부절
- 감각이상

129. 도주발생
(Elopement Occurrence)

정의: 지난 24시간/1주/1달 동안 한 개인의 인식장애로 인해 안전한 지역을 벗어난 횟수

결과평가: 유지 (점) 향상 (점)

측정척도 / 지표	10 이상	7 – 9	4 – 6	1 – 3	없음
	1	2	3	4	5

- 거주지 없이 남겨짐
- 안전지대 없이 남겨짐
- 외부의 문이 열려 있음
- 단체 활동에 물러나 있음
- 창문으로 도주함

130. 도주 습관 위험
(Elopement Propensity Risk)

정의: 지정된 안전장소에서 벗어나려는 인지적 손상을 갖은 개인의 성향

결과평가: 유지 (점) 향상 (점)

지표 \ 측정척도	항상 나타남	자주 나타남	때때로 나타남	드물게 나타남	전혀 나타나지 않음
	1	2	3	4	5

- 배회함
- 흥분되어 보임
- 겉옷을 벗기 거부함
- 가방을 챙김
- 지정장소를 떠나려 시도함
- 관찰하지 않을 때 지정장소를 떠남
- 외부활동 시 지정장소를 떠남
- 슬퍼 보임
- 눈물을 흘림
- 공격적으로 보임
- 관계자들이 없는지 다른 이들에게 물음
- 방문자와 떠나려고 시도함
- 집에 가고 싶다고 진술함
- 떠나겠다고 협박함
- 정해진 활동에서 벗어나려고 시도함

131. 내구력
(Endurance)

정의: 사람이 활동을 지속할 수 있는 정도

결과평가: 유지 (점) 향상 (점)

지표 \ 측정척도	극도로 손상됨	상당히 손상됨	보통으로 손상됨	약간 손상됨	전혀 손상되지 않음
	1	2	3	4	5

- 일상 활동의 수행
- 활동
- 집중
- 근육 인내력
- 식사 양상
- 성욕
- 휴식 후 재충전된 에너지
- 혈액 산소 수치
- 혈색소
- 적혈구 용적률
- 혈당
- 혈청 전해질

	심각함	상당함	보통	약간	없음
	1	2	3	4	5

- 탈진
- 졸음증
- 피로

132. 에너지 보존
(Energy Conservation)

정의: 활동을 시작하고 지속할 수 있는 에너지를 적극적으로 관리하는 정도

결과평가: 유지 (점) 향상 (점)

지표 \ 측정척도	전혀 나타나지 않음 1	드물게 나타남 2	때때로 나타남 3	자주 나타남 4	항상 나타남 5

- 활동과 휴식의 균형을 이룸
- 에너지 회복을 위해 낮잠을 잠
- 에너지 한계를 인식함
- 에너지 보존법을 사용함
- 에너지 보존을 위한 활동을 조직함
- 에너지 수준에 맞는 생활양식에 적응함
- 적당한 영양을 유지함
- 활동에 적절한 인내력을 보고함

133. 낙상 예방 행위
(Fall Prevention Behavior)

정의: 개인 환경내에서 낙상의 위험을 최소화시키는 개인 또는 가족 돌봄제공자의 행동

결과평가: 유지 (점) 향상 (점)

지표 \ 측정척도	전혀 나타나지 않음 1	드물게 나타남 2	때때로 나타남 3	자주 나타남 4	항상 나타남 5

- 낙상예방을 위해 방어벽을 설치함
- 필요시 난간을 사용함
- 필요시 붙드는 막대를 사용함
- 욕조/샤워실에 고무매트를 사용함
- 잘 맞는 신발을 착용함
- 지지기구를 정확히 사용함
- 시력교정 기구를 사용
- 이동시 보조자를 제공함
- 안전한 이동방법을 사용함
- 절적한 채광을 제공함
- 발판과 계단을 안전하게 사용함
- 바닥에 어질러진 물건이나 물기, 빛을 제거함
- 양탄자를 제거함
- 인도에 있는 눈이나 얼음을 제거하도록 함
- 필요시 변기높이를 조절함
- 필요시 의자높이를 조절함
- 필요시 침대높이를 조절함
- 흥분상태를 조절함
- 낙상위험을 야기하는 약물 섭취 시 주의함

134. 낙상 발생
(Falls Occurrence)

정의: 한 개인의 낙상이 발생한 횟수

결과평가: 유지 (점) 향상 (점)

지표 \ 측정척도	10 이상 1	7 - 9 2	4 - 6 3	1 - 3 4	없음 5

- 서있다가 낙상함
- 걷다가 낙상함
- 앉아있다가 낙상함
- 침대에서 낙상함
- 이동 중에 낙상함
- 계단을 오르다가 낙상함
- 계단을 내려오다가 낙상함
- 화상실가면서 낙상함
- 24시간/1주/1달 등 특정 기간 동안 몸을 구부리는 동안 낙상함

135. 가족 대응
(Family coping)

정의: 가족원을 혹사시키는 스트레스원을 처리하는 가족의 조치

결과평가: 유지 (점) 향상 (점)

지표 \ 측정척도	전혀 나타나지 않음 1	드물게 나타남 2	때때로 나타남 3	자주 나타남 4	항상 나타남 5

- 역할 융통성을 확립함
- 가족원의 역할 융통성을 가능하게 함
- 가족 문제에 직면함
- 가족 문제를 처리함
- 문제의 처리
- 의사결정 시 가족원을 포함시킴
- 가족원간에 공공연히 느낌과 감정을 자유롭게 표현함
- 가족 대립을 조절하는 전략을 사용함
- 가족 중심의 스트레스 감소 전략을 사용함
- 모든 가족원의 요구를 보살핌
- 가족 우선순위를 설정
- 가족의 일상적인 일과 활동에 대한 계획 수립
- 가족 업무에 대한 책임을 분배함
- 일시적 간호를 준비
- 응급상황에 대해 계획
- 경제적인 안정을 유지
- 가족 지원이 필요함을 보고
- 가족 지원을 받음
- 이용가능한 가족지지체계를 활용함
- 이용가능한 지역사회 자원을 이용함

136. 가족 기능
(Family Functioning)

정의: 발달적 변화를 통하여 가족원의 요구를 충족시키는 가족의 능력

결과평가: 유지 (점) 향상 (점)

지표 \ 측정척도	전혀 나타나지 않음	드물게 나타남	때때로 나타남	자주 나타남	항상 나타남
	1	2	3	4	5

- 새로운 가족 구성원을 사회화시킴
- 의존적인 가족 구성원을 돌봄
- 구성원들의 행동을 조절함
- 구성원들 간에 책임을 분배함
- 신뢰할 수 있는 관습을 유지함
- 발달적인 변화에 순응함
- 예상치 못한 위기에 순응함
- 가족원의 욕구를 충족시키는 충분한 재력을 보유함
- 가족원들이 자유롭게 감정을 표현할 수 있는 환경을 조성함
- 가족원간의 다양성을 수용함
- 문제해결 시 가족원을 포함시킴
- 갈등해결 시 가족원을 포함시킴
- 가족원들이 새로운 생각을 받아들임
- 가족원들이 기대하는 역할을 수행함
- 가족원들이 서로 지지함
- 가족원들이 서로 도움
- 가족원들이 서로를 위해 시간을 할애함
- 가족원들이 가족에 대한 책임을 표현함
- 가족원들이 가족에 대한 충절을 표현함
- 가족원들이 지역사회 활동에 참여함

137. 가족 건강 상태
(Family Health Status)

정의: 가족 구성원의 전반적인 건강 상태와 사회적인 능력

결과평가: 유지 (점) 향상 (점)

지표 \ 측정척도	극도로 손상됨	상당히 손상됨	보통으로 손상됨	약간 손상됨	전혀 손상되지 않음
	1	2	3	4	5

- 가족원의 신체적 건강
- 가족원의 신체적 활동
- 가족원의 정신 건강
- 가족원의 면역 상태
- 가족원의 감염에 대한 검사
- 가족원의 신체적 발달
- 가족원의 사회 심리적 발달
- 무능력을 조정
- 아이들의 양육 준비
- 의존적인 성인을 보살필 준비
- 가족원의 학교 출석
- 부모의 직업
- 가족원의 학업성취도
- 주거 준비
- 영양식 공급
- 재정 공급원
- 건강관리 자원에의 접근성
- 사회적 서비스 자원에의 접근성

	심각함	상당함	보통	약간	없음
	1	2	3	4	5

- 가정 폭력
- 가족원의 신체적 학대
- 가족원의 정신적 학대
- 알코올 남용
- 흡연
- 기분전환용 약물 사용
- 도박중독

138. 가족 통합성
(Family Integrity)

정의: 가족원들의 행동에 공통적으로 나타난 응집력, 힘 및 정서적 유대감의 정도

결과평가: 유지 (점) 향상 (점)

지표 \ 측정척도	전혀 나타나지 않음	드물게 나타남	때때로 나타남	자주 나타남	항상 나타남
	1	2	3	4	5

- 확대 가족과 자주 상호작용 함
- 갈등해결에 가족원을 포함시킴
- 문제해결에 가족원을 포함시킴
- 개인의 자율성과 독립성을 격려함
- 함께 식사를 준비하고 먹음
- 여가활동에 함께 참여함
- 가족행사에 참여함
- 가족 관례에 참여함
- 가족원들은 위기 시에 지지함
- 가족원들은 성실함을 표현함
- 가족원들은 가족에 대한 강한 유대를 표현함
- 가족원들은 서로에 대한 애정을 표현함
- 가족원들은 역할과 일상적인 업무수행 시 서로 도움
- 가족원들은 생각, 감정, 흥미, 관심을 공유함
- 가족원들은 서로 간에 개방적이고 진솔하게 의사소통함

139. 가족 정상화
(Family Normalization)

정의: 만성질병이나 불구를 지닌 가족원의 최적의 기능에 기여하는 일상의 일과 관리 전략을 개발하고 유지시키는 가족의 능력

결과평가: 유지 (점) 향상 (점)

지표 \ 측정척도	전혀 나타나지 않음	드물게 나타남	때때로 나타남	자주 나타남	항상 나타남
	1	2	3	4	5

- 가족의 일과를 변화시킬 손상의 가능성을 인정함
- 일상적인 가족일과를 유지함
- 가족원의 요구를 돌보는 가족일과에 적응함
- 가족원의 신체적 요구를 충족시킴
- 가족원의 사회심리적 요구를 충족시킴
- 가족의 발달적 욕구를 충족시킴
- 가족생활이 위기 전 상태로 회복되었음을 보고함
- 적절한 정상적인 활동과 일과를 유지함
- 가족원에 대한 일상의 기대를 유지함
- 가족원을 위해 연령과 능력에 적합한 활동을 제공함
- 가족원에게 영향을 미치는 장애를 피하기 위한 활동을 조직함
- 가족원에게 영향을 미치는 장애를 피하기 위한 환경을 조직함
- 지역사회 지지집단을 이용함

140. 전문 간호에 가족의 참여
(Family Participation in Professional Care)

정의: 건강관리 요원이 제공하는 돌봄에 대한 의사결정, 수행 및 평가시 가족의 참여

결과평가: 유지 (점) 향상 (점)

측정척도 / 지표	전혀 나타나지 않음	드물게 나타남	때때로 나타남	자주 나타남	항상 나타남
	1	2	3	4	5

- 간호계획에 참여
- 간호제공에 참여
- 관련정보를 제공함
- 필요한 정보를 습득함
- 간호에 영향을 미치는 요인들을 확인함
- 치료 결정 시 협동함
- 간호가 필요한 요구와 문제를 설명함
- 환자가 할 수 없을 때 의사결정을 함
- 환자와 함께 결정에 참여함
- 간호에 대한 상호 목표설정에 참여함
- 간호의 효과성을 평가함
- 퇴원계획에 참여함

141. 가족 회복력
(Family Resiliency)

정의: 중대한 역경이나 위기에 수반되는 긍정적 적응과 가족체계의 기능

결과평가: 유지 (점) 향상 (점)

측정척도 / 지표	전혀 나타나지 않음	드물게 나타남	때때로 나타남	자주 나타남	항상 나타남
	1	2	3	4	5

- 역경에 따라 재빠르게 가동함
- 논쟁에 대해 실제적이고 건설적인 해결책을 제안함
- 역경을 도전으로 적응함
- 필요한 경우 분리 감수
- 위기의 의미를 토론
- 역경을 극복하는 자신감 표현
- 가치, 목표, 꿈 유지
- 구성원 지지
- 도전에 맞서 협력함
- 구성원 양육
- 구성원 보호
- 구성원 간 분명한 의사소통
- 애매한 의사소통을 분명하게 하기
- 갈등해결 전략 사용
- 유머 나누기
- 학습과 성장에 대해 보고함
- 일상적인 가족의 일과 유지
- 미래의 도전에 대해 준비함
- 구성원 간 개별성과 독립성 지지함
- 확대 가족으로부터 휴식 수용
- 친구로부터 휴식 수용
- 확대가족으로부터 직접적 간호 지원 수용
- 친구로부터 직접적 간호 지원 수용
- 확대가족으로부터 일상생활의 도구적 활동 지원 수용
- 친구로부터 일상생활의 도구적 활동 지원 수용
- 확대가족으로부터 정서적 지지 모색
- 친구로부터 정서적 지원 모색
- 지원을 위한 지역공동체 자원 사용
- 정서적 지지를 위한 지역사회 집단 사용
- 구성원들을 지원하고 돕기 위해 일정을 조정함
- 정보와 지원을 위한 건강관리팀 사용

142. 가족의 사회적 분위기
(Family Social Climate)

정의: 가족 구성원 관계와 목표에 의해 특성을 나타내는 지지하는 환경

결과평가: 유지 (　　　점)　　　향상 (　　　점)

지표 \ 측정척도	전혀 나타나지 않음	드물게 나타남	때때로 나타남	자주 나타남	항상 나타남
	1	2	3	4	5

- 함께 활동에 참여함
- 가족 관례에 참여함
- 함께 종교의식에 참석함
- 확대가족과 관계를 유지함
- 친구와 관계를 유지함
- 여가활동에 참여함
- 지역사회 행사에 참여함
- 가족 규칙을 확립함
- 가족 일과를 확립함
- 가족 일과를 유지함
- 청결한 집을 유지함
- 서로 지지함
- 구성원을 위해 프라이버시를 제공함
- 개인의 자율성과 독립성을 격려함
- 성숙한 행동을 격려함
- 평생학습을 격려함
- 의사결정 과정을 나눔
- 가족 목표달성을 위해 협력하여 일함
- 서로 느낌을 나눔
- 서로 문제를 나눔
- 가족에 관련된 쟁점을 논의함
- 서로 문제를 해결함
- 결속을 증진함

143. 치료중 가족 지지
(Family Support During Treatment)

정의: 치료중인 개인을 위한 가족의 존재와 정서적 지원

결과평가: 유지 (　　　점)　　　향상 (　　　점)

지표 \ 측정척도	전혀 나타나지 않음	드물게 나타남	때때로 나타남	자주 나타남	항상 나타남
	1	2	3	4	5

- 구성원은 병자를 지지하기 위한 바램을 표현함
- 구성원은 병자에 대해 감정과 관심을 표현함
- 구성원은 도와줄 방법에 대해 문의함
- 과정에 대한 정보 요구
- 환자 상태에 관한 정보 요구
- 병자와 구성원 간 대화 유지
- 구성원의 병자에 대한 격려
- 병자에 대한 구성원의 편안한 접촉 제공
- 병자에 대한 사회적 지원 모색
- 병자에 대한 영적 지원 모색
- 간호결정 시 병자와의 공동 노력
- 간호결정 시 건강제공자와 공동 노력
- 건강위기의 의미에 대해 구성원의 구두적 표현
- 병자가 원하는 다른 구성원과의 접촉
- 다른 구성원에게 정확한 정보제공
- 퇴원계획에 참여

144. 피로 수준
(Fatigue Level)

정의: 관찰되거나 보고된 장기간의 일반화된 피로의 심각성

결과평가: 유지 (점) 향상 (점)

지표 \ 측정척도	심각함 1	상당함 2	보통 3	약간 4	없음 5
- 탈진 - 무기력 - 우울한 기분 - 식욕부진 - 성욕감소	- 집중력 장애 - 동기 감소 - 두통 - 인후통 - 만지면 아픈 림프절		- 근육통 - 관절통 - 운동 후 권태감 - 스트레스 수준		
	극도로 손상됨 1	상당히 손상됨 2	보통으로 손상됨 3	약간 손상됨 4	전혀 손상되지 않음 5
- 일상생활활동 - 도구적 일상생활활동 - 업무수행 - 생활양식 수행 - 휴식의 질	- 수면의 질 - 활동과 휴식의 균형 - 각성도 - 적혈구 용적율 - 산소포화도		- 갑상선 기능 - 면역기능 - 신경계기능 - 대사		

145. 공포의 수준
(Fear Level)

정의: 불확실한 것에 대해 나타나는 걱정, 긴장, 혹은 불안 정도

결과평가: 유지 (점) 향상 (점)

지표 \ 측정척도	심각함 1	상당함 2	보통 3	약간 4	없음 5
- 고민 - 타인을 비난하는 경향 - 자기몰두 - 자신감 저하 - 안절부절 - 성급함 - 분노 폭발 - 집중 곤란 - 학습 곤란 - 문제해결 곤란 - 지각력 저하 - 대인관계에 대한 이해 불충분	- 생의 사건에 대한 과도한 관심 - 생의 사건에 몰두 - 공포의 근원에 몰두 - 혈압상승 - 요골맥박률 증가 - 호흡률 증가 - 동공확장 - 발한 - 현기증 - 근육긴장 - 안면경직 - 빈뇨		- 설사 - 수면장애 - 창백한 피부 - 피로 - 위축 - 기피행동 - 불안을 구두로 표현 - 울음 - 두려움 - 공황 - 공포		

146. 공포의 수준: 아동
(Fear Level: Child)

정의: 1세~17세 사이의 아동에서 불확실한 것에 대해 나타나는 걱정, 긴장, 혹은 불안 정도

결과평가: 유지 (점) 향상 (점)

지표 \ 측정척도	심각함 1	상당함 2	보통 3	약간 4	없음 5

- 심박동률 증가
- 두통
- 복통
- 빈뇨
- 잦은 설사
- 피로
- 체중 감소
- 발한
- 울음
- 정서불안
- 말더듬
- 성급함
- 과도한 킥킥 웃음
- 기피행동
- 위축
- 학교 결석률 증가
- 속이기
- 작업유지 곤란
- 집중곤란
- 틱
- 손톱 물어뜯기
- 손가락 빨기
- 머리카락 씹기
- 옷 씹기
- 조바심
- 흔들리는 동작
- 손 흔들기
- 과격한 행동
- 그리기에서 폭력성 표출
- 파괴적 행동
- 도둑질
- 퇴보행동
- 과도하게 인정받으려는 행위
- 요구행동
- 이야기를 꾸며냄
- 계속적 질문
- 달라붙는 행동
- 다쳤다고 속이는 행동
- 자기 파괴적 행동
- 기분전환 약물 사용
- 알코올 사용
- 과도한 자기 모욕
- 두려움
- 공황
- 공포

147. 두려움 조절
(Fear Self-Control)

정의: 확인 가능한 원인에 의해 생긴 공포와 같은 무능력감을 없애거나 감소시키려는 개인의 행위

결과평가: 유지 (점) 향상 (점)

지표 \ 측정척도	전혀 나타나지 않음 1	드물게 나타남 2	때때로 나타남 3	자주 나타남 4	항상 나타남 5

- 두려움의 강도를 감시
- 두려움의 조짐을 제거
- 두려움을 줄이려는 정보를 추구
- 가능하다면 두려움의 근원을 피함
- 두려운 상황에 대한 대응전략을 계획함
- 효과적인 대응전략을 사용
- 두려움을 감소시키는 이완법을 사용
- 두려움의 지속기간을 감시함
- 두려움의 지속기간이 감소되었음을 보고
- 역할 수행을 유지
- 사회적 관계를 유지
- 주의집중을 유지
- 생활의 통제 능력을 유지
- 신체 기능을 유지
- 두려움에도 불구하고 목적의식을 유지
- 생산적이 됨
- 두려움 반응을 조절

148. 태아 상태: 산전
(Fetal Status: Antepartum)

정의: 수정에서 진통 시작까지 정상범위 내에 있는 태아 징후 정도

결과평가: 유지 (점) 향상 (점)

지표 \ 측정척도	정상범위에서 극도로 벗어남	정상범위에서 상당히 벗어남	정상범위에서 보통정도 벗어남	정상범위에서 약간 벗어남	정상범위에서 벗어나지 않음
	1	2	3	4	5

- 태아의 심박동률이 120~160회/분
- 전자식 태아감시 결과의 감속양상
- 전자식 태아감시 결과의 다양성
- 초음파 태아 성장 측정
- 태동빈도
- 태동양상
- 비스트레스 검사
- 수축 스트레스 검사
- 청진상의 촉진 검사
- 생물 물리학적 계수 점수
- 양수 표본 결과
- 배꼽 동맥 혈류 속도

149. 태아 상태: 분만중
(Fetal Status: Intrapartum)

정의: 진통시작에서 분만까지 정상범위 내에 있는 태아 징후 정도

결과평가: 유지 (점) 향상 (점)

지표 \ 측정척도	정상범위에서 극도로 벗어남	정상범위에서 상당히 벗어남	정상범위에서 보통정도 벗어남	정상범위에서 약간 벗어남	정상범위에서 벗어나지 않음
	1	2	3	4	5

- 태아 심박동률이 120~160회/분
- 전자식 태아감시 결과의 감속양상
- 전자식 태아감시 결과의 다양성
- 양수 색깔
- 양수 양
- 태아 위치
- 태아 현재 부분
- 태아 두피혈 pH
- 태아 두피자극 반응
- 태아 맥박 산소측정

150. 체액 균형
(Fluid Balance)

정의: 신체의 세포내와 세포외에 있는 수분의 균형

결과평가: 유지 (점) 향상 (점)

지표 \ 측정척도	극도로 손상됨	상당히 손상됨	보통으로 손상됨	약간 손상됨	전혀 손상되지 않음
	1	2	3	4	5

- 혈압
- 요골 맥박률
- 평균 동맥압
- 중심 정맥압
- 폐쐐기압
- 말초맥박
- 24시간 섭취량과 배설량 균형
- 안정된 체중
- 피부 수화작용
- 촉촉한 점막
- 혈청 전해질
- 적혈구 용적률
- 요비중

	심각함	상당함	보통	약간	없음
	1	2	3	4	5

- 기립성 저혈압
- 우발적인 호흡음
- 복수
- 경정맥 팽창
- 말초부종
- 낮게 움푹 들어간 눈
- 혼동
- 갈증
- 근육 경련
- 현기증

151. 체액 과다 심각성
(Fluid Overload Severity)

정의: 신체의 세포내와 세포외에 있는 수분 과다의 심각성

결과평가: 유지 (점) 향상 (점)

지표 \ 측정척도	심각함	상당함	보통	약간	없음
	1	2	3	4	5

- 안와 부종
- 손 부종
- 천골 부종
- 발목부종
- 다리 부종
- 복수
- 복부둘레 증가
- 전신부종
- 정맥울혈
- 수포음
- 불안
- 기면
- 두통
- 혼동
- 발작
- 혼수
- 혈압상승
- 체중증가
- 소변 배설량 감소
- 소변색 감소
- 요비중 감소
- 혈청 나트륨 감소
- 혈청 나트륨 증가

152. 위장관 기능
(Gastrointestinal Function)

정의: 음식물(섭취 혹은 튜브식이)의 섭취부터 배설까지 이동의 증가

결과평가: 유지 (점) 향상 (점)

측정척도 / 지표	극도로 손상됨	상당히 손상됨	보통으로 손상됨	약간 손상됨	전혀 손상되지 않음
	1	2	3	4	5

- 음식/섭식 허용
- 복부둘레
- 배변횟수
- 대변 색
- 대변 경도
- 대변 양
- 액와 체온
- 장음
- 위흡인: 색
- 위흡인: 잔류량
- 복부 주위 피부색
- 활동수준

	심각함	상당함	보통	약간	없음
	1	2	3	4	5

- 통증
- 복부 팽만
- 복부 압통
- 역류
- 두드러진 연동운동 증가
- 몸부림 침
- 주먹을 꽉 쥠
- 대변 잠혈
- 백혈구 상승
- 백혈구 저하
- 백혈구 차이

153. 비통감 해소
(Grief Resolution)

정의: 실제적 또는 임박한 상실에 대한 적응

결과평가: 유지 (점) 향상 (점)

측정척도 / 지표	전혀 나타나지 않음	드물게 나타남	때때로 나타남	자주 나타남	항상 나타남
	1	2	3	4	5

- 상실감을 해소
- 죽음에 대한 영적 신념을 표현
- 상실의 실제를 말로 표현
- 상실의 수용을 말로 표현
- 상실이나 죽음의 의미를 말로 설명
- 장례 계획에 참여
- 해결되지 않은 갈등을 논함
- 신체적 고통이 없음을 보고
- 생활환경을 유지
- 몸단장과 개인위생을 유지
- 충분한 수면 보고
- 적당한 영양섭취 보고
- 정상적인 성욕구 보고
- 사회적 지지를 추구
- 중요한 타인과 상실을 공유
- 사회적 활동에 참여를 보고
- 슬픔의 단계를 진행
- 미래에 관해 긍정적 기대를 표현

154. 성장
(Growth)

정의: 성장기 동안 체격과 체중의 정상적인 증가

결과평가: 유지 (점) 향상 (점)

지표 \ 측정척도	정상범위에서 극도로 벗어남 1	정상범위에서 상당히 벗어남 2	정상범위에서 보통정도 벗어남 3	정상범위에서 약간 벗어남 4	정상범위에서 벗어나지 않음 5

- 성(性)에 알맞은 체중의 백분율
- 나이에 알맞은 체중의 백분율
- 키에 알맞은 체중의 백분율
- 체중의 증가
- 키의 증가
- 나이에 알맞은 길이/키의 백분율
- 성(性)에 알맞은 길이/키의 백분율
- 나이에 알맞은 두위 백분율
- 골 크기 지표
- 평균 신체 크기

155. 건강 신념
(Health Beliefs)

정의: 건강 행위에 영향을 미치는 개인의 신념

결과평가: 유지 (점) 향상 (점)

지표 \ 측정척도	매우 약함 1	약함 2	보통 3	강함 4	매우 강함 5

- 행동하는 것의 중요성 인지
- 행동하지 않는 것에 대한 위협 인지
- 행동의 유익성 인지
- 행동에 대한 내적인 통제 인지
- 건강결과에 대한 통제 인지
- 행동을 통해 위협이 감소됨을 인지
- 행동을 통해 생활양식의 향상을 인지
- 행동할 수 있는 능력 인지
- 행동수행을 위한 자원 인지
- 행동의 장애물이 없음을 인지

156. 건강 신념: 인지된 수행 능력
(Health Beliefs: Perceived Ability to Perform)

정의: 주어진 건강 행위를 수행할 수 있다는 개인의 신념

결과평가: 유지 (점) 향상 (점)

지표 \ 측정척도	매우 약함 1	약함 2	보통 3	강함 4	매우 강함 5

- 건강행위가 너무 복잡하지 않다고 인식
- 건강행위에 적당한 노력이 필요함을 인식
- 건강행위의 빈도가 지나치지 않다고 인식
- 시간이 지남에 따라 건강행위 수행의 가능성을 인식
- 건강행위에 대한 과거의 경험과 관련된 확신
- 유사한 건강 행위에 대한 과거의 경험과 관련된 확신
- 다른 사람을 관찰하거나 경험한 것과 관련된 확신
- 건강 행위를 수행할 수 있는 능력에 대한 확신

157. 건강 신념: 인지된 통제력
(Health Beliefs: Perceived Control)

정의: 자신이 건강 결과에 영향을 줄 수 있다는 개인의 신념

결과평가: 유지 (점) 향상 (점)

측정척도 / 지표	매우 약함	약함	보통	강함	매우 강함
	1	2	3	4	5

- 건강 결정에 대한 책임감 인지
- 건강 결정시 참여를 요청함
- 정보를 모으는데 노력함
- 자신의 결정이 건강결과를 조절한다는 믿음
- 자신의 행동이 건강결과를 조절한다는 믿음
- 대리 의사결정자를 정하려는 의지
- 현재의 삶의 의욕을 간직하려는 의지

158. 건강 신념: 인지된 자원
(Health Beliefs: Perceived Resources)

정의: 자신이 건강 행위를 하는데 적절한 수단을 갖고 있다는 개인의 신념

결과평가: 유지 (점) 향상 (점)

측정척도 / 지표	매우 약함	약함	보통	강함	매우 강함
	1	2	3	4	5

- 중요한 타인의 지지 인지
- 친구의 지지 인지
- 이웃의 지지 인지
- 건강제공자의 지지 인지
- 자조집단의 지지 인지
- 기능적인 능력 인지
- 행위를 위한 에너지 인지
- 안위 수준 인지
- 시간의 적절성 인지
- 개인 재정의 적절성 인지
- 건강보험의 적절성 인지
- 약물에 접근하는 방법 인지
- 장비에 접근하는 방법 인지
- 공급품에 접근하는 방법 인지
- 건강관리 서비스에 접근하는 방법 인지
- 교통수단에 접근하는 방법 인지
- 신체적 보조에 접근하는 방법인지

159. 건강 신념: 인지된 위협
(Health Beliefs: Perceived Threat)

정의: 건강문제가 심각하며, 생활상의 잠재적이고 부정적인 결과를 갖는 것에 대한 개인의 신념

결과평가: 유지 (점) 향상 (점)

지표 \ 측정척도	매우 약함 1	약함 2	보통 3	강함 4	매우 강함 5

- 건강에 대한 위협 인지
- 진행성 건강 문제에 대한 취약성 인지
- 질병이나 상처에 대한 걱정
- 합병증에 대한 걱정
- 질병이나 상처의 심각성 인지
- 합병증의 심각성 인지
- 질병이나 상처로 인한 불편감의 위협 인지
- 오랫동안 지속될지 모르는 상황 인지
- 현재의 생활양식에 미치는 영향력 인지
- 미래의 생활양식에 미치는 영향력 인지
- 기능적인 상태에 미치는 영향력 인지
- 죽음에 대한 위협 인지

160. 건강에 대한 견해
(Health Orientation)

정의: 건강과 건강 행위에 대한 개인의 견해

결과평가: 유지 (점) 향상 (점)

지표 \ 측정척도	매우 약함 1	약함 2	보통 3	강함 4	매우 강함 5

- 안녕에 초점을 둠
- 건강행위 유지에 초점을 둠
- 질병예방에 초점을 둠
- 역할 수행 유지에 초점을 둠
- 기능적 능력 유지에 초점을 둠
- 생활환경 적응에 초점을 둠
- 전반적인 안녕에 초점을 둠
- 개인이 건강과 관련된 선택을 할 책임이 있다는 기대
- 건강행위가 자신의 건강에 적절하다는 인지
- 건강행위와 문화적 신념 일치의 중요성 인지
- 건강이 생활양식 선택 시 높은 우선순위임을 인지

161. 건강 증진 행위
(Health Promoting Behavior)

정의: 안녕을 유지하거나 증진시키는 행동

결과평가: 유지 (점) 향상 (점)

지표 \ 측정척도	전혀 나타나지 않음	드물게 나타남	때때로 나타남	자주 나타남	항상 나타남
	1	2	3	4	5

- 위험 회피 행위 사용
- 환경 내 위험 감시
- 개인의 행위 위험 감시
- 활동과 휴식 균형
- 충분한 수면유지
- 효과적인 스트레스 감소 방법 사용
- 사회적 관계 유지
- 일상적 건강 행위 수행
- 건강에 이로운 보건정책지지
- 건강을 증진시키기 위해 재정적 자원 이용
- 건강을 증진시키기 위해 사회적지지 이용
- 추천된 예방접종을 이행함
- 추천된 건강검사를 이행함
- 건강 섭생에 따름
- 매일 8컵의 물을 마심
- 정기적 건강진단을 이행함
- 효과적인 체중조절 전략을 사용함
- 효과적인 운동 일과를 사용함
- 전염성질환에의 노출을 피함
- 간접흡연에의 노출을 피함
- 알코올 남용을 피함
- 흡연을 피함
- 의존적 약물사용을 피함

162. 건강 추구 행위
(Health Seeking Behavior)

정의: 최적의 안녕, 회복 및 재활을 증진시키는 개인의 행위

결과평가: 유지 (점) 향상 (점)

지표 \ 측정척도	전혀 나타나지 않음	드물게 나타남	때때로 나타남	자주 나타남	항상 나타남
	1	2	3	4	5

- 건강 관련 질문을 함
- 건강 관련 업무 완성
- 자기 선별검사 수행
- 건강전문의 도움을 받음
- 내구력과 일치된 일상생활 활동 수행
- 건강에 좋지 않은 행위를 없애는 전략 서술
- 자기 개발적 건강 행위 수행
- 건강 행위 수행
- 현재의 건강 관련 정보를 추구
- 건강을 극대화시키는 전략 설명
- 필요시 가족원으로부터 도움을 구함

163. 청력 보상 행위
(Hearing Compensation Behavior)

정의: 청력상실을 확인하고 측정해서 보상하기 위한 개인의 행위

결과평가: 유지 (점) 향상 (점)

지표 \ 측정척도	전혀 나타나지 않음 1	드물게 나타남 2	때때로 나타남 3	자주 나타남 4	항상 나타남 5

- 청력악화 증상 감시
- 듣기 유리한 자리에 위치
- 듣는 것을 이롭게 하는 기술사용을 상기시킴
- 배경 잡음을 제거
- 수화 사용
- 독순술 사용
- TV 시청 시 청각이 나쁜 사람을 위한 자막을 사용
- 보청기를 정확하게 사용
- 내부 보청장치를 정확하게 관리
- 외부 보청장치를 정확하게 관리
- 청각장애 지원 서비스 이용

164. 환부에 대한 주의
(Heedfulness of Affected Side)

정의: 환부에 대해 스스로 인식하고, 보호하고, 인지적으로 통합하려는 개인의 행위

결과평가: 유지 (점) 향상 (점)

지표 \ 측정척도	전혀 나타나지 않음 1	드물게 나타남 2	때때로 나타남 3	자주 나타남 4	항상 나타남 5

- 자기통합으로서 환부 인식
- 보행 시 환부 보호
- 체위변경 시 환부 보호
- 이동 시 환부 보호
- 휴식 혹은 수면 시 환부 보호
- 환부를 위한 일상활동 수행
- 신체적/감각적 결손을 고려한 환경배치
- 신체적/감각적 결손을 고려한 비환부에 대한 신체 지남력 변화
- 보상전략으로서 시각적 스캐닝 사용
- 환측 사지의 힘과 기민함 증진
- 환측 사지의 사용을 감소하여 예방
- 체위 조절 유지

165. 혈액투석 접근성
(Hemodialysis Access)

정의: 혈액투석 접근 부위의 기능성

결과평가: 유지 (점) 향상 (점)

지표 \ 측정척도	극도로 손상됨	상당히 손상됨	보통으로 손상됨	약간 손상됨	전혀 손상되지 않음
	1	2	3	4	5

- 누관/션트를 통한 혈액 흐름
- 부위 피부색
- 부위 피부온도 사정
- 잡음
- 전율
- 응고시간
- 원위 말초 맥박
- 원위 말초 피부온도
- 원위 말초 피부색

	심각함	상당함	보통	약간	없음
	1	2	3	4	5

- 부위 배액
- 부위 혈종
- 부위 출혈
- 원위 말초 부종
- 부위 압통
- 도관 변위

166. 희망
(Hope)

정의: 개인적인 만족감과 삶을 지지하는 내적인 최적의 상태

결과평가: 유지 (점) 향상 (점)

지표 \ 측정척도	전혀 나타나지 않음	드물게 나타남	때때로 나타남	자주 나타남	항상 나타남
	1	2	3	4	5

- 긍정적인 미래관 표현
- 신념 표현
- 삶의 의지 표현
- 삶의 이유 표현
- 삶의 의미 표현
- 낙관주의에 대한 표현
- 자기 신뢰에 대한 표현
- 다른 사람의 신뢰에 대한 표현
- 내적 평화에 대한 표현
- 자기 통제력에 대한 표현
- 삶의 열정을 보임
- 목표 설정

167. 수화
(Hydration)

정의: 신체의 세포내와 세포외에 있는 수분의 양

결과평가: 유지 (점) 향상 (점)

지표 \ 측정척도	극도로 손상됨	상당히 손상됨	보통으로 손상됨	약간 손상됨	전혀 손상되지 않음
	1	2	3	4	5

- 피부의 수화정도
- 촉촉한 점막
- 수분섭취
- 소변배설량
- 혈청 나트륨
- 조직관류
- 인식기능

	심각함	상당함	보통	약간	없음
	1	2	3	4	5

- 갈증
- 짙은 색 소변
- 낮게 움푹 들어간 눈
- 움푹 들어간 천문
- 혈압 저하
- 빠르고 약한 맥박
- 체중 감소
- 근육 경련
- 근육 연축
- 설사

168. 과잉행동 수준
(Hyperactivity Level)

정의: 1~17세 아동의 부주의와 충동 양상 정도

결과평가: 유지 (점) 향상 (점)

지표 \ 측정척도	심각함	상당함	보통	약간	없음
	1	2	3	4	5

- 부주의
- 경청 곤란
- 작업 조직화 곤란
- 작업유지 불능
- 복합적인 작업 곤란
- 지속적인 인지력 요구 작업 곤란
- 부주의한 실수
- 물건 분실 빈도
- 과도한 주의산만
- 과도한 건망증
- 충동
- 과도한 초조함
- 앉아있기 불능
- 과도한 달리기
- 과도한 기어오르기
- 과도한 운동행위
- 조용히 노는 것 곤란
- 과도한 말하기
- 질문이 끝나기 전에 불쑥 대답
- 차례 기다리기 곤란
- 과도하게 다른 사람 방해
- 참견하고, 신경을 거슬리고, 큰 소리의 대인관계 상호작용
- 부적합한 공격적 행동
- 스스로 유지하기 곤란

169. 정체성
(Identity)

정의: 자신과 타인을 구별할 수 있고, 자신의 본질을 특성화 할 수 있는 능력

결과평가: 유지 (점) 향상 (점)

측정척도 / 지표	전혀 나타나지 않음	드물게 나타남	때때로 나타남	자주 나타남	항상 나타남
	1	2	3	4	5

- 긍정적인 개인의 정체성을 표현
- 자신에 대한 일치된 구두적 · 비구두적 행동을 보임
- 분명한 개인의 정체성을 표현
- 환경과 자신을 구별
- 다른 사람과 자신을 구별
- 정확하게 환경을 인식
- 사회적 역할을 수행
- 자신의 가치체계를 말로 표현
- 자신에 대한 그릇된 신념에 도전
- 부정적인 자아상에 도전
- 자신의 내 · 외적 갈등 인식
- 개인의 영역 설정
- 자신에 대한 신뢰를 말로 표현

170. 부동의 결과: 생리적
(Immobility Consequences: Physiological)

정의: 신체적 기동성 장애로 인한 생리적 기능의 손상 정도

결과평가: 유지 (점) 향상 (점)

측정척도 / 지표	심각함	상당함	보통	약간	없음
	1	2	3	4	5

- 욕창
- 변비
- 분변매복
- 장운동 감소
- 장마비
- 요관 결석
- 요정체
- 발열
- 요로감염
- 관절 수축
- 관절 강직
- 기립성 저혈압
- 정맥 혈전
- 폐울혈
- 폐렴

	극도로 손상됨	상당히 손상됨	보통으로 손상됨	약간 손상됨	전혀 손상되지 않음
	1	2	3	4	5

- 영양상태
- 근육의 힘
- 근긴장
- 관절운동
- 기침의 효율성
- 폐활량

171. 부동의 결과: 심리-인지적
(Immobility Consequences: Psycho-Cognitive)

정의: 신체적 가동성 장애로 인한 심리·인지적 기능의 손상 정도

결과평가: 유지 (　　점) 향상 (　　점)

지표 \ 측정척도	심각함 1	상당함 2	보통 3	약간 4	없음 5
- 지각된 왜곡 - 과장된 감정 - 수면 장애 - 부정적인 신체상 - 우울 - 무감동					

	극도로 손상됨 1	상당히 손상됨 2	보통으로 손상됨 3	약간 손상됨 4	전혀 손상되지 않음 5
- 각성도 - 인지상태 - 주의력 - 운동감각 - 자존감 - 활동능력					

172. 면역 과민 반응
(Immune Hypersensitivity Response)

정의: 부적절한 면역반응이 나타나는 정도

결과평가: 유지 (　　점) 향상 (　　점)

지표 \ 측정척도	심각함 1	상당함 2	보통 3	약간 4	없음 5
- 피부 변화 - 점막 변화 - 알러지 반응 - 국소적인 염증반응 - 자가면역반응 - 혈관염 - 이식 거부반응 - 이식조직과 숙주의 반응 - 소양증 - 황달이 나타나지 않음 - 자가-항체 또는 자가-항원 수준 - 빌리루빈 증가 - 전혈구 검사 변화 - 백혈구 수 변화 - 보체 수준 변화 - T_4 세포 수준 변화 - T_8 세포 수준 변화					

	극도로 손상됨 1	상당히 손상됨 2	보통으로 손상됨 3	약간 손상됨 4	전혀 손상되지 않음 5
- 호흡 기능 - 심장 기능 - 위장관 기능 - 신장 기능 - 신경계 기능 - 관절 가동성					

173. 면역 상태
(Immune Status)

정의: 내부 및 외부의 항원에 대한 선천적·후천적 저항력의 적절성

결과평가: 유지 (점) 향상 (점)

지표 \ 측정척도	극도로 손상됨	상당히 손상됨	보통으로 손상됨	약간 손상됨	전혀 손상되지 않음
	1	2	3	4	5

- 위장관 기능
- 호흡기 기능
- 비뇨생식기 기능
- 체온
- 피부 통합성
- 점막 통합성
- 면역 상태
- 항체가
- 노출에 대한 피부검사 반응
- 백혈구 절대값
- 백혈구 감별계수
- T_4 세포 수준
- T_8 세포 수준
- 보체 수준
- 흉선 X-선 소견

	심각함	상당함	보통	약간	없음
	1	2	3	4	5

- 재발성 감염
- 종양
- 체중 감소
- 만성 피로

174. 예방접종 행위
(Immunization Behavior)

정의: 전염병을 예방하는 면역력을 얻기 위한 개인의 행동

결과평가: 유지 (점) 향상 (점)

지표 \ 측정척도	전혀 나타나지 않음	드물게 나타남	때때로 나타남	자주 나타남	항상 나타남
	1	2	3	4	5

- 예방접종이 없다면 질병위험이 있음을 인정
- 특정 예방접종과 관련된 위험을 기술
- 특정 예방접종에 대한 금기사항을 기술
- 매 방문마다 이전의 백신 카드를 가져옴
- 나이에 적절한 예방접종을 함
- 백신의 부작용을 줄일 수 있는 방법을 기술
- 어떤 역반응이든지 보고
- 다음 예방접종 날짜를 확인
- 만성 질병에 대해 추천된 예방접종 수행
- 직업 위험과 관련하여 추천된 예방접종 수행
- 여행을 위해 추천된 예방접종 수행
- 예방접종을 위해 지역사회 자원 확인

175. 충동 자가 조절
(Impulse Self Control)

정의: 강제적이거나 충동적인 행위의 자제

결과평가: 유지 (점) 향상 (점)

지표 \ 측정척도	전혀 나타나지 않음	드물게 나타남	때때로 나타남	자주 나타남	항상 나타남
	1	2	3	4	5

- 유해한 충동적인 행동 확인
- 충동적인 행동을 유도하는 감정 확인
- 충동적인 행동을 유도하는 행위 확인
- 충동적인 행동의 결과 확인
- 환경 내의 위험 인식
- 고위험 환경을 피함
- 고위험 상황을 피함
- 충동조절
- 충동을 경험할 때 도움을 구함
- 이용 가능한 사회적 지지 체계 이용
- 의뢰 지시 수용
- 행동을 통제하는 계약 유지
- 감독 없이 자기통제력 유지

176. 감염 심각성
(Infection Severity)

정의: 감염의 심각성과 관련 증상

결과평가: 유지 (점) 향상 (점)

지표 \ 측정척도	심각함	상당함	보통	약간	없음
	1	2	3	4	5

- 발진
- 딱지가 지지 않은 물집
- 불쾌한 냄새가 나는 분비물
- 화농성 객담
- 화농성 배액
- 농뇨
- 발열
- 저체온
- 체온 불안정
- 통증
- 압통
- 위장관 증상
- 림프절 장애
- 권태감
- 떨림
- 불분명한 인지 손상
- 기면
- 식욕상실
- 흉부 X-선 침윤
- 혈액 배양 집락화
- 객담 배양 집락화
- 뇌척수액 배양 집락화
- 상처부위 배양 집락화
- 소변 배양 집락화
- 대변 배양 집락화
- 백혈구 수 증가
- 백혈구 수 감소

177. 감염 심각성: 신생아
(Infection Severity: Newborn)

정의: 생후 28일 동안의 감염과 관련 증상의 중증도

결과평가: 유지 (점) 향상 (점)

지표 \ 측정척도	심각함 1	상당함 2	보통 3	약간 4	없음 5

- 체온 불안정
- 저체온
- 빈호흡
- 빈맥
- 부정맥
- 저혈압
- 고혈압
- 창백함
- 피부 반점
- 청색증
- 차고 축축한 피부
- 구토
- 설사
- 복부 팽만
- 급식 불내성
- 기면
- 자극과민성
- 경련
- 신경과민
- 격앙된 울음소리
- 발진
- 딱지가 지지 않은 수포
- 불쾌한 냄새의 분비물
- 화농성 배액
- 결막염
- 감염된 제대
- 혈액 배양 집락화
- 상처부위 배양 집락화
- 소변 배양 집락화
- 대변 배양 집락화
- 흉부 X-선 침윤
- 뇌척수액 배양 집락화
- 백혈구 수 증가
- 백혈구 수 감소

178. 정보 처리
(Information Processing)

정의: 정보를 습득하여 조직하고 이용하는 능력

결과평가: 유지 (점) 향상 (점)

지표 \ 측정척도	극도로 손상됨 1	상당히 손상됨 2	보통으로 손상됨 3	약간 손상됨 4	전혀 손상되지 않음 5

- 일반적 주제 확인
- 문장 이해
- 단락 이해
- 줄거리 이해
- 일반적인 기호 이해
- 일관성 있는 내용을 말함
- 조직적인 사고 과정을 보여줌
- 논리적인 사고 과정을 보여줌
- 두 기사 간의 유사점 설명
- 두 기사 간의 차이점 설명
- 몇 가지를 추가함
- 몇 가지를 제외함

179. 관절 운동
(Joint Movement)

정의: 자기 스스로 움직일 수 있는 모든 관절의 능동적 운동 범위

결과평가: 유지 (점) 향상 (점)

측정척도 / 지표	정상범위에서 극도로 벗어남	정상범위에서 상당히 벗어남	정상범위에서 보통정도 벗어남	정상범위에서 약간 벗어남	정상범위에서 벗어나지 않음
	1	2	3	4	5

- 턱
- 목
- 척추
- 손가락(오른쪽)
- 손가락(왼쪽)
- 엄지손가락(오른쪽)
- 엄지손가락(왼쪽)
- 손목(오른쪽)
- 손목(왼쪽
- 팔꿈치(오른쪽)
- 팔꿈치(왼쪽)
- 어깨(오른쪽)
- 어깨(왼쪽)
- 발목(오른쪽)
- 발목(왼쪽)
- 무릎(오른쪽)
- 무릎(왼쪽)
- 엉덩이(오른쪽)
- 엉덩이(왼쪽)

180. 관절 운동: 발목
(Joint Movement: Ankle)

정의: 자기 스스로 움직일 수 있는 발목의 능동적 운동 범위

결과평가: 유지 (점) 향상 (점)

측정척도 / 지표	정상범위에서 극도로 벗어남	정상범위에서 상당히 벗어남	정상범위에서 보통정도 벗어남	정상범위에서 약간 벗어남	정상범위에서 벗어나지 않음
	1	2	3	4	5

- 족배 굴곡 20도(오른쪽)
- 족저 굴곡 45도(오른쪽)
- 내번 30도(오른쪽)
- 외번 20도(오른쪽)
- 회전(오른쪽)
- 족배 굴곡 20도(왼쪽)
- 족저 굴곡 45도(왼쪽)
- 내번 30도(왼쪽)
- 외번 20도(왼쪽)
- 회전(왼쪽)

181. 관절 운동: 팔꿈치
(Joint Movement: Elbow)

정의: 자기 스스로 움직일 수 있는 팔꿈치의 능동적 운동 범위

결과평가: 유지 (점) 향상 (점)

지표 \ 측정척도	정상범위에서 극도로 벗어남 1	정상범위에서 상당히 벗어남 2	정상범위에서 보통정도 벗어남 3	정상범위에서 약간 벗어남 4	정상범위에서 벗어나지 않음 5

- 신전 0도(오른쪽)
- 굴곡 160도(오른쪽)
- 회외 90도(오른쪽)
- 회내 90도(오른쪽)
- 신전 0도(왼쪽)
- 굴곡 160도(왼쪽)
- 회외 90도(왼쪽)
- 회내 90도(왼쪽)

182. 관절 운동: 손가락
(Joint Movement: Fingers)

정의: 자기 스스로 움직일 수 있는 손가락의 능동적 운동 범위

결과평가: 유지 (점) 향상 (점)

지표 \ 측정척도	정상범위에서 극도로 벗어남 1	정상범위에서 상당히 벗어남 2	정상범위에서 보통정도 벗어남 3	정상범위에서 약간 벗어남 4	정상범위에서 벗어나지 않음 5

- 중수지절 신전 0도(오른쪽)
- 중수지절 굴곡 90(오른쪽)
- 중수지절 과굴곡 30도(오른쪽)
- 근위지간 신전 0도(오른쪽)
- 근위지간 굴곡 100-120도(오른쪽)
- 원위지간 신전 0도(오른쪽)
- 원위지간 굴곡 45-80도(오른쪽)
- 중수지절 신전 0도(왼쪽)
- 중수지절 굴곡 90(왼쪽)
- 중수지절 과굴곡 30도(왼쪽)
- 근위지간 신전 0도(왼쪽)
- 근위지간 굴곡 100-120도(왼쪽)
- 원위지간 신전 0도(왼쪽)
- 원위지간 굴곡 45-80도(왼쪽)

183. 관절 운동: 엉덩이
(Joint Movement: Hip)

정의: 자기 스스로 움직일 수 있는 고관절의 능동적 운동 범위

결과평가: 유지 (　　　점)　　향상 (　　　점)

지표 \ 측정척도	정상범위에서 극도로 벗어남 1	정상범위에서 상당히 벗어남 2	정상범위에서 보통정도 벗어남 3	정상범위에서 약간 벗어남 4	정상범위에서 벗어나지 않음 5

- 일직선으로 무릎 굴곡 90도(오른쪽)
- 일직선으로 무릎 신전 0도(오른쪽)
- 일직선으로 무릎 과신전 15도(오른쪽)
- 무릎 만곡 굴곡 120도(오른쪽)
- 외전 45도(오른쪽)
- 내전 30도(오른쪽)
- 내회전 40도(오른쪽)
- 외회전 45도(오른쪽)
- 일직선으로 무릎 굴곡 90도(왼쪽)
- 일직선으로 무릎 신전 0도(왼쪽)
- 일직선으로 무릎 과신전 15도(왼쪽)
- 무릎 만곡 굴곡 120도(왼쪽)
- 외전 45도(왼쪽)
- 내전 30도(왼쪽)
- 내회전 40도(왼쪽)
- 외회전 45도(왼쪽)

184. 관절 운동: 무릎
(Joint Movement: Knee)

정의: 자기 스스로 움직일 수 있는 무릎의 능동적 운동 범위

결과평가: 유지 (　　　점)　　향상 (　　　점)

지표 \ 측정척도	정상범위에서 극도로 벗어남 1	정상범위에서 상당히 벗어남 2	정상범위에서 보통정도 벗어남 3	정상범위에서 약간 벗어남 4	정상범위에서 벗어나지 않음 5

- 신전 0도(오른쪽)
- 굴곡 130도(오른쪽)
- 과신전 15도(오른쪽)
- 신전 0도(왼쪽)
- 굴곡 130도(왼쪽)
- 과신전 15도(왼쪽)

185. 관절 운동: 목
(Joint Movement: Neck)

정의: 자기 스스로 움직일 수 있는 목의 능동적 운동 범위

결과평가: 유지 (점) 향상 (점)

측정척도 / 지표	정상범위에서 극도로 벗어남 1	정상범위에서 상당히 벗어남 2	정상범위에서 보통정도 벗어남 3	정상범위에서 약간 벗어남 4	정상범위에서 벗어나지 않음 5

- 굴곡 45도
- 신전 55도
- 외측 만곡 40도(오른쪽)
- 외측 만곡 40도(왼쪽)
- 회전

186. 관절 운동: 수동적
(Joint Movement: Passive)

정의: 도움을 수반하는 관절운동 범위

결과평가: 유지 (점) 향상 (점)

측정척도 / 지표	정상범위에서 극도로 벗어남 1	정상범위에서 상당히 벗어남 2	정상범위에서 보통정도 벗어남 3	정상범위에서 약간 벗어남 4	정상범위에서 벗어나지 않음 5

- 목
- 손가락(오른쪽)
- 엄지손가락(오른쪽)
- 손목(오른쪽)
- 팔꿈치(오른쪽)
- 어깨(오른쪽)
- 발목(오른쪽)
- 무릎(오른쪽)
- 엉덩이(오른쪽)
- 손가락(왼쪽)
- 엄지손가락(왼쪽)
- 손목(왼쪽)
- 팔꿈치(왼쪽)
- 어깨(왼쪽)
- 발목(왼쪽)
- 무릎(왼쪽)
- 엉덩이(왼쪽)

187. 관절 운동: 어깨
(Joint Movement: Shoulder)

정의: 자기 스스로 움직일 수 있는 어깨의 능동적 운동 범위

결과평가: 유지 (점) 향상 (점)

측정척도 / 지표	정상범위에서 극도로 벗어남 1	정상범위에서 상당히 벗어남 2	정상범위에서 보통정도 벗어남 3	정상범위에서 약간 벗어남 4	정상범위에서 벗어나지 않음 5

- 전방 굴곡 180도(오른쪽)
- 신전 50도(오른쪽)
- 외회전 90도(오른쪽)
- 내회전 90도(오른쪽)
- 외전 180도(오른쪽)
- 내전 50도(오른쪽)
- 전방 굴곡 180도(왼쪽)
- 신전 50도(왼쪽)
- 외회전 90도(왼쪽)
- 내회전 90도(왼쪽)
- 외전 180도(왼쪽)
- 내전 50도(왼쪽)

188. 관절 운동: 척추
(Joint Movement: Spine)

정의: 자기 스스로 움직일 수 있는 척추의 능동적 운동 범위

결과평가: 유지 (점) 향상 (점)

측정척도 / 지표	정상범위에서 극도로 벗어남 1	정상범위에서 상당히 벗어남 2	정상범위에서 보통정도 벗어남 3	정상범위에서 약간 벗어남 4	정상범위에서 벗어나지 않음 5

- 신전 30도
- 굴곡 90도
- 외측 만곡 35도(오른쪽)
- 회전(오른쪽)
- 외측 만곡 35도(왼쪽)
- 회전(왼쪽)

189. 관절 운동: 손목
(Joint Movement: Wrist)

정의: 자가 운동을 시작하는 손목의 능동적 운동 범위

결과평가: 유지 (점) 향상 (점)

측정척도 / 지표	정상범위에서 극도로 벗어남 1	정상범위에서 상당히 벗어남 2	정상범위에서 보통정도 벗어남 3	정상범위에서 약간 벗어남 4	정상범위에서 벗어나지 않음 5

- 요측 편위 20도(오른쪽)
- 척측 편위 55도(오른쪽)
- 굴곡 90도(오른쪽)
- 신전 70도(오른쪽)
- 요골 편위 20도(왼쪽)
- 척골 편위 55도(왼쪽)
- 굴곡 90도(왼쪽)
- 신전 70도(왼쪽)

190. 신장 기능
(Kidney Function)

정의: 소변형성을 통한 혈액 여과와 대사산물의 배설

결과평가: 유지 (점) 향상 (점)

지표 \ 측정척도	극도로 손상됨	상당히 손상됨	보통으로 손상됨	약간 손상됨	전혀 손상되지 않음
	1	2	3	4	5

- 수분 섭취량
- 24시간 섭취량과 배설량 균형
- 혈중 요소 질소
- 혈청 크레아틴
- 요비중
- 소변 색깔
- 요단백
- 요산도
- 요 전해질
- 동맥 중탄산염(HCO_3)
- 동맥 산도
- 혈청 전해질

	심각함	상당함	보통	약간	없음
	1	2	3	4	5

- 요당
- 혈뇨
- 요케톤
- 소변 내 이상 미생물 발견
- 신결석 형성
- 체중 증가
- 고혈압
- 오심
- 피로
- 권태감
- 빈혈

191. 지식: 관절염 관리
(Knowledge: Arthritis Management)

정의: 관절염, 관절염의 치료 그리고 합병증 예방에 대한 전달된 이해 정도

결과평가: 유지 (점) 향상 (점)

지표 \ 측정척도	지식이 없음	지식이 한정됨	지식이 보통임	지식이 상당함	지식이 광대함
	1	2	3	4	5

- 원인과 기여요인
- 질병경과의 일상적인 과정
- 초기질병의 증상과 징후
- 악화된 질병의 증상과 징후
- 질병으로 인한 잠재적인 신체 변화
- 질병관리의 이점
- 균형 잡힌 활동과 휴식의 전략
- 에너지 보존 기법
- 운동의 이점
- 일상 활동의 수정
- 활동 수행 능력을 감소 요인
- 규칙적인 운동의 효과
- 관절보호 전략
- 통증관리 전략
- 외과적 치료 선택
- 내과적 치료 선택
- 약물 치료효과
- 약물 부작용
- 약물의 역효과
- 건강전문가로 부터 도움을 구해야 하는 시점
- 치료계획 고수에 영향을 미치는 건강 이점
- 과체중의 영향
- 식이변경
- 보조기구의 정확한 사용
- 가정의 안전 측정
- 낙상 예방 측정
- 이용가능한 지지 집단
- 관절염 정보

192. 지식: 천식 관리
(Knowledge: Asthma Management)

정의: 천식, 천식의 치료 그리고 합병증 예방에 대한 전달된 이해 정도

결과평가: 유지 (점) 향상 (점)

지표 \ 측정척도	지식이 없음 1	지식이 한정됨 2	지식이 보통임 3	지식이 상당함 4	지식이 광대함 5

- 천식의 증상과 징후
- 질병관리의 이점
- 원인과 기여원인
- 질병경과의 일상적인 과정
- 천식의 잠재적인 합병증
- 천식 관리 전략
- 천식 관리 목표
- 지속적 흡입기 사정의 중요성
- 삶의 방식의 영향
- 신체적, 정서적 스트레스와 건강 상태와의 관계
- 치료요법 준수의 중요성
- 약물요법 준수의 중요성
- 비상시 취해야 하는 행동
- 의학적 응급 자원에 대한 선택
- 최대유량계측정을 위한 적절한 기술
- 최대유량계 사용 시점
- 천식을 유발하는 상태
- 제어 가능한 환경 위험 요인 관리 전략
- 계속적인 감시의 이점
- 효과적인 호흡 기술
- 권고되는 활동 수준
- 활동 제한
- 여가 활동 추천
- 천식에 사용되는 약물의 확인
- 균형 잡힌 활동과 휴식의 전략
- 약물의 치료 효과
- 약물의 부작용
- 약물의 역효과
- 건강전문가로 부터 도움을 구해야 하는 시점
- 응급치료를 해야 하는 시점
- 이용가능한 지지 집단
- 이용 가능한 지역사회 자원
- 천식 정보

193. 지식: 신체 역학
(Knowledge: Body Mechanics)

정의: 적절한 신체선열, 균형 그리고 조화운동에 대한 전달된 이해 정도

결과평가: 유지 (점) 향상 (점)

지표 \ 측정척도	지식이 없음 1	지식이 한정됨 2	지식이 보통임 3	지식이 상당함 4	지식이 광대함 5

- 자연스러운 척추 곡선
- 적절한 직립위
- 적절한 좌위
- 적절한 와위
- 적절하게 들어 올리는 기술
- 자세를 개선하기 위한 운동
- 근육의 유연성을 개선하기 위한 운동
- 관절의 움직임을 개선하기 위한 운동
- 근육강화를 개선하기 위한 운동
- 하복부 근육을 강화하기 위한 운동
- 앉은 자세에서 근육이나 관절통증의 위치적 원인
- 누운 자세에서 근육이나 관절통증의 위치적 원인
- 들어 올린 자세에서 근육이나 관절통증의 위치적 원인
- 등 손상의 일반적 손상
- 개인의 위험 활동

194. 지식: 모유수유
(Knowledge: Breastfeeding)

정의: 모유수유 동안 영아의 수유와 영양 상태에 대한 전달된 이해 정도

결과평가: 유지 (점) 향상 (점)

지표 \ 측정척도	지식이 없음 1	지식이 한정됨 2	지식이 보통임 3	지식이 상당함 4	지식이 광대함 5

- 모유수유의 이점
- 유즙 분비의 생리
- 산모를 위한 수분섭취 요구
- 모유의 성분과 감소되는 과정, 초유 이후의 모유와 대비하여 초유
- 영아 배고픔의 단서
- 유방에 영아를 붙이는 적절한 기술
- 수유하는 동안 적절한 영아의 체위
- 영양이 되지 않는 빨기에 대비하여 영양이 되는 빨기
- 영아의 연하작용 평가
- 영아의 빨기를 멈추게 하는 적절한 기술
- 적당한 우유공급의 징후를 말함
- 적절한 영양가를 섭취한 영아의 징후
- 유두 평가
- 유방염, 막힌 유관, 유두 손상의 징후
- 인공 젖꼭지를 초기에 피하는 이유
- 물과 보충물을 초기에 피하는 이유
- 적당한 모유 분출과 저장 기술
- 모유를 통해 영아에게 섭취된 물질
- 모유수유와 영아 면역과의 관계
- 젖뗌 준비 징후
- 건강관리 체계에 접근하는 전략
- 적절한 지지 집단

195. 지식: 암 관리
(Knowledge: Cancer Management)

정의: 암의 원인, 유형, 진행, 증상과 치료에 대한 전달된 이해 정도

결과평가: 유지 (점) 향상 (점)

지표 \ 측정척도	지식이 없음 1	지식이 한정됨 2	지식이 보통임 3	지식이 상당함 4	지식이 광대함 5

- 비정상적인 검사 결과
- 암의 징후와 증상
- 특정 암 진단
- 원인과 기여요인
- 질병과정의 보통과정
- 암의 단계
- 재발의 징후와 증상
- 이용 가능한 치료 선택
- 대체 또는 보완요법
- 다른 치료 선택의 목적
- 다른 치료 선택의 이점
- 치료요법에 관련되는 검사와 절차
- 치료요법의 단계
- 투약의 치료 효과
- 투약의 역효과
- 투약의 부작용
- 치료의 잠재적인 합병증
- 치료 합병증의 징후와 증상
- 치료 합병증 예방 지침
- 계속적인 치료에 대한 자가간호 책임
- 암 치료의 신체적 영향
- 생활양식에 영향
- 고용에 영향
- 성욕에 영향
- 질병의 부작용에 대처하기 위한 전략
- 생존율
- 회복동안의 자가간호 이슈
- 암에 대처하는 긍정적 태도의 중요성
- 암 정보
- 이용가능한 지역사회 자원
- 이용가능한 지지 집단
- 도움을 위한 재정적 지원
- 치료요법 집착에 영향을 미치는 건강 신념
- 질병관리의 이점

특정 암 ________________

196. 지식: 암 위협 감소
(Knowledge: Cancer Threat Reduction)

정의: 암의 원인, 예방, 조기 발견에 대해 전달된 이해정도

결과평가: 유지 (점) 향상 (점)

지표 \ 측정척도	지식이 없음 1	지식이 한정됨 2	지식이 보통임 3	지식이 상당함 4	지식이 광대함 5

- 암의 경계징후(주의신호)
- 원인과 기여요인
- 유전적 검사
- 권장되는 암 검사
- 암 검사 절차
- 암 발견을 위한 권장되는 자가검사
- 적절한 수면 유지의 중요성
- 규칙적 운동의 중요성
- 구강 검사의 중요성
- 위험을 줄이기 위한 식이 권고
- 영양 보충제의 정확한 사용
- 처방된 약물의 정확한 사용
- 발암물질 노출을 피하기 위한 전략
- 태양의 노출로부터 피부를 예방하기 위한 전략
- 경부암 예방을 위한 전략
- 제어 가능한 환경 위험요인을 관리하기 위한 전략
- 흡연의 유해효과
- 안전한 성행위
- 건강전문가, 전문적인 건강법으로부터 도움을 얻어야 하는 시점
- 암 예방 정보

197. 지식: 심장 질환 관리
(Knowledge: Cardiac Disease Management)

정의: 심장질환의 치료, 합병증 예방에 대한 전달된 이해정도

결과평가: 유지 (점) 향상 (점)

지표 \ 측정척도	지식이 없음 1	지식이 한정됨 2	지식이 보통임 3	지식이 상당함 4	지식이 광대함 5

- 질병과정의 일반적인 과정
- 조기질병의 징후와 증상
- 악화된 질병의 징후와 증상
- 질병관리의 이점
- 위험요인을 감소시키기 위한 전략
- 치료 부작용을 감소시키기 위한 방법
- 심장재활 프로그램을 완료하는 것의 중요성
- 치료계획에서 가족 돌봄 제공자의 역할
- 혈압 측정의 방법
- 맥박수 모니터 하는 방법
- 나트륨 섭취량을 제한하기 위한 전략
- 저지방, 저콜레스테롤 식이를 따르는 이론적 근거
- 식시지침 따름을 늘리기 위한 전략
- 체중을 감시하는 이론적 근거
- 음주 제한의 중요성
- 금연의 중요성
- 권고되는 작업 활동
- 권고되는 활동 수준
- 권고되는 여가 활동
- 규칙적 운동의 중요성
- 에너지 보존 기술
- 성 활동에 대한 지침
- 잠재적인 성의 곤란함
- 투약의 치료효과
- 투약의 부작용
- 투약의 유해효과
- 스트레스 관리에 대한 전략
- 유행성 독감과 폐렴백신 접종의 중요성
- 건강전문가, 전문적인 건강법으로부터 도움을 얻어야 하는 시점
- 응급의료와 보조적인 간호 선택
- 심폐소생술을 배운 가족의 중요성
- 치료요법 지침에 따르는 문화적인 영향
- 이용가능한 지지그룹
- 심장질환 정보

198. 지식: 아동 신체 안전
(Knowledge: Child Physical Safety)

정의: 1세부터 17세의 아동을 안전하게 돌보는 것에 대한 이해의 정도

결과평가: 유지 (점) 향상 (점)

지표 \ 측정척도	지식이 없음 1	지식이 한정됨 2	지식이 보통임 3	지식이 상당함 4	지식이 광대함 5

- 아동의 발달 수준에 적절한 활동들
- 익사 위험
- 익사 예방 전략
- 전기 감전 예방 전략
- 보호 헬멧의 이점
- 응급 처치법
- 안전좌석과 좌석벨트의 올바른 사용법
- 연령에 맞는 심폐소생술
- Heimlich maneuver
- 물건 삼킴 예방법
- 농장 사고 예방법
- 자동차 사고 예방법
- 자전거 사고 예방법
- 낙상 예방법
- 운동장 사고를 예방법
- 화상 예방법
- 연기 탐지기의 올바른 사용
- 야외 활동 시 적절한 감시
- 낯선 사람을 인식하는 방법을 가르침의 중요성
- 흡연 예방법
- 음주 예방법
- 향정신성 약물의 사용 예방법
- 화기(권총 등의)사고 예방법
- 폭력 참여 예방법
- 약물 오용 예방법
- 독성 화학물질 노출에 대한 예방법

199. 지식: 임신 예방
(Knowledge: Conception Prevention)

정의: 의도하지 않은 임신 예방에 대한 이해 정도

결과평가: 유지 (점) 향상 (점)

지표 \ 측정척도	지식이 없음 1	지식이 한정됨 2	지식이 보통임 3	지식이 상당함 4	지식이 광대함 5

- 수정이 일어나는 방법
- 아동소유의 장·단점
- 피임법 선택에 대한 개인의 가치관의 영향
- 주기적 금욕법
- 화학적 피임법
- 호르몬 요법
- 기계적 피임법
- 외과적 중재법
- 피임법을 선택하는 방법
- 선택한 피임법의 올바른 사용법
- 선택한 피임법의 효과성
- 선택한 피임법이 성병에 미치는 영향

200. 지식: 울혈성 심부전 관리
(Knowledge: Congestive Heart Failure Management)

정의: 심부전의 치료, 그리고 악화 예방에 대한 전달된 이해정도

결과평가: 유지 (점) 향상 (점)

지표 \ 측정척도	지식이 없음 1	지식이 한정됨 2	지식이 보통임 3	지식이 상당함 4	지식이 광대함 5

- 원인과 기여요인
- 조기질병의 징후와 증상
- 질병관리의 이점
- 심장의 기본적인 활동(기능)
- 울혈성 심부전 징후와 증상
- 기립성 저혈압의 징후와 증상
- 빈혈의 징후와 증상
- 내출혈의 징후와 증상
- 호흡곤란의 징후와 증상
- 빈맥의 징후와 증상
- 과잉활동의 징후와 증상
- 컨디션에 신체와 감정적 스트레스와의 관계
- 자신에게의 심부전의 정신사회적 효과
- 가족에게의 심부전의 정신사회적 효과
- 불안조절에 대한 전략
- 심장 작업 수행능력을 향상시키기 위한 치료
- 말초순환을 촉진시키기 위한 전략
- 질병관리를 위한 휴식의 중요성
- 균형 잡힌 활동과 휴식의 전략
- 호흡곤란을 예방하기 위한 전략
- 감염에 대한 저항성을 증가시키기 위한 전략
- 부종의 양상과 유형
- 의존성 부종을 관리하기 위한 전략
- 체중변화에 기여하는 요인
- 체중관리하기 위한 전략
- 식이지침을 따르는 것을 강화하기 위한 전략
- 투약의 치료적 효과
- 투약의 부작용
- 투약의 유해효과
- 질병관리에 대한 진단적 검사의 역할
- 자가 점검 기법
- 생활방식에 대한 효과
- 역할수행을 위한 적응
- 성욕의 영향
- 성 수행을 위한 적응
- 이용 가능한 지지그룹
- 건강전문가, 전문적인 건강법으로부터 도움을 얻어야 하는 시점

201. 지식: 우울 관리
(Knowledge: Depression Management)

정의: 우울의 원인, 영향, 치료간의 상호관계에 대한 전달된 이해정도

결과평가: 유지 (점) 향상 (점)

지표 \ 측정척도	지식이 없음 1	지식이 한정됨 2	지식이 보통임 3	지식이 상당함 4	지식이 광대함 5

- 우울의 신체적 징후와 증상
- 우울의 정성적 징후와 증상
- 우울의 위험을 증가시키는 만성상태
- 질병관리의 이점
- 이용 가능한 치료 선택
- 개인 치료 요법
- 목표에 대한 치료요법의 관계
- 치료요법을 완료하는 것의 중요성
- 개인 치료의 치료적 효과
- 치료 요법을 준수하는 것의 중요성
- 약물요법을 준수하는 것의 중요성
- 우울에 기여하는 요인

지표 \ 측정척도	지식이 없음 1	지식이 한정됨 2	지식이 보통임 3	지식이 상당함 4	지식이 광대함 5

- 우울을 경감하는 요인
- 우울의 전구물질을 감소하기 위한 전략
- 회복을 용이하기 위한 전략
- 일상기능에서의 우울 효과
- 우울에 대한 신체상과 자아존중감의 상호관계
- 우울에 대한 약물사용의 관계
- 투약의 치료적 효과
- 투약의 부작용
- 투약의 유해효과
- 잠재적인 약물의 상호작용
- 이용 가능한 지지 그룹
- 이용 가능한 지역사회 지원
- 건강전문가, 전문적인 건강법으로부터 도움을 얻어야 하는 시점

202. 지식: 당뇨병 관리
(Knowledge: Diabetes Management)

정의: 당뇨병과 당뇨병의 관리, 당뇨성 합병증 예방에 대한 이해정도

결과평가: 유지 (점) 향상 (점)

지표 \ 측정척도	지식이 없음 1	지식이 한정됨 2	지식이 보통임 3	지식이 상당함 4	지식이 광대함 5

- 원인과 기여요인
- 질병 초기 증상 및 징후
- 혈당 조절에 대한 식이의 역할
- 처방식이 계획
- 식이 이행향상 전략
- 혈당치 조절에 대한 운동의 역할
- 혈당치 조절에 대한 수면의 역할
- 고혈당과 그 관련증상
- 고혈당 예방법
- 고혈당의 치료절차
- 저혈당과 그 관련증상
- 저혈당의 예방
- 저혈당의 치료절차
- 목표범위 안에서 혈당 유지하는 것의 중요성
- 급성 질환이 혈당치에 미치는 영향
- 혈당기 사용법
- 혈당수준에 따라 행해지는 활동
- 처방된 인슐린 요법
- 인슐린의 올바른 사용법
- 인슐린요법 도입과 계획수립을 위한 올바른 방법
- 주사부위의 윤번 계획
- 처방된 인슐린의 작용시작과 작용기간, 최고 효과시간
- 주사기와 바늘의 알맞은 처리법
- 처방된 구강약물요법
- 처방 약물의 올바른 사용법
- 비처방 약물의 올바른 사용법
- 약물의 올바른 보관법
- 약물의 치료적 효과
- 약물의 부작용
- 약물의 역작용
- 건강 관리자에게 도움을 얻는 시기
- 소변의 케톤을 측정하는 올바른 방법
- 안과의사에게 안과진료를 받는 것의 중요성
- 예방적 발 관리 실천
- 믿을 만한 당뇨에 대한 정보
- 질병관리의 이점

203. 지식: 식이
(Knowledge: Diet)

정의: 권장된 식이에 대한 이해정도

결과평가: 유지 (점)   향상 (점)

측정척도 / 지표	지식이 없음	지식이 한정됨	지식이 보통임	지식이 상당함	지식이 광대함
	1	2	3	4	5

- 추천된 식이
- 추천된 식이의 이론적 근거
- 추천된 식이를 따르는 이점
- 식이의 목표
- 식이, 운동, 체중간의 관계
- 식사에서 허용되는 식품
- 식사에서 허용되는 수액
- 식사에서 피해야 할 식품
- 식사에서 피해야 할 수액
- 음식 라벨을 해석
- 음식 준비를 위한 지침
- 건강한 영양 실천
- 식이 지침을 사용하여 메뉴를 계획
- 식이 습관을 변화시키는 전략
- 사회적 상황에 맞는 식사 준비
- 자가 모니터링 방법
- 음식과 약물과의 상호작용 가능성

204. 지식: 질병 과정
(Knowledge: Disease Process)

정의: 특정한 질병 과정과 합병증 예방에 대한 이해의 정도

결과평가: 유지 (점)   향상 (점)

측정척도 / 지표	지식이 없음	지식이 한정됨	지식이 보통임	지식이 상당함	지식이 광대함
	1	2	3	4	5

- 구체적인 질병과정
- 원인과 기여요인
- 위험요인
- 질병의 영향
- 질병의 증상과 징후
- 일반적인 질병의 진행과정
- 질병의 진행을 최소화시키는 방법
- 질병의 잠재적인 합병증
- 질병 합병증의 증상과 징후
- 합병증의 예방책
- 개인에게 미치는 질병의 정신사회적 영향
- 가족에게 미치는 질병의 정신사회적 영향
- 질병관리 얻게 되는 이익
- 이용 가능한 지지그룹
- 질병에 대한 정보

205. 지식: 에너지 보존
(Knowledge: Energy Conservation)

정의: 에너지 보존 방법에 대한 이해의 정도

결과평가: 유지 (점) 향상 (점)

지표 \ 측정척도	지식이 없음	지식이 한정됨	지식이 보통임	지식이 상당함	지식이 광대함
	1	2	3	4	5

- 추천된 활동 수준
- 활동 제한
- 적절한 활동
- 에너지 소비를 증가시키는 요인
- 에너지 소비를 감소시키는 요인
- 에너지 제한
- 휴식과 활동의 균형 유지 전략
- 에너지 보존시키는 방법
- 맥박 감시 방법
- 효과적인 호흡법
- 알맞은 신체 역학 수행
- 작업의 단순화
- 올바른 보조기구의 사용

206. 지식: 낙상 예방
(Knowledge: Fall Prevention)

정의: 낙상의 예방에 대한 전달된 이해의 범위

결과평가: 유지 (점) 향상 (점)

지표 \ 측정척도	지식이 없음	지식이 한정됨	지식이 보통임	지식이 상당함	지식이 광대함
	1	2	3	4	5

- 보조기의 정확한 사용
- 안전장치의 정확한 사용
- 적합한 신발
- 손잡이대의 정확한 사용
- 안전문의 정확한 사용
- 창살(창문)의 정확한 사용
- 환경적 조명의 정확한 사용
- 개인적인 도움에 대해 요구해야 하는 시기
- 안전한 이동 절차의 사용
- 억제대의 이유
- 낙상에 대한 위험을 줄이는 운동
- 낙상위험성을 증가시키는 처방된 약물
- 낙상위험성을 증가시키는 만성적 상태
- 낙상위험성을 증가시키는 급성 질병
- 낙상위험성을 증가시키는 혈압의 변화
- 낙상위험성을 증가시키는 비처방성 약물
- 안전하게 이동할 수 있는 전략
- 깨끗한 보도를 유지하는 것의 중요성
- 의자와 사다리의 안전한 사용
- 고무매트의 사용
- 바닥표면을 안전하게 해두기 위한 전략

207. 지식: 생식능력 증진
(Knowledge: Fertility Promotion)

정의: 임신에 영향을 미치는 조건과 수정능력 검사에 대한 이해 정도

결과평가: 유지 (점) 향상 (점)

지표 \ 측정척도	지식이 없음 1	지식이 한정됨 2	지식이 보통임 3	지식이 상당함 4	지식이 광대함 5

- 연령의 영향
- 성교빈도의 영향
- 영양의 영향
- 체중감소 위험
- 정자수에 대한 열의 영향
- 정자수에 대한 꼭 끼는 옷의 영향
- 신체적 기형의 영향
- 골반 수술의 영향
- 골반 감염의 영향
- 질/자궁 환경의 영향
- 호르몬 양의 영향
- 갑상선 기능의 영향
- 배란을 예측하는 기초체온법 사용
- 증상 체온법
- 초음파 검사법
- 정액특성의 영향
- 정자수의 영향
- 성교후 검사
- 수정능력 감시장치
- 불임시술 여부의 선택
- 표본 수집방법

208. 지식: 건강 행위
(Knowledge: Health Behaviors)

정의: 건강을 증진시키고 보호하는 것에 대한 이해의 정도

결과평가: 유지 (점) 향상 (점)

지표 \ 측정척도	지식이 없음 1	지식이 한정됨 2	지식이 보통임 3	지식이 상당함 4	지식이 광대함 5

- 건강한 영양 실천
- 활동과 운동의 이점
- 효과적인 스트레스 관리법
- 정상적인 수면 양상
- 가족계획 방법
- 흡연이 건강에 미치는 효과
- 음주가 건강에 미치는 효과
- 향정신성 약물이 건강에 미치는 효과
- 처방 약물의 안전한 사용
- 비처방 약물의 안전한 사용
- 카페인 사용의 효과
- 뜻밖의 사고로 인한 상해를 줄이는 방법
- 유해한 환경에의 노출을 피하는 방법
- 전염성 질병의 전파를 예방하는 방법
- 건강증진 서비스
- 건강보호 서비스
- 자가 검진법

209. 지식: 건강 증진
(Knowledge: Health Promotion)

정의: 최적의 건강에 도달하고 유지하는데 필요한 정보의 이해 정도

결과평가:	유지 (	점)		향상 (	점)
지표 \ 측정척도	지식이 없음 1	지식이 한정됨 2	지식이 보통임 3	지식이 상당함 4	지식이 광대함 5

- 건강증진 행위
- 스트레스 관리 전략
- 추천된 건강검진
- 추천된 예방접종
- 추천된 암발견을 위한 자가검진법
- 믿을만한 건강관리 자원
- 감염의 통제와 예방
- 예상치 못한 상해예방을 위한 행위
- 예상치 못한 피부손상예방을 위한 행위
- 안전한 약물관리
- 음주로 인한 유해효과
- 흡연으로 인한 유해효과
- 약물로 인한 유해효과
- 건강한 영양 실천
- 체중관리를 위한 전략
- 효과적인 운동법
- 식이와 운동, 체중의 관계
- 유해환경으로부터 노출을 피하기 위한 전략
- 유전질환의 위험 요소 확인
- 정보

210. 지식: 건강 자원
(Knowledge: Health Resource)

정의: 건강 관리 자원에 대한 이해의 정도

결과평가:	유지 (	점)		향상 (	점)
지표 \ 측정척도	지식이 없음 1	지식이 한정됨 2	지식이 보통임 3	지식이 상당함 4	지식이 광대함 5

- 평이 좋은 건강관리 자원
- 건강 전문의에게 도움을 얻는 시기
- 응급 처치법
- 응급 간호를 위한 자원
- 추후 간호의 필요성
- 추후 간호에 대한 계획
- 이용 가능한 지역사회 자원
- 필요한 서비스와 연결하는 방법

211. 지식: 고혈압 관리
(Knowledge: Hypertension Management)

정의: 고혈압의 치료와 합병증 예방에 대한 전달된 이해의 범위

결과평가: 유지 (점) 향상 (점)

지표 \ 측정척도	지식이 없음	지식이 한정됨	지식이 보통임	지식이 상당함	지식이 광대함
	1	2	3	4	5

- 수축기 혈압의 정상 범위
- 이완기 혈압의 정상 범위
- 목표혈압
- 혈압 측정 방법
- 고혈압의 잠재적 합병증
- 이용 가능한 치료 선택
- 장기치료의 중요성
- 고혈압 악화의 징후와 증상
- 처방된 약물의 정확한 사용
- 투약의 치료적 효과
- 투약의 부작용
- 투약의 유해효과
- 치료를 따르는 것의 중요성
- 모든 현재 약물에 대한 건강전문가 정보의 중요성
- 추후 관리 약속을 유지하는 것의 중요성
- 계속적인 자가 검진의 이점
- 혈압감시의 권고된 스케줄
- 체중감소의 이점
- 생활방식 수정의 이점
- 스트레스 관리 전략
- 권고되는 식이 수정
- 식이습관을 변화시키기 위한 전략
- 나트륨 섭취를 제한하기 위한 전략
- 식이요법을 강화하기 위한 전략
- 음주의 효과
- 금연의 중요성
- 활동과 운동의 이점
- 고혈압 정보
- 이용 가능한 지지 그룹
- 건강전문가, 전문적인 건강법으로부터 도움을 얻어야 하는 시점
- 질병관리의 이점

212. 지식: 질병 간호
(Knowledge: Illness Care)

정의: 최적의 건강에 도달하고 유지하는데 필요한 질병과 관련된 정보의 이해정도

결과평가: 유지 (점) 향상 (점)

지표 \ 측정척도	지식이 없음	지식이 한정됨	지식이 보통임	지식이 상당함	지식이 광대함
	1	2	3	4	5

- 추천된 식이
- 구체적인 질병 과정
- 에너지 보존 기술
- 감염의 예방과 통제
- 처방된 약물의 올바른 사용법
- 처방된 활동과 운동
- 치료절차
- 치료요법
- 평이 좋은 건강관리 자원

213. 지식: 영아 간호
(Knowledge: Infant Care)

정의: 12개월까지의 영아 돌봄에 대한 이해 정도

결과평가:	유지 (		점)	향상 (	점)
지표 \ 측정척도	지식이 없음 1	지식이 한정됨 2	지식이 보통임 3	지식이 상당함 4	지식이 광대함 5

- 정상적인 영아의 특성
- 정상적인 성장과 발달
- 영아를 적절하게 안는 법
- 영아의 적절한 체위법
- 영아의 안전대책
- 영아를 보자기로 싸는 법
- 연령에 따른 영아 심폐소생술
- 영양적/비영양적 빨기
- 영아 영양선택의 찬반양론
- 영아의 영양기법
- 탈수의 징후
- 황달의 징후
- 영아 목욕법
- 제대 간호
- 영아의 기저귀 가는 법
- 적절한 의복
- 체온측정 기법
- 영아의 수면-기상 양상
- 영아와의 의사소통 기법
- 영아 자극방법
- 영아 이완방법
- 영아 출생에 적응하기 위한 전략
- 특별한 간호요구
- 아동간호 제공자 선택 시 고려점
- 집안의 애완동물에 대한 안전대책
- 이용 가능한 지역사회 자원
- 이용 가능한 지지그룹

214. 지식: 감염 관리
(Knowledge: Infection Management)

정의: 감염과 감염의 관리, 감염으로 인한 합병증 예방에 대한 이해의 정도

결과평가:	유지 (		점)	향상 (	점)
지표 \ 측정척도	지식이 없음 1	지식이 한정됨 2	지식이 보통임 3	지식이 상당함 4	지식이 광대함 5

- 전파 방법
- 전파에 기여하는 요인
- 전파를 감소시키기 위한 방법
- 감염의 증상과 징후
- 전염의 감시과정
- 손 위생의 중요성
- 감염에 대한 저항을 증가시키는 활동
- 진단된 감염에 대한 치료
- 진단된 감염에 대한 추후 관리
- 감염의 악화를 나타내는 증상 및 징후
- 올바른 약물명의 확인
- 약물의 부작용
- 약물의 치료적 효과
- 약물의 역작용
- 잠재된 약물의 상호작용
- 지속적 치료의 중요성
- 감염치료에 활성균 사용
- 약물내성의 위험
- 완전한 약물요법의 중요성
- 감염에 있어 영양의 영향
- 스트레스 관리 전략
- 면역반응에 영향을 주는 요소
- 이용가능한 지지그룹
- 이용가능한 지역사회 자원
- 건강관리자로부터 도움을 받는 시기

215. 지식: 진통과 분만
(Knowledge: Labor and Delivery)

정의: 진통과 자연 분만에 대한 이해 정도

결과평가:	유지 (	점)		향상 (	점)
측정척도 / 지표	지식이 없음 1	지식이 한정됨 2	지식이 보통임 3	지식이 상당함 4	지식이 광대함 5

- 출산 선택권
- 분만 코치의 역할
- 진통의 징후와 증상
- 진통과 분만의 단계
- 진통과 분만시 통증 조절법
- 진통과 분만시 효과적인 호흡법
- 진통과 분만시 효과적인 이완법
- 진통과 분만시 효과적인 체위법
- 진통과 분만시 가능한 의료절차
- 진통과 분만의 가능한 합병증
- 분만 시 효과적으로 밀어내는 기법
- 태아의 분만
- 태반의 분만

216. 지식: 투약
(Knowledge: Medication)

정의: 약물의 안전한 사용에 대한 이해의 정도

결과평가:	유지 (	점)		향상 (	점)
측정척도 / 지표	지식이 없음 1	지식이 한정됨 2	지식이 보통임 3	지식이 상당함 4	지식이 광대함 5

- 건강 제공자에게 복용하고 있는 모든 약물을 알리는 것의 중요성
- 정확한 약 이름
- 약의 모양
- 약의 치료적 효과
- 약의 부작용
- 약의 역효과
- 기억 보조물의 사용
- 다른 약과의 상호작용 가능성
- 약과 다른 요소와의 상호작용 가능성
- 처방약의 올바른 사용
- 비처방약의 올바른 사용
- 자가 주사의 올바른 방법
- 자가 모니터링 방법
- 알맞은 약물 보관
- 남은 약의 올바른 처리법
- 투약 기구의 적절한 관리
- 주사기와 바늘의 올바른 처리법
- 필요한 약물을 구하는 방법
- 필요한 도구를 구하는 방법
- 이용 가능한 재정적 지원
- 약물 감시를 위해 요구되는 실험실 검사
- 약물 각성 확인 사용의 중요성

217. 지식: 다발성 경화증 관리
(Knowledge: Multiple Sclerosis Management)

정의: 다발성 경화증의 치료와 재발 또는 악화 예방에 대한 전달된 이해의 범위

결과평가: 유지 (점) 향상 (점)

지표 \ 측정척도	지식이 없음 1	지식이 한정됨 2	지식이 보통임 3	지식이 상당함 4	지식이 광대함 5

- 다발성 경화증의 징후와 증상
- 질병과정의 일반적 과정
- 개인적 치료요법의 치료적 효과
- 질병관리에 대한 휴식의 중요성
- 질병에서 오는 피로의 관계
- 피로 조절의 전략
- 에너지 소비를 감소시키는 요인
- 에너지 보존 기법
- 스트레스 관리에 대한 전략
- 재발을 유발하는 요인
- 악화를 유발하는 요인
- 증상을 조절하기 위한 전략
- 질병 관리의 이점
- 건강전문가, 전문적인 건강법으로부터 도움을 얻어야 하는 시점
- 투약의 치료적 효과
- 투약의 부작용
- 투약의 유해효과
- 치료요법의 부작용을 줄이기 위한 전략
- 자가 주사에 대한 알맞은 기술
- 처방된 약물과 비처방성 약물의 잠재적인 상호작용
- 대체치료
- 한계에 대처하기 위한 전략
- 질병의 극단적인 열과 냉의 효과
- 식이요법을 증가시키기 위한 전략
- 감염서 저항성을 증가시키기 위한 전략
- 균형 잡힌 활동과 휴식을 위한 전략
- 질병의 예측불가능성에 대처하기 위한 전략
- 방광과 장 기능을 강화하기 위한 전략
- 외과적 치료의 선택
- 이용 가능한 지지 그룹
- 이용 가능한 지역사회 자원
- 역할 수행을 위한 적응
- 다발성 경화증 정보

218. 지식: 장루 간호
(Knowledge: Ostomy Care)

정의: 배설을 위한 개구술 유지에 대한 전달된 이해의 범위

결과평가: 유지 (점) 향상 (점)

지표 \ 측정척도	전혀 나타나지 않음 1	드물게 나타남 2	때때로 나타남 3	자주 나타남 4	항상 나타남 5

- 개구술의 목적
- 개구술의 기능
- 개구술을 간호하는 필요한 소모품
- 개구술 주머니 교환의 절차
- 개구술 주머니를 교환하기 위한 계획표
- 개구 측정의 방법
- 개구와 연관된 합병증
- 개구술 주머니를 비우는 절차
- 개구술 주위의 피부 간호
- 세척 기술
- 방귀 생성 물질의 확인
- 식이 수정
- 수분섭취 요구량
- 냄새 조절 기전
- 일상 활동의 수정
- 이용가능한 지지 그룹

219. 지식: 통증 관리
(Knowledge: Pain Management)

정의: 통증의 원인, 증상 그리고 치료에 대한 전달된 이해의 범위

결과평가: 유지 (점) 향상 (점)

측정척도 / 지표	지식이 없음 1	지식이 한정됨 2	지식이 보통임 3	지식이 상당함 4	지식이 광대함 5

- 통증의 원인과 기여요인
- 통증의 징후와 증상
- 통증조절 전략
- 만성 통증 관리 전략
- 처방된 약물용법
- 처방된 약물의 올바른 사용
- 비처방성 약물의 올바른 사용
- 처방된 약물의 안전한 사용
- 비처방성 약물의 안전한 사용
- 투약의 치료효과
- 투약의 부작용
- 투약의 유해효과
- 투약의 잠재적인 상호작용
- 투약과 다른 약물과의 잠재적인 상호작용
- 투약에 관한 안전 이슈
- 정확한 약물 저장
- 정확한 약물 폐기
- 약물요법을 따르는 것의 중요성
- 건강전문가에게 모든 현재 약물에 대한 정보제공에 대한 중요성
- 활동 제한
- 활동 지침
- 효과적인 체위 기술
- 효과적인 이완 기술
- 효과적인 심상안내
- 효과적인 주의산만
- 효과적인 열/냉 적용
- 효과적인 전기적 자극
- 효과적인 투약기술
- 정기적 전기 신경 자극의 이점
- 최면의 이점
- 침술의 이점
- 바이오피드백의 이점
- 마사지의 이점
- 통증에 대한 계속적인 자기 감시의 이점
- 통증감소를 위한 생활방식 수정의 이점
- 통증감소를 위한 체중 감량의 이점
- 통증예방 관리의 전략
- 건강전문가, 전문적인 건강법으로부터 도움을 얻어야 하는 시점
- 이용가능한 지지 그룹
- 이용가능한 지역사회 자원
- 정보

220. 지식: 양육
(Knowledge: Parenting)

정의: 1살부터 17살 어린이를 위한 양육과 적극적인 환경의 준비에 대한 전달된 이해의 범위

결과평가: 유지 (점) 향상 (점)

측정척도 / 지표	지식이 없음 1	지식이 한정됨 2	지식이 보통임 3	지식이 상당함 4	지식이 광대함 5

- 정상적인 성장과 발달
- 정상적인 아동 행동
- 안전 욕구
- 상해 예방
- 신체적 간호 욕구
- 심리적인 욕구
- 정서적인 욕구
- 자극 욕구
- 사회화 욕구
- 영적 욕구
- 도덕적 안내 욕구
- 건강 관리 욕구
- 질병예방
- 일반적인 건강 문제의 관리
- 나이에 적당한 기대
- 발달 나이에 어울리는 훈육의 방법
- 용납할 수 없는 행동에 맞는 훈육의 방법
- 기본간호 욕구
- 효과적인 의사소통 전략
- 자동차 안전 조치
- 환경적 위험 요인 관리의 전략
- 흡연 예방 전략
- 음주 예방 전략
- 오락약물 사용 예방 전략
- 독성 화학 물질 예방 전략
- 이용가능한 지지 그룹

221. 지식: 개인의 안전
(Knowledge: Personal Safety)

정의: 의도하지 않은 상해를 예방하는 방법에 대한 이해의 정도

결과평가: 유지 (점) 향상 (점)

지표 \ 측정척도	지식이 없음 1	지식이 한정됨 2	지식이 보통임 3	지식이 상당함 4	지식이 광대함 5

- 질식 예방법
- 낙상 예방법
- 위험 요소를 감소시키는 방법
- 가정 안전 대책
- 물 안전 예방책
- 화재 안전 대책
- 화상 예방 대책
- 감전사 예방
- 중독 예방법
- 자전거 안전 지침
- 보행자 안전
- 헬멧 사용의 이점
- 소화기 안전 대책
- 자동차 안전 대책
- 응급 처치 과정
- 연령에 따른 안전 위험요소
- 개인적인 위험 행동
- 직장 안전 위험요소
- 지역사회 안전 위험요소

222. 지식: 산후 모성 건강
(Knowledge: Postpartum Maternal Health)

정의: 영아 출산 후 기간에 모성건강에 대한 전달된 이해의 범위

결과평가: 유지 (점) 향상 (점)

지표 \ 측정척도	지식이 없음 1	지식이 한정됨 2	지식이 보통임 3	지식이 상당함 4	지식이 광대함 5

- 분만 후 나타나는 정상적인 신체적 감각
- 통상의 모니터링
- 정상 질 분비물
- 유방 변화
- 자궁퇴축 양상
- 자궁저부 마사지
- 회음부 관리
- 회음절개부위 관리
- 제왕절개부위 관리
- 수술 후 기침법
- 권장되는 영양섭취
- 권장되는 수분섭취
- 에너지 수준변화
- 휴식과 활동 균형을 위한 전략
- 적절한 운동
- 성생활의 재개
- 피임법 선택
- 심리적 변화
- 출산 후 체형 변화
- 모성 역할 수행
- 산후 우울증 예방 전략
- 산후 스트레스 관리 전략
- 영아와 결합하기 위한 전략
- 이용 가능한 사회적 지지
- 건강관리자로부터 도움을 받아야하는 시기

223. 지식: 임신전 모성 건강
(Knowledge: Preconception Maternal Health)

정의: 임신 전에 건강한 임신을 위해 필요한 모성건강에 대한 이해 정도

결과평가: 유지 (점) 향상 (점)

지표 \ 측정척도	지식이 없음	지식이 한정됨	지식이 보통임	지식이 상당함	지식이 광대함
	1	2	3	4	5

- 부모가 되는 것을 결정 시 고려해야 할 요인들을 서술
- 일반적인 임신의 과정
- 추천되는 식사
- 활동과 휴식의 균형을 위한 전략
- 음주의 부작용
- 흡연의 부작용
- 약물사용의 부작용
- 모성위험요인
- 가정에서 태아발달에 영향을 미칠 수 있는 환경적 위험
- 직장에서 태아발달에 영향을 미칠 수 있는 환경적 위험
- 유전질환 위험요소
- 임신으로 인한 신체적, 생리학적 변화
- 영아출산과 관련한 적응전략

224. 지식: 임신
(Knowledge: Pregnancy)

정의: 건강한 임신 유지와 합병증 예방에 대한 이해 정도

결과평가: 유지 (점) 향상 (점)

지표 \ 측정척도	지식이 없음	지식이 한정됨	지식이 보통임	지식이 상당함	지식이 광대함
	1	2	3	4	5

- 산전 관리의 중요성
- 산전 교육의 중요성
- 잦은 병원 방문의 중요성
- 임신 합병증을 알리는 징후
- 주요한 태아발달 이정표
- 태아 운동 양상
- 임신의 신체적·생리학적 변화
- 임신의 심리적 변화
- 임신의 정서적 변화
- 활동과 휴식의 균형을 위한 전략
- 적절한 신체역학
- 활동과 운동으로 인한 이득
- 건강한 영양 섭취
- 건강한 체중증가 양상
- 영양 보조식품의 올바른 사용
- 약물의 올바른 사용
- 올바른 비처방약물의 사용
- 치아관리의 중요성
- 임신의 불편감에 대한 적절한 자가 관리
- 안전한 성적 활동
- 전동기의 올바른 사용
- 출산과 관련된 선택
- 분만 진통의 징후
- 효과적인 분만법
- 감염예방을 위한 전략
- 잠재된 가정폭력의 증후
- 가정내 폭력을 예방하는 방법
- 태아에 적응하기 위한 전략
- 환경적 유해요소
- 기형유발 요소
- 태아에 대한 흡연의 영향
- 태아에 대한 음주의 영향
- 태아에 대한불법 약물의 영향

225. 지식: 임신/산후 성기능
(Knowledge: Pregnancy & Postpartum Sexual Functioning)

정의: 임신기간과 산후 성기능에 대한 전달된 이해의 범위

결과평가: 유지 (점) 향상 (점)

측정척도 / 지표	지식이 없음 1	지식이 한정됨 2	지식이 보통임 3	지식이 상당함 4	지식이 광대함 5

- 비임신 해부학
- 신체상의 정상적인 변화
- 여성 성기능의 생리학적 변화
- 임신의 해부학적 생리학적 변화
- 임신과 관련된 심리적인 변화
- 임신과 관련된 정서적인 변화
- 산후의 해부학적, 생리학적 변화
- 산후와 관련된 심리적인 변화
- 산후와 관련된 정서적인 변화
- 성적욕구와 반응의 잠재적인 변화
- 임신동안의 성교제한
- 산후동안의 성교제한
- 손상을 예방하는 성교체위의 수정
- 불편감을 예방하는 성교체위의 수정
- 상호만족을 위한 성적 활동의 수정
- 수용성 질 윤활제 사용
- 안전한 성 행위
- 성교 감염증을 막기 위한 전략
- 조기 산후 동안 피임 또는 금욕
- 개인 성적 행동에 대한 사회적인 영향
- 개인 성적 행동에 대한 문화적인 영향

226. 지식: 처방된 활동
(Knowledge: Prescribed Activity)

정의: 처방된 활동과 운동에 대한 이해의 정도

결과평가: 유지 (점) 향상 (점)

측정척도 / 지표	지식이 없음 1	지식이 한정됨 2	지식이 보통임 3	지식이 상당함 4	지식이 광대함 5

- 처방된 활동과 운동
- 활동의 목적
- 활동으로 인한 예상되는 효과
- 활동 제한
- 활동 전 사전대책
- 안전한 보행 전략
- 적절한 신발
- 활동수행력을 감소시키는 요인
- 점차적으로 활동량을 높이는 방법
- 심박동수 관찰 방법
- 호흡수 관찰 방법
- 현실적인 운동계획
- 규칙적인 운동수행의 방해요인
- 적절한 운동 수행
- 운동과 활동의 이익

227. 지식: 미숙아 간호
(Knowledge: Preterm Infant Care)

정의: 임신 기간이 24주에서 37주사이의 미숙아 간호에 대한 전달된 이해의 범위

결과평가: 유지 (점) 향상 (점)

지표 \ 측정척도	지식이 없음 1	지식이 한정됨 2	지식이 보통임 3	지식이 상당함 4	지식이 광대함 5

- 미숙의 원인과 기여요인
- 미숙아의 특징
- 주요한 발달 표석
- 적절한 영아 체위
- 영아 수면-각성 패턴
- 호흡기계 욕구
- 체온조절 욕구
- 피부간호 욕구
- 생리학적 감시 욕구
- 수화 감시 욕구
- 포도당 감시 욕구
- 통증관리 전략
- 처방된 약물
- 진단적 영상 검사
- 검사실 검사
- 영양 욕구
- 환경 조절의 중요성
- 캥거루식 돌봄의 중요성
- 기본적인 신생아 집중치료
- 입원 중의 육아 전략
- 애착을 강화하기 위한 전략
- 영아의 추가적인 적응을 위한 전략
- 형제자매의 지지 강화를 위한 전략
- 이용 가능한 지지 그룹
- 정보
- 지원을 위한 재정적인 자원
- 퇴원계획

228. 지식: 성 기능
(Knowledge: Sexual Functioning)

정의: 성적 발달과 책임 있는 성적 활동에 대한 이해 정도

결과평가: 유지 (점) 향상 (점)

지표 \ 측정척도	지식이 없음 1	지식이 한정됨 2	지식이 보통임 3	지식이 상당함 4	지식이 광대함 5

- 생식기관의 해부학적인 지식
- 생식기관의 기능에 대한 지식
- 사춘기의 신체적 변화
- 사춘기의 정서적 변화
- 생식작용
- 노화에 따른 정서적 변화
- 노화에 따른 신체적 변화
- 성행위에 대한 사회적 영향
- 안전한 성행위
- 효과적인 피임법
- 성병의 예방법

229. 지식: 물질 사용 통제
(Knowledge: Substance Use Control)

정의: 물질 사용을 안전하게 관리하는 방법에 대한 이해의 정도

결과평가: 유지 (점) 향상 (점)

측정척도 / 지표	지식이 없음 1	지식이 한정됨 2	지식이 보통임 3	지식이 상당함 4	지식이 광대함 5

물질오용에 대한 개인적 위험요소
물질사용이 건강에 미치는 부정적 결과
물질사용 중단의 이점
물질사용의 사회적인 결과
물질사용의 관리에 대한 개인적인 책임
물질사용 통제에 대한 위협
물질사용 통제를 위한지지
물질사용을 예방전략
물질사용을 관리전략
지속적인 감시의 이점
물질사용 통제과정에서 재발의 가능성
물질남용의 재발을 예방하기 위한 조치
물질사용을 멈춘 동안에 나타나는 현상
물질 금단의 증상과 징후
자조그룹의 이용가능성

230. 지식: 치료 절차
(Knowledge: Treatment Procedure)

정의: 치료요법의 부분으로서 요구되는 절차들에 대한 이해 정도

결과평가: 유지 (점) 향상 (점)

측정척도 / 지표	지식이 없음 1	지식이 한정됨 2	지식이 보통임 3	지식이 상당함 4	지식이 광대함 5

- 치료절차
- 치료절차의 목적
- 치료절차의 단계
- 치료절차와 관련된 사전예방조치
- 치료절차와 관련된 제한점
- 장비의 올바른 사용
- 장비의 적절한 관리
- 합병증에 대한 적절한 조치
- 치료의 부작용
- 치료절차의 사용제한

231. 지식: 치료 요법
(Knowledge: Treatment Regimen)

정의: 특정한 치료요법에 대한 이해의 정도

결과평가: 유지 (점) 향상 (점)

지표 \ 측정척도	지식이 없음 1	지식이 한정됨 2	지식이 보통임 3	지식이 상당함 4	지식이 광대함 5

- 구체적인 질병과정
- 치료요법의 이론적인 근거
- 지속적인 치료를 위한 자가간호 책임
- 응급 상황에 대한 자가간호 책임
- 자기 모니터링을 수행
- 기대되는 치료의 효과
- 처방된 식이
- 처방된 투약
- 처방된 활동
- 처방된 운동
- 처방된 절차
- 질병 관리를 통한 이득

232. 지식: 체중 관리
(Knowledge: Weight Management)

정의: 키, 골격, 성, 나이에 적합한 이상적 몸무게와 체지방율의 유지와 증진에 대해 이해하는 정도

결과평가: 유지 (점) 향상 (점)

지표 \ 측정척도	지식이 없음 1	지식이 한정됨 2	지식이 보통임 3	지식이 상당함 4	지식이 광대함 5

- 최적의 개인체중
- 최적의 BMI(body mass index)
- 최적의 체중에 도달하기 위한 전략
- 최적의 체중을 유지하기 위한 전략
- 식이, 운동 그리고 체중의 관계
- 과체중과 관련된 건강인자들
- 저체중과 관련된 건강인자들
- 식욕 vs 배고픔
- 건강한 영양습관
- 이상적 수분섭취
- 식품섭취를 수정하는 전략
- 불건강한 섭취를 야기하는 식욕(갈망)
- 불건강한 섭취를 야기하는 정신적 상태
- 활동과 운동의 장점
- 최적의 체중을 유지하기위한 운동전략
- 운동을 정기적으로 하는데 방해가 되는 것
- 행동수정 전략
- 최적의 체중을 유지하게 하는 생활방식의 변화
- 처방된 체중감량 약물의 이점
- 비처방 약물의 잠재된 위험성
- 체중감량을 위한 수술적 선택치료
- 최면술의 이점
- 대체치료법의 이점
- 사회적 지지의 이점
- 선택적 치료와 관련된 위험성
- 이용가능한 지지 그룹
- 이용가능한 사회적 자원
- 입증된 정보원
- 자가 관찰 기법
- 건강전문가로부터 협조를 받아야 하는 때

233. 여가활동 참여
(Leisure Participation)

정의: 안녕을 증진시키기 위해 이완 및 취미, 여가활동을 사용함

결과평가:	유지 (	점)		향상 (	점)
지표 \ 측정척도	전혀 나타나지 않음 1	드물게 나타남 2	때때로 나타남 3	자주 나타남 4	항상 나타남 5

- 규칙적인 일 이외의 다른 활동 참여
- 높은 체력을 요구하는 여가활동참여
- 낮은 체력을 요구하는 여가활동참여
- 흥미있는 여가활동 선택
- 여가활동에 대한 만족감 표현
- 적절한 사회적/상호작용적 기술 사용
- 여가 활동으로부터의 평안을 보고
- 여가 활동을 즐김
- 여가 활동을 통해 창의성을 보여줌
- 기분전환을 위한 선택을 확인함

234. 외로움 심각성
(Loneliness Severity)

정의: 감정적, 사회적, 실제적인 고립 반응의 정도

결과평가:	유지 (	점)		향상 (	점)
지표 \ 측정척도	심각함 1	상당함 2	보통 3	약간 4	없음 5

- 근거 없는 공포감
- 자포자기함
- 극도의 안절부절함
- 절망감
- 소속되지 못한 느낌
- 다른 사람과의 분리로 인한 상실감
- 사회적 고립감
- 이해되지 못하는 느낌
- 제외되는 느낌
- 시간이 끝이없는 것처럼 여겨짐
- 계획의 어려움
- 다른 사람과 접촉하는 것의 어려움
- 분리됨의 극복의 어려움
- 상호 관계를 잘 유지하는 것에 대한 어려움
- 기분의 변동
- 집중력의 손상
- 자신이 없어 보임
- 의사결정의 어려움
- 건강하지 못한 식사패턴
- 수면장애
- 두통
- 오심
- 활동수준의 감소
- 통증
- 영적 불편감
- 우울

235. 모성 상태: 산전
(Maternal Status: Antepartum)

정의: 수정에서 분만이 시작될 때까지 모성의 안녕이 정상상태를 나타내는 정도

결과평가: 유지 (점) 향상 (점)

지표 \ 측정척도	정상범위에서 극도로 벗어남 1	정상범위에서 상당히 벗어남 2	정상범위에서 보통정도 벗어남 3	정상범위에서 약간 벗어남 4	정상범위에서 벗어나지 않음 5

- 태아에 대한 정저석 애착
- 임신의 불편감에 대처함
- 기분 불안정성
- 체중변화
- 인지수준
- 시력
- 신경계 반사
- 혈압
- 맥박
- 심박동수
- 호흡수
- 체온
- 요단백
- 요당
- 혈당
- 헤모글로빈 수치
- 간효소 수치
- 혈액량

	심각함 1	상당함 2	보통 3	약간 4	없음 5

- 부종
- 두통
- 경련
- 오심
- 구토
- 복부 통증
- 상복부 통증
- 질 출혈
- 질 분비물
- 속쓰림

236. 모성 상태: 분만중
(Maternal Status: Intrapartum)

정의: 진통의 시작부터 분만까지 모성의 안녕을 나타내는 상태와 행동

결과평가: 유지 (점) 향상 (점)

지표 \ 측정척도	정상범위에서 극도로 벗어남 1	정상범위에서 상당히 벗어남 2	정상범위에서 보통정도 벗어남 3	정상범위에서 약간 벗어남 4	정상범위에서 벗어나지 않음 5

- 분만 중 불편감에 대한 대처
- 이용가능한 분만 기술의 사용
- 자궁수축빈도
- 자궁수축기간
- 자궁수축강도
- 자궁경부 확대의 진전
- 혈압
- 맥박
- 심박동수
- 혈당
- 체온
- 소변양
- 시력
- 인지상태
- 신경계 반응
- 질 출혈
- 경련
- 두통
- 속쓰림
- 자궁 수축으로 인한 통증
- 요통
- 오심
- 구토

237. 모성 상태: 산후
(Maternal Status: Postpartum)

정의: 태반 배출부터 완전한 자궁퇴축 시까지 모성의 안녕을 나타내는 정도

결과평가: 유지 (점) 향상 (점)

지표 \ 측정척도	정상범위에서 극도로 벗어남	정상범위에서 상당히 벗어남	정상범위에서 보통정도 벗어남	정상범위에서 약간 벗어남	정상범위에서 벗어나지 않음
	1	2	3	4	5

- 기분 평정
- 안위수준
- 혈압
- 심박동수
- 맥박
- 말초순환
- 자궁저부 높이
- 오로 양
- 오로 색깔
- 유방 팽만
- 유방 안위
- 회음부 치유
- 절개부위 치유
- 체온
- 요 배설
- 장 배설
- 음식과 수분섭취
- 신체 활동
- 지구력
- 간효소 수치
- 헤모글로빈 수치
- 백혈구 수치

	심각함	상당함	보통	약간	없음
	1	2	3	4	5

- 감염
- 절개부위 통증
- 피로
- 질 출혈
- 우울

238. 인공호흡기 반응: 성인
(Mechanical Ventilation Response: Adult)

정의: 폐포 교환과 조직 관류가 효과적으로 인공호흡기에 의해 유지됨

결과평가: 유지 (점) 향상 (점)

지표 \ 측정척도	심각함	상당함	보통	약간	없음
	1	2	3	4	5

- 비대칭적 흉벽 움직임
- 비대칭적 흉벽 팽창
- 호흡기로 호흡하기 어려움
- 우발성 호흡음
- 무기폐
- 불안
- 안절부절
- 기관절개술 부위의 피부 통합성 장애
- 저산소증
- 폐 감염
- 호흡기 분비물
- 의사소통 장애
- 환기 형태와 모드__________

239. 인공호흡기 제거 반응: 성인
(Mechanical Ventilation Weaning Response: Adult)

정의: 인공 호흡기의 점차적 제거를 위한 호흡과 심리적 조정

결과평가: 유지 (점) 향상 (점)

지표 \ 측정척도	전혀 나타나지 않는	드물게 나타나는	때때로 나타나는	자주 나타나는	항상 나타나는
	1	2	3	4	5

- 자발적 호흡률
- 자발적 호흡리듬
- 자발적 호흡깊이
- 심첨심박동수
- PaO_2
- $PaCO_2$
- 동맥혈 pH
- 산소포화
- 폐활량
- 일회호흡량
- 1분 환기량 〈10L/분
- 흡기말 양압
- 흉부 방사선 결과
- 호흡기 관류 균형

	심각함	상당함	보통	약간	없음
	1	2	3	4	5

- 자가 호흡곤란
- 호흡기 분비물
- 불안
- 공포
- 구역 반사 장애
- 기침 반사 장애
- 호흡 장애
- 우발성 호흡음
- 비대칭적 흉벽 움직임
- 비대칭적 흉벽 팽창
- 무기폐
- 안절부절
- 불편감
- 의사소통장애

240. 투약 반응
(Medication Response)

정의: 처방 약물의 치료효과와 부작용

결과평가: 유지 (점) 향상 (점)

지표 \ 측정척도	극도로 손상됨	상당히 손상됨	보통으로 손상됨	약간 손상됨	전혀 손상되지 않음
	1	2	3	4	5

- 예측된 치료효과
- 혈액검사의 예측된 변화
- 예측된 증상 변화
- 예측된 혈중 약물 농도의 유지
- 예측된 행동반응

	심각함	상당함	보통	약간	없음
	1	2	3	4	5

- 알러지 반응
- 약물 부작용
- 약물 상호작용
- 약물 내성
- 부정적인 행동 효과

241. 기억력
(Memory)

정의: 이전에 저장된 정보를 인지적으로 회상해 내고 보고하는 능력

결과평가: 유지 (점) 향상 (점)

측정척도 / 지표	극도로 손상됨	상당히 손상됨	보통으로 손상됨	약간 손상됨	전혀 손상되지 않음
	1	2	3	4	5

- 아주 가까운 정보를 정확하게 기억해 냄
- 최근의 정보를 정확하게 기억해 냄
- 먼 옛날의 정보를 정확하게 기억해 냄

242. 기동력
(Mobility)

정의: 보조기구를 사용하거나 사용하지 않고 자신의 환경에서 독립적이고 의도적으로 움직일 수 있는 능력

결과평가: 유지 (점) 향상 (점)

측정척도 / 지표	극도로 손상됨	상당히 손상됨	보통으로 손상됨	약간 손상됨	전혀 손상되지 않음
	1	2	3	4	5

- 균형
- 조정력
- 보행능력
- 근육 움직임
- 관절 움직임
- 체위를 취함
- 이동 수행
- 달리기
- 뛰기
- 기어가기
- 걷기
- 쉽게 이동하기

243. 마음의 평정
(Mood Equilibrium)

정의: 상황에 반응한 지배적인 감정을 적절하게 조정함

결과평가: 유지 (점) 향상 (점)

측정척도 / 지표	전혀 나타나지 않음	드물게 나타남	때때로 나타남	자주 나타남	항상 나타남
	1	2	3	4	5

- 상황에 맞는 감정을 드러냄
- 안정된 기분을 드러냄
- 충동 조절을 보임
- 적당한 수면을 취함
- 집중을 보임
- 적당한 속도로 말함
- 적절한 몸단장과 위생을 보임
- 상황에 맞는 적절한 옷을 입음
- 안정된 체중을 유지함
- 정상적인 식욕을 보고
- 투약요법의 이행을 보고
- 치료요법의 이행을 보고
- 주변에 관심을 보임
- 적당한 에너지 수준을 보고
- 일상 업무를 완수함

	항상 나타남	자주 나타남	때때로	드물게	전혀 안 나타남
	1	2	3	4	5

- 사고의 비약
- 과장
- 극도의 행복감
- 자살 생각
- 우울
- 무기력
- 과잉행동

244. 동기
(Motivation)

정의: 개인으로 하여금 긍정적인 행동을 하도록 이끄는 내부의 움직임

결과평가: 유지 (점) 향상 (점)

측정척도 / 지표	전혀 나타나지 않음	드물게 나타남	때때로 나타남	자주 나타남	항상 나타남
	1	2	3	4	5

- 미래에 대한 계획
- 활동 계획의 개발
- 필요한 자원 획득
- 필요한 지지 획득
- 목표를 향한 행동의 자기주도
- 새로운 경험 찾기
- 긍정적인 자존감 유지
- 공헌할 수 있는 기회 받기기
- 유연성 유지
- 수행능력에 대한 신념 표현
- 원하는 결과를 위한 실행
- 과업의 달성
- 행동에 대한 책임수용
- 내적 보상에 대한 기대
- 외적 보상에 대한 기대
- 행동에 대한 의지 표현

245. 다발성 경화증의 자가 관리
(Multiple Sclerosis Self-Management)

정의: 질병의 진행을 예방하고, 다발성 경화증을 관리하기 위한 개인의 활동

결과평가: 유지 (점) 향상 (점)

지표 \ 측정척도	전혀 나타나지 않음	드물게 나타남	때때로 나타남	자주 나타남	항상 나타남
	1	2	3	4	5

- 건강관리자의 진단 수용
- 근골격 건강유지법에 대한 정보찾기
- 건강관리 의사결정에 참여
- 처방된 치료요법 수행
- 질병진행 증후 확인
- 기능변화에 대한 대처법 확인
- 증상의 시작 감시
- 증상의 유지 감시
- 증상의 강도 감시
- 증상의 빈도 감시
- 악화된 질병의 증상 보고
- 기분변화의 증상과 징후 보고
- 경고증상 발생 시 건강관리 확보
- 증상 구제책 사용
- 처방된 약물의 치료적 효과 감시
- 약물의 부작용 감시
- 주사 시 올바른 절차 사용
- 윤번주사법 사용
- 올바른 약물 보관
- 약물의 부작용 감소를 위한 예방책 사용
- 추천된 식이 시행
- 피로를 조절하기 위한 전략 사용
- 휴식과 활동의 균형유지
- 추천된 규칙적인 운동에 참여
- 에너지 보존기술의 사용
- 최상의 건강을 위한 일상생활 교정
- 스트레스 관리법 사용
- 대안책 사용
- 감기와 폐렴 예방접종 시행
- 간기능 검사 시행
- 방광기능 강화를 위한 전략 사용
- 장기능 강화를 위한 전략 사용
- 고체온, 저체온의 방지
- 건강관리자와의 약속 이행
- 의학적 응급상황에 대한 대처법
- 필요시 지역사회 자원 사용

246. 오심과 구토 조절
(Nausea & Vomiting Control)

정의: 오심, 구역, 구토증상을 조절하기 위한 개인의 활동

결과평가: 유지 (점) 향상 (점)

지표 \ 측정척도	전혀 나타나지 않음	드물게 나타남	때때로 나타남	자주 나타남	항상 나타남
	1	2	3	4	5

- 오심의 발생 인식
- 발생 원인 설명
- 촉발 자극의 인식
- 시간에 따른 증상 감시를 위한 일지 사용
- 예방법 사용
- 가능한 시기에 유발원인 회피
- 불쾌한 냄새 회피
- 추천된 항구토제 사용
- 항구토제 치료의 실패 보고
- 항구토제로 인한 부작용 보고
- 건강관리자에게 조절되지 않는 증상 보고
- 오심, 구역, 구토의 조절에 대해 보고

247. 오심과 구토: 파괴적 영향
(Nausea & Vomiting: Disruptive Effects)

정의: 일상적인 기능상 오심, 헛구역질 그리고 구토등의 일상적인 기능의 관찰되고 보고되어진 파괴적 영향의 심각성

결과평가: 유지 (점) 향상 (점)

지표 \ 측정척도	심각함	상당함	보통	약간	없음
	1	2	3	4	5

- 감소된 수분섭취
- 감소된 음식섭취
- 감소된 소변량
- 수분균형의 변화
- 혈청 전해질의 변화
- 산/염기 균형의 변화
- 영양상태의 변화
- 체중감소
- 불만
- 기면
- 운동 과민
- 신체적 활동의 결핍
- 수면장애
- 인간관계로부터 탈퇴
- 결핍된 역할수행
- 결핍된 업무수행
- 여가활동의 방해
- 일상생활의 활동 방해
- 불안
- 우울
- 감정적 스트레스
- 무기력
- 진토제의 부작용
- 증상의 심각성으로 인한 치료지연

248. 오심과 구토: 심각성
(Nausea & Vomiting: Severity)

정의: 오심, 헛구역질 그리고 구토증상의 심각성

결과평가: 유지 (점) 향상 (점)

지표 \ 측정척도	심각함	상당함	보통	약간	없음
	1	2	3	4	5

- 잦은 오심
- 오심의 강도
- 오심의 고통
- 헛구역질의 빈도
- 헛구역질의 강도
- 헛구역질의 고통
- 구토의 빈도
- 구토의 강도
- 구토의 고통
- 타액의 과도한 분비
- 맛의 변화
- 냄새에 대한 편협성
- 체중감소
- 속쓰림
- 위의 통증
- 투사성 구토
- 피가 섞인 구토
- 커피색깔 구토
- 토물의 대변냄새

249. 방치 중단
(Neglect Cessation)

정의: 피해자가 더 이상 하위표준 간호를 받지 못한다는 증거

결과평가: 유지 (점) 향상 (점)

측정척도 / 지표	없음 1	한정됨 2	보통 3	상당함 4	광대함 5

- 육체적 방치 중단 증거
- 정서적 방치 중단 증거
- 재정적 방치 중단 증거
- 영적 방치 중단 증거
- 건강 간호 방치 중단 증거

250. 방치 회복
(Neglect Recovery)

정의: 수준 이하의 돌봄이 중단된 신체적, 정서적, 정신적 치유의 정도

결과평가: 유지 (점) 향상 (점)

측정척도 / 지표	없음 1	한정됨 2	보통 3	상당함 4	광대함 5

- 적절한 개인위생
- 날씨에 적절한 옷 입기
- 깨끗한 생활환경
- 안전한 생활환경
- 적당한 감시
- 생활 속의 흥미를 드러냄
- 자긍심을 표현
- 희망을 표현
- 정서적인 요구 충족
- 적절한 건강관리 받음
- 추천된 식이 수용
- 추천된 약물요법 수용
- 적절한 장비나 도구 수용
- 정상적인 발당
- 정상적인 성장
- 인지적 자극 제공
- 나이에 적절한 책임감
- 사회적 기준에 일치되는 행동

	광대함 1	상당함 2	보통 3	한정됨 4	없음 5

- 배고픔
- 피부손상
- 약물남용
- 피로
- 영양불량
- 탈수

251. 신경계 상태
(Neurological Status)

정의: 말초와 중추신경계가 내·외적 자극을 수용하고 처리해서 반응하는 능력

결과평가: 유지 (점) 향상 (점)

지표 \ 측정척도	극도로 손상됨 1	상당히 손상됨 2	보통으로 손상됨 3	약간 손상됨 4	전혀 손상되지 않음 5

- 의식
- 중추운동 조절
- 뇌의 감각/운동 기능
- 척수의 감각/운동 기능
- 자율신경
- 뇌내압
- 상황에 적절한 의사소통
- 동공크기
- 동공반응
- 안구운동 양상
- 호흡양상
- 휴식-수면 양상
- 혈압
- 맥압
- 호흡률
- 고열
- 심첨 맥박률
- 요골 맥박률
- 인지력
- 인지상태

	심각함 1	상당함 2	보통 3	약간 4	없음 5

- 발작 활동
- 두통

252. 신경계 상태: 자율신경
(Neurological Status: Autonomic)

정의: 자율신경계가 내장과 항상성 유지 기능을 조정하는 정도

결과평가: 유지 (점) 향상 (점)

지표 \ 측정척도	극도로 손상됨 1	상당히 손상됨 2	보통으로 손상됨 3	약간 손상됨 4	전혀 손상되지 않음 5

- 심박동수
- 맥박
- 수축기 혈압
- 이완기 혈압
- 심장펌프 효율성
- 적절한 혈관확장
- 적절한 혈관수축
- 발한 양상
- 적절한 때 닭살 돋음
- 장 배설 양상
- 장운동
- 소변 배설양상
- 동공 크기
- 체온조절
- 말초조직의 관류
- 성기관의 적절한 반응

	심각함 1	상당함 2	보통 3	약간 4	없음 5

- 기관지경련
- 장 경련
- 방광 경련
- 두통
- 동공 산대
- 동공 수축
- 고체온
- 반사이상

253. 신경계 상태: 중추 운동 조절

(Neurological Status: Central Motor Control)

정의: 중추신경계가 몸을 움직이는 골격근의 활동을 조정하는 정도

결과평가: 유지 (점) 향상 (점)

측정척도 / 지표	극도로 손상됨	상당히 손상됨	보통으로 손상됨	약간 손상됨	전혀 손상되지 않음
	1	2	3	4	5

- 균형
- 자세 유지
- 영아 반사
- 바빈스키 반사
- 심부건 반사
- 지시에 의한 의식적인 움직임

	심각함	상당함	보통	약간	없음
	1	2	3	4	5

- 보행 이상
- 경직
- 불수의적인 움직임
- 안구진탕증
- 경련

254. 신경계 상태: 의식

(Neurological Status: Consciousness)

정의: 환경에 대한 관심, 인지, 각성 정도

결과평가: 유지 (점) 향상 (점)

측정척도 / 지표	극도로 손상됨	상당히 손상됨	보통으로 손상됨	약간 손상됨	전혀 손상되지 않음
	1	2	3	4	5

- 외적인 자극에 눈을 뜸
- 인지적 지남력
- 상황에 적절한 의사소통
- 명령에 따름
- 유해한 자극에 대한 운동 반응
- 환경적 자극에 주목함

	심각함	상당함	보통	약간	없음
	1	2	3	4	5

- 경련
- 비정상적인 굴곡
- 비정상적인 신전
- 혼미한 의식 상태
- 최면 상태
- 섬망
- 혼수 상태

255. 신경계 상태: 뇌신경 감각/운동 기능
(Neurological Status: Cranial Sensory/Motor Function)

정의: 뇌신경이 감각과 운동 정보를 전달하는 정도

결과평가: 유지 (점) 향상 (점)

지표 \ 측정척도	극도로 손상됨	상당히 손상됨	보통으로 손상됨	약간 손상됨	전혀 손상되지 않음
	1	2	3	4	5

- 후각
- 시각
- 각막반사
- 미각
- 청각
- 언어능력
- 안면 감각
- 안면 근육 움직임
- 안면 대칭
- 양측 근력
- 연하
- 구역반사
- 혀 움직임
- 의도적인 머리 움직임
- 의도적인 어깨 움직임

	심각함	상당함	보통	약간	없음
	1	2	3	4	5

- 어지러움
- 회내근 이동
- 불수의적 머리 움직임
- 불수의적 얼굴 움직임
- 틱
- 쉰 목소리
- 비음
- 비대칭적인 얼굴마비

256. 신경계 상태: 말초
(Neurological Status: Peripheral)

정의: 중추신경계로부터의 자극을 전달하고 받는 말초신경계의 능력

결과평가: 유지 (점) 향상 (점)

지표 \ 측정척도	극도로 손상됨	상당히 손상됨	보통으로 손상됨	약간 손상됨	전혀 손상되지 않음
	1	2	3	4	5

- 오른쪽 상지의 감각
- 왼쪽 상지의 감각
- 오른쪽 하지의 감각
- 왼쪽 하지의 감가
- 감각의 양측 대칭성
- 오른쪽 상지의 운동
- 왼쪽 상지의 운동
- 오른쪽 하지의 운동
- 왼쪽 하지의 운동
- 운동의 양측 대칭성
- 오른쪽 상지의 피부색
- 왼쪽 상지의 피부색
- 오른쪽 하지의 피부색
- 왼쪽 하지의 피부색
- 오른쪽 상지의 자기수용감각
- 왼쪽 상지의 자기수용감각
- 오른쪽 하지의 자기수용감각
- 왼쪽 하지의 자기수용감각
- 자기수용감각의 양측 대칭성
- 오른쪽 상지의 열/냉의 식별력
- 왼쪽 상지의 열/냉의 식별력
- 오른쪽 하지의 열/냉의 식별력
- 왼쪽 하지의 열/냉의 식별력
- 열/냉의 식별력의 양측 대칭성
- 오른쪽 상지의 근긴장
- 왼쪽 상지의 근긴장
- 오른쪽 하지의 근긴장
- 왼쪽 하지의 근긴장
- 근긴장의 양측 대칭성

	심각함	상당함	보통	약간	없음
	1	2	3	4	5

- 오른쪽 상지의 지각과민
- 왼쪽 상지의 지각과민
- 오른쪽 하지의 지각과민
- 왼쪽 하지의 지각과민
- 오른쪽 상지의 감각저하
- 왼쪽 상지의 감각저하
- 오른쪽 하지의 감각저하
- 왼쪽 하지의 감각저하
- 오른쪽 상지의 통증
- 왼쪽 하지의 통증
- 오른쪽 하지의 통증
- 왼쪽 하지의 통증
- 오른쪽 상지의 이상감각
- 왼쪽 상지의 이상감각
- 오른쪽 하지의 이상감각
- 왼쪽 하지의 이상감각

257. 신경계 상태: 척수 감각/운동 기능

(Neurological Status: Spinal Sensory/Motor Function)

정의: 척수 신경이 감각과 운동 정보를 전달하는 정도

결과평가: 유지 (점) 향상 (점)

지표 \ 측정척도	극도로 손상됨	상당히 손상됨	보통으로 손상됨	약간 손상됨	전혀 손상되지 않음
	1	2	3	4	5

- 머리와 어깨의 움직임
- 자율신경 기능
- 심부 건 반사
- 상체 피부감각
- 하체 피부감각
- 상체 힘
- 하체 힘

	심각함	상당함	보통	약간	없음
	1	2	3	4	5

- 무기력함
- 회내근 이동
- 불수의 운동
- 근섬유 연축

258. 신생아 적응
(Newborn Adaptation)

정의: 생후 첫 28일 동안 생리적으로 발달한 신생아가 자궁 밖 환경에 적응하는 것

결과평가: 유지 (점) 향상 (점)

지표 \ 측정척도	정상범위에서 극도로 벗어남 1	정상범위에서 상당히 벗어남 2	정상범위에서 보통정도 벗어남 3	정상범위에서 약간 벗어남 4	정상범위에서 벗어나지 않음 5

- Apgar 점수
- 임신 주수 지표
- 심장박동수 : 100~160회/분
- 호흡수 : 30~60회/분
- 팔과 다리의 혈압 비율
- 산소포화도 : 〉90%
- 체온조절
- 피부색
- 안구 투명도
- 제대 건조
- 체중
- 수유 견딤
- 빨기 반사
- 근육 긴장
- 유연한, 동시 운동
- 자극에 집중
- 상호작용 시 지속적 각성
- 돌봄자와 상호작용
- 자기 위안력
- 혈당
- Coombs' test
- 빌리루빈 수준
- 배변
- 배뇨

259. 영양 상태
(Nutritional Status)

정의: 영양소가 대사 요구를 충족시키기에 이용가능한 정도

결과평가: 유지 (점) 향상 (점)

지표 \ 측정척도	정상범위에서 극도로 벗어남 1	정상범위에서 상당히 벗어남 2	정상범위에서 보통정도 벗어남 3	정상범위에서 약간 벗어남 4	정상범위에서 벗어나지 않음 5

- 영양소 섭취
- 음식물 섭취
- 수분 섭취
- 에너지
- 엉덩이 / 허리둘레 비
- Hct
- 근력
- 수화

260. 영양 상태: 생화학적 측정
(Nutritional Status: Biochemical Measures)

정의: 영양 상태의 체액 구성요소와 화학적 지수

결과평가: 유지 (점) 향상 (점)

지표 \ 측정척도	정상범위에서 극도로 벗어남	정상범위에서 상당히 벗어남	정상범위에서 보통정도 벗어남	정상범위에서 약간 벗어남	정상범위에서 벗어나지 않음
	1	2	3	4	5

- 혈청 알부민
- 혈청 프리알부민
- 혈청 크레아틴
- Hct
- Hgb
- 혈청 트렌스페린
- 총 철결합능력
- 림프구수
- 혈당
- 총 콜레스테롤
- 24시간 소변 크레아티닌
- 소변 요소질소

261. 영양 상태: 에너지
(Nutritional Status: Energy)

정의: 세포 에너지를 제공하는 영양소와 산소의 정도

결과평가: 유지 (점) 향상 (점)

지표 \ 측정척도	정상범위에서 극도로 벗어남	정상범위에서 상당히 벗어남	정상범위에서 보통정도 벗어남	정상범위에서 약간 벗어남	정상범위에서 벗어나지 않음
	1	2	3	4	5

- 체력
- 인내력
- 악력
- 근력
- 조직치유력
- 감염에 대한 저항력
- 성장 (아동)

262. 영양 상태: 음식 및 수분 섭취
(Nutritional Status: Food & Fluid Intake)

정의: 24시간 동안 인체에 섭취된 음식과 수분의 양

결과평가: 유지 (점) 향상 (점)

지표 \ 측정척도	적절치 않음	약간 적절함	보통으로 적절함	상당히 적절함	완전히 적절함
	1	2	3	4	5

- 구강음식 섭취량
- 위관영양 섭취량
- 구강수분 섭취량
- 주입된 수액량
- 비경구적 영양섭취량

263. 영양 상태: 영양소 섭취
(Nutritional Status: Nutrient Intake)

정의: 인체에 섭취된 영양소의 적절성

결과평가: 유지 (점) 향상 (점)

지표 \ 측정척도	적절치 않음 1	약간 적절함 2	보통으로 적절함 3	상당히 적절함 4	완전히 적절함 5

- 열량 섭취량
- 단백질 섭취량
- 지방 섭취량
- 탄수화물 섭취량
- 섬유질 섭취량
- 비타민 섭취량
- 무기물 섭취량
- 철분 섭취량
- 칼슘 섭취량
- 염분 섭취량

264. 구강 위생
(Oral Hygiene)

정의: 입, 치아, 잇몸, 혀의 상태

결과평가: 유지 (점) 향상 (점)

지표 \ 측정척도	극도로 손상됨 1	상당히 손상됨 2	보통으로 손상됨 3	약간 손상됨 4	전혀 손상되지 않음 5

- 구강의 청결
- 치아의 청결
- 잇몸의 청결
- 혀의 청결
- 의치의 청결
- 치아 보조물의 청결
- 의치가 꼭 맞음
- 치아 보조물이 꼭 맞음
- 입술의 수분
- 구강점막과 혀의 수분
- 구강 점막의 색
- 구강 점막의 통합성
- 혀의 통합성
- 잇몸의 통합성

	심각함 1	상당함 2	보통 3	약간 4	없음 5

- 구취
- 출혈
- 통증
- 구강 점막 상처
- 충치
- 잇몸 출혈
- 구강 질환

265. 장루 자가 간호
(Ostomy Self-Care)

정의: 배설을 위해 장루의 유지를 개인의 활동

결과평가: 유지 (점) 향상 (점)

지표 \ 측정척도	전혀 나타나지 않음	드물게 나타남	때때로 나타남	자주 나타남	항상 나타남
	1	2	3	4	5

- 장루의 기능 설명
- 장루의 목적 설명
- 스토마를 보는 것을 편안해함
- 최적의 사이즈를 위한 스토마 측정
- 장루주위의 피부관리유지
- 올바른 세척법 사용
- 장루주머니 비우기
- 장루주머니 교환
- 스토마와 관련된 합병증의 감시
- 대변의 일관됨과 양의 감시
- 장루주머니 교체 스케쥴 이행
- 장루주머니 관리에 필요한 소모품 확보
- 방귀생성 음식과 음료 피하기
- 적절한 수액섭취의 유지
- 추천된 식이이행
- 냄새생성 음식 피하기
- 최적의 자가간호를 위한 일상활동 변경
- 건강관리자로부터 지원확보
- 장루의 수용 표현

266. 통증: 부정적인 심리적 반응
(Pain: Adverse Psychological Response)

정의: 신체적 통증에 대해 보고 되거나 관찰된 부정적인 인지적·정서적 반응

결과평가: 유지 (점) 향상 (점)

지표 \ 측정척도	심각함	상당함	보통	약간	없음
	1	2	3	4	5

- 사고 과정이 느림
- 기억장애
- 집중방해
- 우유부단
- 통증 내성에 대한 걱정
- 타인을 괴롭히는 것에 대한 걱정
- 자포자기에 대한 걱정
- 우울
- 불안
- 슬픔
- 무력감
- 절망감
- 무가치함
- 고독감
- 절차와 장비에 대한 두려움
- 견딜 수 없는 통증에 대한 두려움
- 통증의 파괴적인 효과에 대한 괴로움
- 자살 생각
- 비관적인 생각
- 타인에 대한 매정함
- 통증의 불구효과로 인한 분노

267. 통증 조절
(Pain Control)

정의: 통증을 조절하기 위한 개인의 행동

결과평가: 유지 (점) 향상 (점)

지표 \ 측정척도	전혀 나타나지 않음	드물게 나타남	때때로 나타남	자주 나타남	항상 나타남
	1	2	3	4	5

- 통증의 시작을 인식함
- 원인요소를 설명함
- 시간에 따른 통증을 확인하기 위한 일지를 사용
- 예방수단을 사용함
- 진통제를 사용하지 않은 통증경감법의 사용
- 추천된 진통제의 사용
- 건강관리전문가에게 통증증상 변화를 보고
- 건강관리전문가에게 조절되지 않는 증상을 보고
- 이용 가능한 자원을 사용
- 통증과 관련된 증상을 인식
- 조절된 통증을 보고

268. 통증: 파괴적 영향
(Pain: Disruptive Effects)

정의: 일상기능에 만성 통증이 관찰되거나 보고된 파괴적 영향의 정도

결과평가: 유지 (점) 향상 (점)

지표 \ 측정척도	심각함	상당함	보통	약간	없음
	1	2	3	4	5

- 대인관계장애
- 역할수행장애
- 집중장애
- 기분장애
- 인내력 결핍
- 수면장애
- 일상의 붕괴
- 신체기동성 장애
- 자가 간호 장애
- 식욕 상실
- 배설 장애
- 결근
- 결석
- 직장생활 유지의 어려움

	극도로 손상됨	상당히 손상됨	보통으로 손상됨	약간 손상됨	전혀 손상되지 않음
	1	2	3	4	5

- 놀이
- 여가생활
- 업무수행
- 학업수행
- 생활의 즐거움
- 통제력
- 희망감

269. 통증 수준
(Pain Level)

정의: 보고 되거나 나타난 통증의 심각성

결과평가: 유지 (점) 향상 (점)

측정척도 / 지표	심각함 1	상당함 2	보통 3	약간 4	없음 5

- 통증을 호소
- 통증의 기간
- 통증 부위를 만지고 문지름
- 신음하고 울음
- 통증에 대한 얼굴 표정
- 안절부절함
- 불안함
- 과민함
- 움찔하고 놀램
- 눈물 흘림
- 발한
- 빨라진 걸음
- 좁아진 초점
- 근긴장
- 식욕 상실
- 오심
- 음식과민증

	정상범위에서 극도로 벗어남 1	정상범위에서 상당히 벗어남 2	정상범위에서 보통정도 벗어남 3	정상범위에서 약간 벗어남 4	정상범위에서 벗어나지 않음 5

- 호흡수
- 심박동수
- 맥박수
- 혈압
- 발한 정도

270. 부모 - 영아 애착
(Parent-Infant Attachment)

정의: 부모와 영아 사이의 지속적인 애정과 깊은 결속을 나타내는 행위

결과평가: 유지 (점) 향상 (점)

측정척도 / 지표	전혀 나타나지 않음 1	드물게 나타남 2	때때로 나타남 3	자주 나타남 4	항상 나타남 5

- 부모가 임신동안 건강 행위를 실천
- 부모가 태아에게 특별한 속성을 부여함
- 출산을 위해 준비함
- 부모가 영아에게 긍정적인 느낌을 말함
- 부모가 영아를 안아줌
- 부모가 아이를 만지고, 쓰다듬고, 토닥거림
- 부모가 영아에게 입맞춤을 함
- 부모가 영아를 보고 웃음
- 부모가 아이의 방에 들어감
- 얼굴 마주 보기
- 부모가 영아와 눈을 맞춤
- 부모가 영아에게 말을 함
- 영아와 함께 놀기
- 부모가 영아가 보내는 신호에 반응함
- 부모가 영아를 달램
- 부모가 영아에게 젖을 줌
- 부모가 영아를 건조시키고, 씻기고,
- 따뜻하게 함
- 영아가 부모를 쳐다봄
- 영아가 부모가 보내는 신호에 반응함
- 영아가 부모와 근접하고자 함

271. 양육: 청소년 신체적 안전
(Parenting: Adolescent Physical Safety)

정의: 12세부터 17세 청소년들의 신체적 손상을 예방하기 위한 부모의 조치

결과평가: 유지 (점) 향상 (점)

지표 \ 측정척도	전혀 나타나지 않음	드물게 나타남	때때로 나타남	자주 나타남	항상 나타남
	1	2	3	4	5

- 햇빛 노출을 막는 전략사용
- 활동에 적절한 의복 권장
- 경고장치 유지
- 가족 화재대피 연습
- 비흡연 환경유지
- 운동, 여가장비 사용 모니터
- 고위험 활동시 보호장구 사용 권장전략 이용
- 좌석벨트 사용 권장전략 이용
- 안전운전 권장전략 이용
- 익사사고 예방전략 이용
- 폭력 가담을 예방하는 전략 이용
- 담배사용 예방전략 이용
- 음주 예방전략 이용
- 기분전환용 약품 사용 방지 전략 이용
- 약품 오용 방지 전략 이용
- 중독성 화학 물질에 노출 방지 전략 이용
- 독성 화학물질 노출 방지 전략 사용
- 과도한 소음 노출 방지 전략 이용
- 조숙한 성적 행동 방지 전략 사용
- 전염병 예방전략 이용
- 신체적 학대로부터 보호
- 성적 학대로부터 보호
- 긴급상황 대비를 위한 훈련

272. 양육: 초기/중기 아동기 신체적 안전
(Parenting: Early/Middle Childhood Physical Safety)

정의: 3세부터 11세 사이 아동들의 신체적 손상을 피하기 위한 부모의 조치

결과평가: 유지 (점) 향상 (점)

지표 \ 측정척도	전혀 나타나지 않음	드물게 나타남	때때로 나타남	자주 나타남	항상 나타남
	1	2	3	4	5

- 안전하고 나이에 맞는 장난감 선택
- 애완동물에 대한 감독 제공
- 물에 대한 감독 제공
- 감독할 수 없는 상황에서 아동을 자동차 주변에 혼자서 남겨지는 것을 회피
- 카시트/안전벨트 적절한 사용 모니터
- 날씨에 맞는 의류 선택 감독
- 햇빛 노출로부터 보호
- 유해한 낙상 방지를 위한 환경 유지
- 화상, 전기쇼크, 화학적 노출 방지 위한 환경유지
- 중독 방지 환경 유지
- 가족 화재대피 연습
- 손에 닿지 않는 곳에 의약품 보관
- 경고 장치 유지
- 사용하지 않은 제품의 문을 잠그거나 제거
- 비흡연 환경 유지
- 가정 놀이터 도구
- 가정놀이터 기구가 안전수칙에 맞는지 확인
- 놀이터 기구 사용시 감독 제공
- 활동에 맞는 적합한 의류 선택
- 보호헬멧 사용 권장 전략 사용
- 고위험 활동시 보호장구 사용 권장 전략 사용

지표 \ 측정척도	전혀 나타나지 않음	드물게 나타남	때때로 나타남	자주 나타남	항상 나타남
	1	2	3	4	5

- 불놀이 기구 접근 제거
- 폭력 노출 보호
- 운동, 여가 장비 사용 모니터
- 담배 사용 방지 전략 사용
- 알콜 사용 방지 전략 사용
- 음주 사용 방지 전략 사용
- 기분전환용 약품 사용 방지 전략 사용
- 약품 오용 방지 전략 사용
- 중독성 화학 물질 노출 방지 전략 사용
- 독성 화학물질 노출 방지 전략 사용
- 과도한 소음 노출 방지 전략 사용
- 조숙한 성적 행동 방지 전략 사용
- 신체적 학대로부터 보호
- 성적 학대로부터 보호
- 긴급상황 대비를 위한 훈련

273. 양육: 영아/유아 신체적 안전
(Parenting: Infant/Toddler Physical Safety)

정의: 출생부터 2세까지 아동의 신체적 손상을 피하기 위한 부모의 조치

결과평가: 유지 (점) 향상 (점)

지표 \ 측정척도	전혀 나타나지 않음	드물게 나타남	때때로 나타남	자주 나타남	항상 나타남
	1	2	3	4	5

- 영유아를 적절하게 다루기
- 안전 규정에 맞는 소아용 침대 사용
- 수면시 앙와위 체위
- 안전하고 나이에 맞는 장난감 선택
- 날카로운 물체가 손에 닿지 않도록 유지
- 질식을 막는 음식 선택
- 분유와 모유를 안전하게 저장
- 애완동물들로부터 지속적인 감독 제공
- 물에 대한 감독 제공
- 감독할 수 없는 상황에서 영유아를 자동차 주변에 혼자서 남겨지는 것을 회피
- 카시트 적절한 사용 모니터
- 날씨에 맞는 의류 선택 감독
- 햇빛 노출로부터 보호
- 질식방지를 위한 환경유지
- 해로운 낙상 방지를 위한 환경유지
- 화상, 전기쇼크, 화학적 노출 방지 위한 환경유지
- 중독 방지 환경 유지
- 손에 닿지 않는 곳에 의약품 보관
- 비흡연환경 유지
- 과도한 소음 노출 방지 전략 사용
- 경고 장치 유지
- 비상상황에 대처하기 위한 훈련 획득
- 가정놀이터 기구가 안전수칙에 맞는지 확인
- 놀이터 기구 사용시 감독 제공
- 적절하게 헬멧을 사용하는지 확인
- 신체적 학대로부터 보호
- 성적 학대로부터 보호

274. 양육 수행
(Parenting Performance)

정의: 아동양육에 필요한 구조적, 신체적, 정서적, 사회적 환경을 제공하기 위한 부모의 조치

결과평가: 유지 (　　　점) 향상 (　　　점)

지표 \ 측정척도	전혀 나타나지 않음	드물게 나타남	때때로 나타남	자주 나타남	항상 나타남
	1	2	3	4	5

- 아동에 신체적 요구 제공
- 연령에 맞는 영양 제공
- 통제 가능한 환경적 위험 제거
- 예방적 건강 간호 제공
- 일시적 건강 간호 제공
- 아동을 위한 구조 제공
- 인지 개발 자극
- 사회적 개발 자극
- 정서적 성장 자극
- 영적 성장 자극
- 도덕적 성장 자극
- 사회에서 기능을 진작시키는 가치 전달
- 아동에 대한 적절한 감독 제공
- 적절한 보조 간호 제공자 선택
- 보조 간호 제공자 모니터
- 공동체 자원의 사용
- 아동 기질에 맞는 상호작용 선택
- 행동 관리 사용
- 나이에 맞는 훈육 사용
- 아동의 사회적 수요 제공
- 긍정적으로 아동과 상호작용
- 아동과 감정이입
- 개방적 의사소통 유지
- 아동에 긍정적 요인 표현
- 애정관계 표현
- 부모역할에 실제적 기대 표현
- 부모역할에 대한 만족 표현
- 긍정적인 자기존중감의 표현

275. 양육: 심리사회적 안전
(Parenting: Psychosocial Safety)

정의: 유해나 손상을 야기할 수 있는 사회적 접촉으로부터 아동을 보호하기 위한 부모의 행동

결과평가: 유지 (　　　점) 향상 (　　　점)

지표 \ 측정척도	전혀 나타나지 않음	드물게 나타남	때때로 나타남	자주 나타남	항상 나타남
	1	2	3	4	5

- 놀이친구 모니터
- 사회적 접촉 모니터
- 개방적 의사소통 육성
- 적절한 보조 간호제공자 선택
- 보조 간호 제공자 모니터
- 학대 위험 인식
- 학대 위험 제거를 위한 전략 사용
- 학대를 감소시키기 위한 행동
- 적절한 수준의 감독 제공
- 고위험 사회적 행동을 방지하기 위한 전략 사용
- 깡패집단 참석 방지
- 성에 관한 상호 의사소통의 육성
- 행동에 대한 분명한 규칙 설정
- 아동에 삶의 구조 유지
- 아동의 삶에 일상 유지

276. 보건 의료 결정 참여
(Participation in Health Care Decisions)

정의: 개인이 바라는 결과를 달성하기위해 보건의료사항을 선택하고 평가하는 것에 관여함

결과평가: 유지 (점) 향상 (점)

지표 \ 측정척도	전혀 나타나지 않음 1	드물게 나타남 2	때때로 나타남 3	자주 나타남 4	항상 나타남 5

- 의사결정 책임을 요구함
- 의사결정 시 자기 방침을 드러냄
- 정보를 추구함
- 이용 가능한 옵션을 밝힘
- 선호하는 건강결과를 구체화함
- 건강결과의 우선순위를 확인함
- 바라는 결과 성취에 대한 장애물 확인
- 바라는 결과에 도달하기 위해 문제 해결 방법을 사용
- 의사결정시 행동의 취지를 말함
- 바라는 결과를 성취하기 위해 이용가능한 지지 확인
- 바라는 결과를 이루기 위해 서비스를 찾음
- 간호에 대한 선호도를 협상
- 결과 성취에 대한 장애물을 모니터
- 건강관리 결과 달성의 수준을 확인
- 건강관리 결과에 대한 만족감을 평가

277. 개인적 자율성
(Personal Autonomy)

정의: 생의 결정에서 주도권 행사를 위해 개인의 권한을 위한 활동

결과평가: 유지 (점) 향상 (점)

지표 \ 측정척도	전혀 나타나지 않음 1	드물게 나타남 2	때때로 나타남 3	자주 나타남 4	항상 나타남 5

- 정보 확인 후 생의 결정 수행
- 선택 시 다른 의견고려
- 의사결정과정에 독립성 표현
- 부모의 과도한 압박에서 자유로이 결정하기
- 배우자의 과도한 압박에서 자유로이 결정하기
- 자녀의 과도한 압박에서 자유로이 결정하기
- 대가족의 과도한 압박에서 자유로이 결정하기
- 친구들의 과도한 압박에서 자유로이 결정하기
- 건강관리자의 과도한 압박에서 자유로이 결정하기
- 개인적인 선호를 주장하기
- 건강관리결정에 참여하기
- 삶의 선택에 만족감 표현하기

278. 개인적 건강상태
(Personal Health Status)

정의: 18세 이상 성인의 전체적 신체적, 정신적, 사회적, 영적 기능

결과평가: 유지 (점) 향상 (점)

지표 \ 측정척도	극도로 손상됨	상당히 손상됨	보통으로 손상됨	약간 손상됨	전혀 손상되지 않음
	1	2	3	4	5

- 신체적 건강
- 활동 수준
- 에너지 수준
- 편안한 수준
- 일상생활 활동의 수준
- 감염에 대한 저항성
- 조직의 치유
- 소화기계 기능
- 순환기계 기능
- 말초조직 순환
- 신경계 기능
- 호흡기계 기능
- 신장계 기능
- 감각계 기능
- 내분비계 기능
- 체중
- 영양적 상태
- 인지적 상태
- 정신적 건강
- 증상 조절
- 통증 조절
- 기분의 균형상태
- 영적 생활
- 적응하는 능력

279. 개인적 회복력
(Personal Resiliency)

정의: 중요한 역경과 위기 이후의 긍정적인 개인의 역할과 적응

결과평가: 유지 (점) 향상 (점)

지표 \ 측정척도	전혀 나타나지 않음	드물게 나타남	때때로 나타남	자주 나타남	항상 나타남
	1	2	3	4	5

- 긍정적인 인생관 표현하기
- 효과적인 대처법 사용하기
- 감정 표현하기
- 애매모호한 의사소통 명확히 하기
- 연령에 알맞는 명확한 의사소통하기
- 긍정적인 기분 표현하기
- 긍정적인 자존감 표현하기
- 고독에 대한 편안함 표현하기
- 긍정적인 자기 효능감 표현하기
- 자신의 행동에 대해 책임지기
- 강화된 조절능력을 표현하기
- 정서적 지지 구하기
- 문제 해결을 위한 대안을 확인하기
- 도전으로서의 역경을 수용하기
- 논쟁에 대한 실제적, 건설적인 해결책을 제안
- 목표를 향한 과정 진행하기
- 안전을 증가시키기 위한 전략사용하기
- 폭력적인 상황에서 피하기 위한 전략 사용
- 약물남용 피하기
- 과음 피하기
- 모욕적인 관계로부터 탈피하기
- 안전한 성생활
- 해로운 것을 멀리하기
- 역할모델을 확인하기
- 이용가능한 지역사회자원을 확인하기
- 이용가능한 지역사회자원을 이용하기
- 직장생활하기
- 학교의 정규교육과정에 참여하기
- 학교의 정규교육과정 이외 활동에 참여하기
- 지역사회 활동에 참여하기
- 여가활동에 참여하기
- 교육과 훈련에 참여하기
- 배울 준비가 되었음을 말하기

280. 개인 안전 행위
(Personal Safety Behavior)

정의: 자신의 신체적 위험을 막는 개인의 활동

결과평가: 유지 (점) 향상 (점)

지표 \ 측정척도	전혀 나타나지 않음	드물게 나타남	때때로 나타남	자주 나타남	항상 나타남
	1	2	3	4	5

- 손상을 최소화 하면서 식품을 저장
- 오염을 최소화 하면서 식품을 준비
- 고위험 활동 동안 보호장비(헬멧과 기구)를 사용
- 적절하게 좌석벨트를 착용
- 활동을 위한 적절한 의복 고르기
- 태양노출로부터 보호하는 방법사용
- 적절한 신체역학을 사용
- 보조장비를 올바르게 사용
- 안전한 여가활동 하기
- 도구를 올바르게 사용
- 기계를 올바르게 사용
- 기분전환을 위한 약물사용을 피하기
- 약물주의사항 따르기
- 흡연 피하기
- 가연성물질을 주의해서 사용하기
- 알코올 남용 피하기
- 음주운전 피하기
- 정상기능을 해치는 물질사용 시 운전하지 않기
- 전염병을 막는 전략 사용하기
- 고위험 활동 피하기
- 도로에서 속도와 교통규칙 지키기
- 상해로부터 자신을 보호하기

281. 개인적 안녕
(Personal Well-Being)

정의: 자신의 건강상태에 대한 긍정적인 인지 정도

결과평가: 유지 (점) 향상 (점)

지표 \ 측정척도	만족스럽지 않음	약간 만족함	보통	매우 만족함	항상 만족함
	1	2	3	4	5

- 일상적인 활동의 수행
- 평상시의 역할 수행
- 정신적 건강
- 사회적 관계들
- 영적인 생활
- 육체적 건강
- 인지 상태
- 대처 능력
- 이완 능력
- 행복 수준
- 감정 표현 능력
- 활동 조절 능력
- 적절한 건강관리의 선택

282. 신체적 노화
(Physical Aging)

정의: 노화 과정에서 보편적으로 발생하는 신체적 변화

결과평가: 유지 (점) 향상 (점)

지표 \ 측정척도	정상범위에서 극도로 벗어남 1	정상범위에서 상당히 벗어남 2	정상범위에서 보통정도 벗어남 3	정상범위에서 약간 벗어남 4	정상범위에서 벗어나지 않음 5

- 기억력
- 인지상태
- 평균 체질량
- 골밀도
- 심박출량
- 폐활량
- 혈압
- 피부탄력성
- 근력
- 관절 가동성
- 감각 능력
- 방광근 긴장도
- 감염에 대한 저항력
- 청력
- 시력
- 후각능력
- 미각능력
- 기초대사율
- 지방분포 양상
- 모발분포 양상
- 월경양상
- 성기능

283. 신체적 건강
(Physical Fitness)

정의: 신체적 활동을 활력있게 수행하는 능력

결과평가: 유지 (점) 향상 (점)

지표 \ 측정척도	극도로 손상됨 1	상당히 손상됨 2	보통으로 손상됨 3	약간 손상됨 4	전혀 손상되지 않음 5

- 근력
- 근지구력
- 관절 유동성
- 신체활동의 수행
- 규칙적인 운동 수행
- 심혈관계 기능
- 호흡기계 기능
- 유산소 운동
- 신체 비만 지수
- 허리와 엉덩이 비율
- 혈압
- 운동 중 목표 심박수
- 휴식 시 심박수

284. 신체적 상해 심각성
(Physical Injury Severity)

정의: 사건과 외상으로 인한 상해의 심각성

결과평가: 유지 (점) 향상 (점)

지표 \ 측정척도	심각함 1	상당함 2	보통 3	약간 4	없음 5

- 피부 찰과상
- 멍
- 찢긴 상처
- 화상
- 사지의 접질림
- 허리 접질림
- 사지의 골절
- 골반 골절
- 고관절 골절
- 척추 골절
- 두부 골절
- 안면 골절
- 치아 골절
- 두부 개방손상
- 두부 폐쇄손상
- 기동성 손상
- 인식 장애
- 의식수준 저하

285. 신체적 성숙: 여성
(Physical Maturation: Female)

정의: 여성이 아동기에서 성인기로 이동시 나타나는 정상적인 신체적 변화

결과평가: 유지 (점) 향상 (점)

지표 \ 측정척도	정상범위에서 극도로 벗어남 1	정상범위에서 상당히 벗어남 2	정상범위에서 보통정도 벗어남 3	정상범위에서 약간 벗어남 4	정상범위에서 벗어나지 않음 5

- 9.5~14.5세 사이에서의 성장급등
- 골 폐쇄
- 목소리 변화
- 성인의 털 분포
- 유방 발달
- 월경 시작
- 근육층의 증가
- 체지방 감소
- 피지선 분비의 증가
- 발한의 증가

286. 신체적 성숙: 남성
(Physical Maturation: Male)

정의: 아동기에서 성인기로 이동시 남성에게 나타나는 정상적인 신체적 변화

결과평가: 유지 (점) 향상 (점)

지표 \ 측정척도	정상범위에서 극도로 벗어남 1	정상범위에서 상당히 벗어남 2	정상범위에서 보통정도 벗어남 3	정상범위에서 약간 벗어남 4	정상범위에서 벗어나지 않음 5

- 10.5~16세 사이에서 성장 급등
- 골 폐쇄
- 목소리 변화
- 성인의 털 분포
- 고환 하강
- 음경이 커짐
- 첫 사정(몽정)
- 근육층 증가
- 체지방 감소
- 피지선 분비의 증가
- 발한의 증가

287. 놀이 참여
(Play Participation)

정의: 즐거움, 오락, 개발을 촉진시키기 위해 1세부터 11세까지 아이들에 의해서 행해지는 활동

결과평가: 유지 (점) 향상 (점)

지표 \ 측정척도	전혀 나타나지 않음	드물게 나타남	때때로 나타남	자주 나타남	항상 나타남
	1	2	3	4	5

- 놀이에 참여
- 놀이에 대한 만족감 표현
- 놀이에 대한 즐거움
- 놀이 동안 사회적 기술사용
- 놀이 동안 신체적 기술사용
- 놀이 동안 상상력 사용
- 놀이 동안 감정을 표현
- 역할 놀이를 사용함

288. 산후 모성 건강 행위
(Postpartum Maternal Health Behavior)

정의: 영아 출산 후 기간에 모성건강을 촉진하기 위한 개인의 활동

결과평가: 유지 (점) 향상 (점)

지표 \ 측정척도	전혀 나타나지 않음	드물게 나타남	때때로 나타남	자주 나타남	항상 나타남
	1	2	3	4	5

- 모성역할 수용
- 영아와의 유대형성
- 자궁저부 확인
- 오로변화 감시
- 회음부 간호 유지
- 제왕절개 부위 간호유지
- 회음절개 부위 간호유지
- 회음절개 부위 불편감 감시
- 산후 우울증상의 감시
- 유두압통의 감시
- 유방울혈의 감시
- 스트레스 감시
- 새로운 건강문제의 감시
- 수용성 질 윤활제 사용
- 경고증상 발생시 건강간호 확보
- 효과적인 통증관리법 사용
- 스트레스 관리법 사용
- 불안수준 감시
- 안위상태 감시
- 적절한 영양섭취의 유지
- 적절한 수분섭취의 유지
- 규칙적인 운동수행
- 골반운동 시행
- 활동과 휴식의 균형유지
- 수면양상의 관찰
- 필요한 수면을 취하기 위한 전략 사용
- 필요시 우울에 대한 건강관리자의 도움 확보
- 건강관리자와 피임법에 대해 상의
- 성 생활 제한 지침을 따름
- 필요한 경우 건강관리자의 지원을 확보
- 가족지지 사용
- 이용가능한 지지 그룹 이용
- 산후 통상의 진찰이행

289. 절차 후 회복
(Post-Procedure Recovery)

정의: 마취 혹은 진정제 투여가 요구되는 절차 후에 본래 기능으로의 개인 회복 정도

결과평가: 유지 (점) 향상 (점)

지표 \ 측정척도	정상범위에서 극도로 벗어남 1	정상범위에서 상당히 벗어남 2	정상범위에서 보통정도 벗어남 3	정상범위에서 약간 벗어남 4	정상범위에서 벗어나지 않음 5

- 환자 기도유지
- 자발적 호흡
- 호흡률
- 흡기 정도
- 힘찬 기침
- 실내에서 산소포화도 92~94%
- 수축기혈압 정상범위 20mmHg이내
- 구역반사
- 연하능력
- 경구액 보유
- 질문에 응답
- 완전히 깨어있음
- 명령에 따라 사지 움직임
- 보행 허용
- 체온조절
- 소변 배출
- 배뇨
- 체액균형
- 전해질과 산/염기 균형
- 상처 조직 관류
- tube/drain 배액
- 드레싱 배액
- 오심
- 구토
- 몸이 떨림
- 통증

290. 산전 건강 행위
(Prenatal Health Behavior)

정의: 건강한 임신을 촉진시키는 개인적 조치

결과평가: 유지 (점) 향상 (점)

지표 \ 측정척도	전혀 나타나지 않음 1	드물게 나타남 2	때때로 나타남 3	자주 나타남 4	항상 나타남 5

- 건강한 수태 전 상태를 유지
- 적절한 신체역학을 이용
- 산전관리에 대한 약속 지킴
- 건강한 체중증가 패턴 유지
- 적절한 치아관리
- 자동차 안전장치를 적절하게 사용
- 분만교육 시간에 참석
- 규칙적인 운동에 참여
- 임신에 필요한 적당한 영양섭취 유지
- 안전한 성생활
- 처방에 의한 약물의 사용
- 비처방 약물사용에 관해 건강관리 제공자와 상의
- 환경적 위험을 피함
- 감염성 질환에 대한 노출을 피함
- 향정신성 약물을 피함
- 금연
- 금주
- 기형의 원인이 되는 요인들을 피함
- 모욕적인 상황을 피함

291. 절차 전 준비성
(Pre-Procedure Readiness)

정의: 마취나 진정이 필요한 절차를 환자에게 안전하게 수행하도록 하는 준비

결과평가: 유지 (점) 향상 (점)

측정척도 / 지표	적절치 않음	약간 적절함	보통으로 적절함	상당히 적절함	완전히 적절함
	1	2	3	4	5

- 절차에 대한 지식
- 절차 전 과정에 대한 지식
- 절차 후 과정에 대한 지식
- 가능한 위험과 부작용에 대한 지식
- 건강상태의 변화에 대한 확인
- 과거의 마취의 해로운 반응에 대한 확인
- 내장의 준비상태
- 섭취제한 상태
- 피부준비
- 신원확인과정에 대한 지식
- 시술부위의 표시에 관여함
- 필요한 임상검사의 준비
- 필요한 신체사정의 완료
- 동의서 준비
- 절차를 위해 미리 알려준 개인의 준비사항
- 식이의 변화
- 절차를 위해 필요한 약물로 인한 알려준 변화들
- 절차에 관한 우려에 대해 의논함
- 이전 절차에 관한 의문에 대해 의논함
- 절차 전의 checklist에 관여함

292. 조산 영아 조직화
(Preterm Infant Organization)

정의: 임신 24~37주에 태어난 영아의 생리적, 행동적 기능의 통합성

결과평가: 유지 (점) 향상 (점)

측정척도 / 지표	극도로 손상됨	상당히 손상됨	보통으로 손상됨	약간 손상됨	전혀 손상되지 않음
	1	2	3	4	5

- 심박동수 120~160회/분
- 잉태연령지표
- 호흡수 30~60회/분
- 산소포화도 〉85%
- 체온 조절
- 피부색
- 수유 견딤
- 이완된 근긴장
- 원활한 동시적 움직임
- 굽힌 자세
- 손을 입으로 가져옴
- 숙면
- 선잠
- Quiet-alert
- Active-alert
- 자극에 주목함
- 자극에 대한 반응
- 적절한 time-out signal
- 상호작용하는 동안 유지되는 각성
- 돌봄자와 상호작용

293. 정신운동 에너지
(Psychomotor Energy)

정의: 일상생활활동, 영양 및 개인의 안전을 유지하는 능력

결과평가:	유지 (점)		향상 (점)	

측정척도 / 지표	전혀 나타나지 않음 1	드물게 나타남 2	때때로 나타남 3	자주 나타남 4	항상 나타남 5

- 상황에 적절한 반응 보임
- 주의집중 보임
- 몸단장과 개인위생을 유지함
- 정상적인 식욕 보임
- 투약요법을 이행함
- 치료요법을 이행함
- 주위환경에 관심을 보임
- 안정적인 에너지 수준을 유지함
- 일상업무를 완수할 능력을 유지함

	항상 나타남 1	자주 나타남 2	때때로 3	드물게 4	전혀 안 나타남 5

- 자살 생각
- 무기력
- 우울

294. 심리사회적 적응: 생활 변화
(Psychosocial Adjustment: Life Change)

정의: 생활변화에 대한 개인의 심리사회적 적응

결과평가:	유지 (점)		향상 (점)	

측정척도 / 지표	전혀 나타나지 않음 1	드물게 나타남 2	때때로 나타남 3	자주 나타남 4	항상 나타남 5

- 현실적인 목표설정
- 자존감 유지
- 생산성 유지
- 유용성 표현
- 현재에 대한 낙관적인 표현
- 미래에 대한 낙관적인 표현
- 강해진 느낌에 대한 보고
- 다양한 대응전략의 확인
- 효과적인 대응전략 사용
- 효과적인 재정관리 전략 사용
- 이용 가능한 사회적지지 사용
- 여가활동에 참여
- 삶의 방식에 대한 만족감 표현
- 사회참여에 대한 느낌 표현

295. 삶의 질
(Quality of Life)

정의: 개인이 현재의 생활 환경에 대하여 표현한 만족감

결과평가: 유지 (점) 향상 (점)

지표 \ 측정척도	만족스럽지 않음	약간 만족함	보통	매우 만족함	항상 만족함
	1	2	3	4	5

- 건강상태
- 사회적 환경
- 환경적 상황
- 사생활
- 존엄성
- 자율성
- 경제적 상황
- 교육수준
- 직업
- 유대관계
- 삶의 목표달성
- 대처능력
- 자아개념
- 전반적인 기분
- 일상 활동의 독립성

296. 호흡 상태
(Respiratory Status)

정의: 폐 내외의 공기의 운동과 폐포 수준에서의 이산화탄소와 산소의 교환

결과평가: 유지 (점) 향상 (점)

지표 \ 측정척도	정상범위에서 극도로 벗어남	정상범위에서 상당히 벗어남	정상범위에서 보통정도 벗어남	정상범위에서 약간 벗어남	정상범위에서 벗어나지 않음
	1	2	3	4	5

- 호흡수
- 호흡리듬
- 흡기의 깊이
- 청진시 호흡음
- 일회호흡량
- 유발폐활량측정
- 폐활량
- 산소포화도
- 폐기능 검사

	심각함	상당함	보통	약간	없음
	1	2	3	4	5

- 보조 근육 사용
- 흉부 퇴축
- 입술을 오므린 호흡
- 청색증
- 휴식시 호흡곤란
- 가벼운 운동시 호흡곤란
- 안절부절
- 졸림
- 발한
- 인지 장애
- 객담 축적
- 무기폐
- 우발적인 호흡음
- 흡기 장애
- 가쁜 호흡
- 임종 호흡
- 그렁거림
- 곤봉형 손가락
- 코를 벌렁거림
- 열
- 기침

297. 호흡 상태: 기도 개방
(Respiratory Status: Airway Patency)

정의: 기관과 기관지가 열려있는 정도

결과평가: 유지 (점) 향상 (점)

지표 \ 측정척도	정상범위에서 극도로 벗어남 1	정상범위에서 상당히 벗어남 2	정상범위에서 보통정도 벗어남 3	정상범위에서 약간 벗어남 4	정상범위에서 벗어나지 않음 5

- 호흡수
- 호흡 리듬
- 흡기의 깊이
- 분비물 제거 능력

	심각함 1	상당함 2	보통 3	약간 4	없음 5

- 불안
- 두려움
- 질식
- 우발적인 호흡음
- 코를 벌렁거림
- 가쁜 호흡
- 휴식시 호흡곤란
- 가벼운 운동시 호흡곤란
- 보조 근육 사용
- 기침
- 객담 축적
- 임종 호흡

298. 호흡 상태: 가스 교환
(Respiratory Status: Gas Exchange)

정의: 동맥혈 가스 농도를 유지하기 위한 폐포의 CO_2, 또는 O_2 교환

결과평가: 유지 (점) 향상 (점)

지표 \ 측정척도	정상범위에서 극도로 벗어남 1	정상범위에서 상당히 벗어남 2	정상범위에서 보통정도 벗어남 3	정상범위에서 약간 벗어남 4	정상범위에서 벗어나지 않음 5

- PaO_2
- $PaCO_2$
- 동맥혈 pH
- 산소포화도
- 호기말 이산화탄소
- 흉부 X-ray 소견
- 환기관류 균형

	심각함 1	상당함 2	보통 3	약간 4	없음 5

- 휴식시 호흡곤란
- 가벼운 운동시 호흡곤란
- 안절부절
- 청색증
- 졸림
- 인지 장애

299. 호흡 상태: 환기
(Respiratory Status: Ventilation)

정의: 폐 안과 밖으로의 공기 이동

결과평가: 유지 (점) 향상 (점)

지표 \ 측정척도	정상범위에서 극도로 벗어남	정상범위에서 상당히 벗어남	정상범위에서 보통정도 벗어남	정상범위에서 약간 벗어남	정상범위에서 벗어나지 않음
	1	2	3	4	5

- 호흡수
- 호흡 리듬
- 흡기의 깊이
- 타진음
- 일회호흡량
- 폐활량
- 흉부 X-ray 소견
- 폐기능 검사

	심각함	상당함	보통	약간	없음
	1	2	3	4	5

- 보조근육 사용
- 우발적인 호흡음
- 흉부 퇴축
- 입술 오므리기 호흡
- 휴식시 호흡곤란
- 운동시 호흡곤란
- 기좌호흡
- 촉각진탕음
- 비대칭적인 흉부팽창
- 발성 장애
- 객담 축적
- 호기 장애
- 청진시 왜곡된 목소리
- 무기폐

300. 휴식
(Rest)

정의: 정신적, 신체적 회복을 위한 감소된 활동의 정도와 양상

결과평가: 유지 (점) 향상 (점)

지표 \ 측정척도	극도로 손상됨	상당히 손상됨	보통으로 손상됨	약간 손상됨	전혀 손상되지 않음
	1	2	3	4	5

- 휴식의 양
- 휴식의 양상
- 휴식의 질
- 신체적 휴식
- 정신적 휴식
- 감정적 휴식
- 휴식 후 원기회복
- 활력이 넘쳐 보임

301. 위험 통제
(Risk Control)

정의: 실제적이고 개인적이며 조절가능한 건강 위협 요인을 제거하거나 감소시키는 조치

결과평가: 유지 (점) 향상 (점)

지표 \ 측정척도	전혀 나타나지 않음	드물게 나타남	때때로 나타남	자주 나타남	항상 나타남
	1	2	3	4	5

- 위험을 인정
- 환경적 위험 요인을 감시
- 개인적인 행동의 위험 요인을 감시
- 효과적인 위험통제 전략을 개발
- 위험 통제 전략을 조정
- 위험 통제 전략을 위탁
- 선택된 위험 통제 전략을 따름
- 위험을 감소시키기 위해 생활양식을 수정
- 건강 위협에 노출되는 것을 피함
- 적절한 면역을 획득
- 관련된 건강문제를 선별하는 검사에 참여
- 확인된 위험을 선별하는 검사에 참여
- 필요한 의료서비스를 이용
- 위험을 통제하기 위해 개인적 지지체계를 사용
- 위험을 통제하기 위해 지역사회 자원을 사용
- 건강 상태의 변화를 인식
- 건강 상태의 변화를 감시

302. 위험 통제: 음주
(Risk Control: Alcohol Use)

정의: 건강을 위협하는 음주를 멈추거나 줄이는 조치

결과평가: 유지 (점) 향상 (점)

지표 \ 측정척도	전혀 나타나지 않음	드물게 나타남	때때로 나타남	자주 나타남	항상 나타남
	1	2	3	4	5

- 알코올 남용의 위험성을 인정
- 알코올 남용과 관련된 개인의 결과를 인정
- 알코올 남용을 촉진시키는 요인을 알기 위해 환경을 감시
- 개인적인 음주 양상을 감시
- 효과적인 음주 통제 전략을 개발
- 음주 통제 전략을 조정
- 음주 통제 전략을 따르기로 약속
- 선택한 음주 통제 전략을 따름
- 관련 건강 문제를 선별하는 검사에 참여
- 필요한 의료서비스를 이용
- 알코올 남용을 통제하기 위해 개인의 지지체계를 사용
- 알코올 남용을 통제하기 위해 지지그룹을 사용
- 알코올 남용을 통제하기 위해 지역사회 자원을 사용
- 일반적인 건강상태의 변화를 인식
- 건강상태의 변화를 감시
- 음주를 통제

303. 위험 통제: 암
(Risk Control: Cancer)

정의: 암의 가능성을 줄이거나 찾아내기 위한 조치

결과평가:	유지 (점)		향상 (점)		
지표 \ 측정척도	전혀 나타나지 않음 1	드물게 나타남 2	때때로 나타남 3	자주 나타남 4	항상 나타남 5

- 암 예방에 대한 최신 정보를 찾음
- 발암물질에 노출을 방지
- 발암물질로부터 자신을 보호
- 담배사용을 막음
- 발암물질에 노출을 막기 위해 환경을 바꿈
- 위험을 줄이기 위한 식이 권장사항을 따름
- 암 발견을 위해 권장하는 자가 사정을 수행
- 권장하는 암 검진에 참여
- 권장하는 예방접종을 받음
- 비정상적인 검진 결과에 따라 의료서비스를 받음

304. 위험 통제: 심혈관 건강
(Risk Control: Cardiovascular Health)

정의: 심혈관 건강을 위협하는 요인을 없애거나 줄이기 위한 조치

결과평가:	유지 (점)		향상 (점)		
지표 \ 측정척도	전혀 나타나지 않음 1	드물게 나타남 2	때때로 나타남 3	자주 나타남 4	항상 나타남 5

- 심혈관 질환에 대한 위험을 인정
- 행동을 바꾸는 능력을 인정
- 담배를 사용하지 않음
- 혈압을 감시
- 요골맥박을 감시
- 스트레스 관리법을 사용
- 효과적인 체중조절 전략을 사용
- 권장 식이를 따름
- 흥분제의 효과를 감시
- 비처방 약물의 주의사항을 따름
- 필요한 적절한 의료서비스를 이용
- 심혈관 건강 유지법에 대한 정보를 찾음
- 콜레스테롤 검사에 참여
- 처방대로 약물을 사용
- 규칙적인 운동에 참여
- 에어로빅 운동에 참여

305. 위험 통제: 약물 사용
(Risk Control: Drug Use)

정의: 건강을 위협하는 약물 사용을 중단시키거나 감소시키는 조치

결과평가: 유지 (점) 향상 (점)

측정척도 / 지표	전혀 나타나지 않음	드물게 나타남	때때로 나타남	자주 나타남	항상 나타남
	1	2	3	4	5

- 약물 남용에 대한 위험을 인정
- 약물 남용의 결과를 인정
- 약물 남용을 촉진하는 요인에 대한 환경을 감시
- 개인의 약물 사용 양상을 감시
- 효과적인 약물 사용 통제 전략을 개발
- 약물 사용 통제 전략을 조정
- 약물 사용 통제 전략을 따르기로 약속
- 선택한 약물 사용 통제 전략을 따름
- 관련 건강 문제에 대한 검진에 참여
- 필요한 의료서비스를 사용
- 약물 남용을 통제하기 위해 개인의 지지체계를 사용
- 약물 남용을 통제하기 위해 지지그룹을 사용
- 약물 남용을 통제하기 위해 지역사회의 자원을 사용
- 일반적인 건강 상태의 변화를 인식
- 건강 상태의 변화를 감시
- 유해한 약물을 사용하지 않음

306. 위험 통제: 청력 손상
(Risk Control: Hearing Impairment)

정의: 변화된 청력기능의 가능성을 제거하거나 감소시키는 조치

결과평가: 유지 (점) 향상 (점)

측정척도 / 지표	전혀 나타나지 않음	드물게 나타남	때때로 나타남	자주 나타남	항상 나타남
	1	2	3	4	5

- 청력 저하의 증상을 감시
- 고막의 완전한 상태를 보호
- 귀 손상을 방지
- 소음 노출을 줄임
- 정상적인 귀지 양을 유지
- 귀의 감염을 관리
- 청력 보호장치를 사용
- 정기적인 귀 검진을 받음
- 정기적으로 청력검사를 받음
- 처방대로 귀 약물을 사용
- 귀에 이물질을 제거

307. 위험 통제: 고체온
(Risk Control: Hyperthermia)

정의: 신체 고열발생을 예방하거나 발견하거나 발생우려를 줄이는 개인의 행동

결과평가: 유지 (점) 향상 (점)

지표 \ 측정척도	전혀 나타나지 않음	드물게 나타남	때때로 나타남	자주 나타남	항상 나타남
	1	2	3	4	5

- 개인의 위험요인을 인정
- 고체온의 증상과 징후를 확인
- 열 생산을 촉진하는 건강상태를 인정
- 체온을 상승시키는 환경적 요인을 인정
- 따뜻한 날씨에 차안에 있는 위험을 인정
- 체온과 나이의 관계를 인정
- 체온을 조절하기 위해 생활환경을 조정
- 적절한 수분섭취를 조정
- 체온조절을 위해 신체적 활동을 조정
- 적절한 의복을 착용
- 피부 외피가 손상되지 않게 유지
- 알코올 섭취를 피함
- 위험요인을 증가시키는 건강문제에 대한 검진에 참여
- 체온을 조절하기 위해 자기방어 활동을 수행
- 체온에 대한 처방된 약물 효과를 확인
- 위험요소를 감소시키기 위해 격렬한 활동을 피함
- 위험요인을 줄이기 위해 지역사회의 보호소를 이용
- 하루 중 가장 시원할 때 야외활동을 함
- 여행시 따뜻한 기후에 적응하도록 함

308. 위험 통제: 저체온
(Risk Control: Hypothermia)

정의: 신체 저체온 현상을 예방하거나 발견하거나 발생우려를 줄이는 개인의 활동

결과평가: 유지 (점) 향상 (점)

지표 \ 측정척도	전혀 나타나지 않음	드물게 나타남	때때로 나타남	자주 나타남	항상 나타남
	1	2	3	4	5

- 저체온에 대한 개인의 위험요인을 인정
- 저체온의 증상과 징후를 확인
- 열 생산을 감소시키는 건강상태를 인정
- 열을 보존하는 기능을 위태롭게 하는 상태를 인정
- 열 손실을 촉진하는 건강상태를 인정
- 체온을 감소시키는 환경적 요인을 인정
- 체온과 나이의 관계를 인정
- 열을 보존시키기 위해 생활환경을 조정
- 이동수단 안에 응급 보온담요를 비치
- 체온 조절을 위해 신체적 활동을 조정
- 피부 외피가 손상되지 않게 유지
- 위험요소를 증가시키는 건강문제에 대한 검진에 참여
- 체온 조절을 위해 자기방어 활동을 수행
- 적절한 수분섭취를 조정
- 적절한 의복을 착용
- 하루 중 가장 따뜻할 때 야외활동을 수행
- 체온에 대한 처방된 약물효과를 확인
- 여행시 추운기후에 적응하도록 함

309. 위험 통제: 감염과정
(Risk Control: Infectious Process)

정의: 감염을 예방하거나 발견하거나 발생우려를 줄이는 개인 활동

결과평가: 유지 (점) 향상 (점)

지표 \ 측정척도	전혀 나타나지 않음	드물게 나타남	때때로 나타남	자주 나타남	항상 나타남
	1	2	3	4	5

- 감염에 대한 개인의 위험요인을 인정
- 감염과 관련된 개인의 결과를 인정
- 감염에 대한 위험과 관련된 행동을 인정
- 일상생활에서 감염에 대한 위험요인을 확인
- 잠재적 위험요인을 나타내는 개인의 증상과 징후를 확인
- 감지된 감염위험을 확인
- 감염된 타인으로부터 스스로를 보호하기 위해 전략을 확인
- 감염위험과 관련된 요인에 대한 개인의 행동을 감시
- 감염위험과 관련된 요인에 대한 환경을 감시
- 감염병의 잠복기 시간을 감시
- 깨끗한 환경을 유지
- 물품을 소독하기 위한 전략을 사용
- 효과적인 감염관리 전략을 개발
- 손 소독을 실행
- 감염관리 전략을 실행
- 일반적인 건강상태의 변화를 감시
- 필요에 따라 적절한 의료서비스를 이용
- 보편적인 예방조치를 사용
- 필요에 따라 감염관리 전략을 조정
- 휴식을 촉진하기 위한 활동을 실행
- 수분섭취를 촉진하기 위한 활동을 실행
- 위험을 줄이기 위해 즉각적인 조치를 취함
- 지시에 따라 예방접종을 받음
- 신뢰할 수 있는 정보원을 사용

310. 위험 통제: 성 전염성 질환
(Risk Control: Sexually Transmitted Diseases (STD))

정의: 성병과 관련된 행동을 중단시키거나 감소시키는 조치

결과평가: 유지 (점) 향상 (점)

지표 \ 측정척도	전혀 나타나지 않음	드물게 나타남	때때로 나타남	자주 나타남	항상 나타남
	1	2	3	4	5

- 성병에 대한 개인의 위험성을 인정한다.
- 성병과 관련된 개인의 결과를 인정한다.
- 성병 노출 위험에 대한 접촉자들을 감시한다.
- 성병 노출 위험에 대한 개인적인 행동을 감시한다.
- 성병 노출을 줄이기 위한 효과적인 전략을 개발한다.
- 노출 통제 전략을 조정한다.
- 노출 통제 전략을 약속한다.
- 선택된 노출 통제 전략을 따른다.
- 성병의 증상과 징후를 감시한다.
- 성행위 전에 파트너의 성병 상태에 대해 물어본다.
- 성병 전염을 통제할 수 있는 방법을 사용한다.
- 성병검진에 참여한다.
- 건강 문제와 관련된 검진에 참여한다.
- 성병 치료를 위해 지역사회 의료서비스를 이용한다.
- 성병에 대한 치료를 준수한다.
- 성병 감염의 경우 성적 파트너에게 알린다.
- 성병이 없음을 유지한다.

311. 위험 통제: 태양 노출
(Risk Control: Sun Exposure)

정의: 피부와 눈을 태양 노출로부터 막거나 위험을 줄이는 개인의 행동

결과평가: 유지 (점) 향상 (점)

지표 \ 측정척도	전혀 나타나지 않음	드물게 나타남	때때로 나타남	자주 나타남	항상 나타남
	1	2	3	4	5

- 태양노출에 대한 개인의 위험성을 인정
- 권장하는 SPF나 그 이상의 자외선 차단제를 선택
- 적절한 양의 자외선 차단제를 도포
- 필요에 따라 자외선 차단제를 다시 도포
- 오전10시에서 오후3시 사이에는 태양노출을 피함
- 태양 노출 시간을 감시
- 그늘에서 야외활동을 함
- 피부를 보호할 수 있는 적절한 옷을 입음
- 머리와 얼굴을 보호하기 위해 4-inch 챙이 달린 모자를 착용
- 입술을 보호하는 연고를 사용
- 야외활동시 자외선 보호안경을 착용
- 자외선 장치의 사용을 피함
- 정기적인 피부검사에 대한 지시를 따름
- 광선과민증에 대한 약물의 부작용을 확인
- 자외선 차단에 대해 신뢰할 수 있는 정보원을 이용

312. 위험 통제: 담배 사용
(Risk Control: Tobacco Use)

정의: 담배 사용을 중단시키거나 감소시키는 조치

결과평가: 유지 (점) 향상 (점)

지표 \ 측정척도	전혀 나타나지 않음	드물게 나타남	때때로 나타남	자주 나타남	항상 나타남
	1	2	3	4	5

- 담배 사용의 위험성을 인정
- 담배 사용과 관련된 개인의 이익을 인정
- 담배 사용과 관련된 개인의 결과를 인정
- 담배 사용을 촉진시키는 요인에 대한 환경을 감시
- 동료집단으로부터 받은 압력의 결과를 인정
- 필요에 따라 적절한 의료서비스를 이용
- 담배사용을 예방하기 위해 개인의 지지체계를 사용
- 담배사용을 예방하기 위해 지지그룹을 사용
- 신체적 활동에 참여
- 담배사용을 촉진시키는 사회적 상황을 피함
- 담배사용에 끌어들이는 사회적 영향을 인식
- 담배사용에 끌어들이는 문화적 영향을 인식
- 담배사용을 막기 위해 지역사회 자원을 사용
- 신뢰할 수 있는 정보원을 사용
- 건강 상태의 변화를 감시
- 일반적인 건강상태의 변화를 인식
- 주위 동료들의 담배사용을 막기 위한 전략을 사용

313. 위험 통제: 원하지 않는 임신
(Risk Control: Unintended Pregnancy)

정의: 비의도적인 임신의 가능성을 줄이는 조치

결과평가: 유지 (점) 향상 (점)

지표 \ 측정척도	전혀 나타나지 않음 1	드물게 나타남 2	때때로 나타남 3	자주 나타남 4	항상 나타남 5

- 원하지 않은 임신의 위험성을 인정
- 원하지 않은 임신과 관련된 개인의 결과를 설명
- 임신의 생리학적 과정을 이해
- 효과적인 임신 예방 전략을 개발
- 임신 예방 전략을 조정
- 임신 예방 전략을 약속
- 선택된 임신 예방 전략을 따름
- 예방 전략을 강화하기 위해 지지체계를 사용
- 신뢰할만한 지역사회 자원을 사용
- 자신에게 적절한 피임법을 확인
- 피임 용품과 장치를 얻음
- 피임 방법을 정확하게 사용
- 필요에 따라 적절한 의료서비스를 이용

314. 위험 통제: 시력 손상
(Risk Control: Visual Impairment)

정의: 변화된 시력기능의 가능성을 없애거나 줄이기 위한 조치

결과평가: 유지 (점) 향상 (점)

지표 \ 측정척도	전혀 나타나지 않음 1	드물게 나타남 2	때때로 나타남 3	자주 나타남 4	항상 나타남 5

- 시력저하의 증상을 감시
- 눈을 위협하는 환경을 감시
- 눈의 외상을 피함
- 활동하는 동안 적절한 조명을 사용
- 눈의 피로를 일으키는 활동으로부터 휴식을 취함
- 안질환의 증상을 감시
- 처방대로 안약을 사용
- 눈을 보호하는 장치를 사용
- 눈 검진을 받음
- 녹내장 검진을 받음
- 시력감퇴 검진을 받음

315. 위험 발견

(Risk Detection)

정의: 개인의 건강 위협을 확인하기 위해 취해진 조치

결과평가: 유지 (점) 향상 (점)

지표 \ 측정척도	전혀 나타나지 않음	드물게 나타남	때때로 나타남	자주 나타남	항상 나타남
	1	2	3	4	5

- 위험을 나타내는 증상과 징후를 인식
- 잠재적인 건강 위험을 확인
- 인지된 위험을 확인
- 지시받은 간격으로 자가 검진을 수행
- 지시받은 간격으로 검사에 참여
- 가족력에 대한 지식을 얻음
- 가족력에 대한 최신의 지식을 유지
- 필요에 따라 적절한 의료서비스를 이용
- 건강권장사항의 변화에 대한 정보를 얻음
- 개인의 위험에 대한 정보를 유지하기 위해 자원을 사용
- 개인력에 대한 가장 최근의 정보를 갖고 있음

316. 역할 수행

(Role Performance)

정의: 개인의 역할 기대치와 역할 행동간의 일치성

결과평가: 유지 (점) 향상 (점)

지표 \ 측정척도	적절치 않음	약간 적절함	보통으로 적절함	상당히 적절함	완전히 적절함
	1	2	3	4	5

- 질병이나 장애와 역할 변화를 설명
- 노인부양과 역할 변화를 설명
- 새로운 가족구성원과 역할변화를 설명
- 가족구성원이 집을 떠났을 때 역할변화를 설명
- 역할변화에 대한 전략을 보고
- 역할기대 수행
- 역할 전환기간에 대한 지식
- 가족 역할 행위 수행
- 부모 역할 행위 수행
- 친구 역할 행위 수행
- 지역사회 역할 행위 수행
- 작업 역할 행위 수행
- 교우관계 역할 행위 수행
- 역할기대와 편안함을 보고
- 역할변화와 편안함을 보고

317. 안전한 가정환경
(Safe Home Environment)

정의: 가정에서 신체적 손상이나 상해의 원인이 되는 환경적 요인을 최소화하기 위한 물리적인 준비

결과평가: 유지 (점) 향상 (점)

측정척도 / 지표	적절치 않음	약간 적절함	보통으로 적절함	상당히 적절함	완전히 적절함
	1	2	3	4	5

- 건물 유지
- 외부 채광의 공급
- 내부 채광의 공급
- 깨끗한 물의 이용가능성
- 주거의 쾌적함
- 쥐와 벌레의 제거
- 주거 안에서 안전하게 활동할 공간
- 창문 장금장치
- 출입문 장금장치
- 난간 배치
- 일산화탄소 탐지기 유지
- 연기탐지기 유지
- 개인 알람시스템의 사용
- 접근가능한 전화기의 준비
- 적절한 위험주의 라벨의 배치
- 약물의 안전한 보관
- 약물의 적절한 처리
- 접근가능한 장소 안에 보조도구의 준비
- 안전 기준에 맞는 장비 준비
- 소화기의 안전한 보관
- 위험한 물질의 안전한 보관
- 위험한 물질의 안전한 처리
- 성냥/라이터의 안전한 보관
- 독성가스의 제거
- 담배연기의 제거
- 위험을 줄이는 가구의 배치
- 안전한 놀이영역의 확보
- 잘 사용하지 않는 가전제품은 문에서 제거
- 해로운 위험을 야기하는 것을 수정
- 연령에 맞는 안전한 장난감을 준비
- 전기콘센트 커버를 사용
- 실내온도 조절
- 해로운 수준의 소음을 제거
- 창문 안전장치를 배치

318. 안전한 배회
(Safe Wandering)

정의: 명백한 목적이 없는 인식장애가 있는 개인이 안전하고 사회적으로 수용가능하도록 돌아다니는 것

결과평가: 유지 (점) 향상 (점)

지표 \ 측정척도	전혀 나타나지 않음	드물게 나타남	때때로 나타남	자주 나타남	항상 나타남
	1	2	3	4	5

- 자신을 해치지 않고 여기저기 돌아다님
- 타인을 해치지 않고 여기저기 돌아다님
- 한번에 5분 이상 앉아 있음
- 정해진 경로를 걸음
- 환경에 만족한 것처럼 보임
- 동행자가 없을 때 보안구역에 머무름
- 자신과 공공장소에서만 여기저기 돌아다님
- 자신의 화장실 시설을 사용
- 목적있는 활동을 수행
- 익숙한 장소에서 랜드마크의 정확한 위치를 찾아냄
- 쉽게 방향을 바꿈
- 옷을 적절하게 입음

	항상 나타남	자주 나타남	때때로 나타남	드물게 나타남	전혀 나타나지 않음
	1	2	3	4	5

- 낙상
- 불안해 보임
- 움직이는 동안 장애물에 부딪힘
- 집에 가고 싶다고 말함
- 보안구역에서 달아나려고 함
- 보안구역에서 길을 잃음
- 다른 사람의 공간을 침범
- 환경에서 다른 사람들을 속상하게 함
- 단체 활동을 방해

319. 발작 조절
(Seizure Control)

정의: 발작 에피소드의 발생을 줄이거나 최소화하기 위한 개인의 활동

결과평가: 유지 (점) 향상 (점)

지표 \ 측정척도	전혀 나타나지 않음	드물게 나타남	때때로 나타남	자주 나타남	항상 나타남
	1	2	3	4	5

- 발작의 촉발요인을 설명
- 처방에 따라 약을 사용
- 필요한 약을 구함
- 약물 부작용이 발생했을 때 건강전문가에게 연락
- 발작의 촉발/위험요인을 피함
- 발작 빈도가 증가하면 즉시 치료를 받음
- 발작 활동을 감소시키기 위해 효과적인 스트레스 감소 기법을 사용
- 발작장애에 대한 긍정적인 태도를 유지
- 역할수행을 유지
- 사회적 관계를 유지
- 수면-각성 양상을 유지
- 처방된 신체적 운동 프로그램에 따름

320. 자가 간호 상태
(Self-Care Status)

정의: 기본적인 개인의 간호활동과 도구적 일상생활활동을 수행할 수 있는 능력

결과평가: 유지 (점) 향상 (점)

지표 \ 측정척도	극도로 손상됨 1	상당히 손상됨 2	보통으로 손상됨 3	약간 손상됨 4	전혀 손상되지 않음 5

- 스스로 목욕
- 스스로 옷을 입음
- 식사를 위해 음식과 음료를 준비
- 스스로 먹음
- 개인청결을 유지
- 구강위생을 유지
- 자신의 비경구용 약물을 관리
- 자신의 경구용 약물을 관리
- 집안 일을 수행
- 집안 재정을 관리
- 스스로 독립적으로 화장실에 감

321. 자가 간호: 일상 생활 활동
(Self-Care: Activities of Daily Living (ADL))

정의: 가장 기본적인 신체적인 일과 개인의 간호활동을 수행하는 능력

결과평가: 유지 (점) 향상 (점)

지표 \ 측정척도	극도로 손상됨 1	상당히 손상됨 2	보통으로 손상됨 3	약간 손상됨 4	전혀 손상되지 않음 5

- 식사
- 옷입기
- 대·소변 가리기
- 목욕
- 몸단장
- 위생
- 구강 위생
- 걷기
- 휠체어 이동
- 이동 수행
- 스스로 체위 변경

322. 자가 간호: 목욕
(Self Care: Bathing)

정의: 자신의 몸을 씻을 수 있는 능력

결과평가: 유지 (점) 향상 (점)

지표 \ 측정척도	극도로 손상됨 1	상당히 손상됨 2	보통으로 손상됨 3	약간 손상됨 4	전혀 손상되지 않음 5

- 욕실에 들어가고 나오기
- 목욕 물품 가져오기
- 목욕물 받기
- 물 틀기
- 물 안으로 들어가기
- 물 온도 조절
- 물 흐름 조절
- 씽크대에서 몸 씻기
- 욕조에서 몸 씻기
- 샤워로 몸 씻기
- 얼굴 씻기
- 상체 씻기
- 하체 씻기
- 회음부 씻기
- 몸을 말리기

323. 자가 간호: 옷입기
(Self-Care: Dressing)

정의: 혼자 옷을 입을 수 있는 능력

결과평가: 유지 (점) 향상 (점)

지표 \ 측정척도	극도로 손상됨 1	상당히 손상됨 2	보통으로 손상됨 3	약간 손상됨 4	전혀 손상되지 않음 5

- 옷을 선택
- 서랍에서 옷을 꺼내기
- 벽장에서 옷을 꺼내기
- 옷을 집어 들기
- 상의 입기
- 하의 입기
- 단추 채우기
- 잠근장치 사용
- 지퍼 사용
- 양말 신기
- 신발 신기
- 신발끈 묶기
- 상의 벗기
- 하의 벗기

324. 자가 간호: 음식섭취
(Self-Care: Eating)

정의: 음식을 준비해서 섭취할 수 있는 능력

결과평가: 유지 (점) 향상 (점)

지표 \ 측정척도	극도로 손상됨	상당히 손상됨	보통으로 손상됨	약간 손상됨	전혀 손상되지 않음
	1	2	3	4	5

- 섭취할 음식 준비
- 용기 열기
- 음식을 잘게 자르기
- 조리기구를 사용
- 조리기구에 음식을 담기
- 컵 또는 유리잔을 집어 들기
- 손가락으로 음식을 입으로 가져가기
- 용기로 음식을 입으로 가져가기
- 조리기구로 음식을 입으로 가져가기
- 컵으로 음료수 마시기
- 입안에 음식을 넣기
- 입안에 있는 음식을 처리하기
- 음식 씹기
- 음식 삼키기
- 물 삼키기
- 식사 마치기

325. 자가 간호: 위생
(Self-Care: Hygiene)

정의: 자신의 위생을 유지할 수 있는 능력

결과평가: 유지 (점) 향상 (점)

지표 \ 측정척도	극도로 손상됨	상당히 손상됨	보통으로 손상됨	약간 손상됨	전혀 손상되지 않음
	1	2	3	4	5

- 손 씻기
- 회음부 닦기
- 귀 닦기
- 보호용 패드 착용
- 코를 풀고 깨끗하게 유지
- 구강위생 유지
- 머리 감기
- 머리 빗질하기
- 면도
- 화장
- 손톱관리
- 발톱관리
- 거울 사용
- 깔끔한 외모 유지
- 신체 위생 유지

326. 자가 간호: 도구적 일상 생활 활동
(Self Care: Instrumental Activities of Daily Living (IADL))

정의: 가정이나 지역사회 내에서의 역할에 필요한 활동을 수행할 수 있는 능력

결과평가: 유지 (점) 향상 (점)

지표 \ 측정척도	극도로 손상됨 1	상당히 손상됨 2	보통으로 손상됨 3	약간 손상됨 4	전혀 손상되지 않음 5

- 식료품 구입
- 옷 구입
- 가정용품 구입
- 식사 준비
- 식사 차리기
- 전화 하기
- 편지 쓰기
- 용기 열기
- 집안 일 하기
- 집수리 하기
- 마당일 하기
- 돈 관리
- 직장 일하기
- 대중교통 이용
- 자가용 운전
- 자신의 빨래하기
- 자신의 비경구용 약물 관리
- 자신의 경구용 약물 관리

327. 자가 간호: 경구 및 국소투약
(Self-Care: Non-Parenteral Medication)

정의: 독립적으로나 보조장치 없이 치료 목표를 달성하기 위해 경구 및 국소 투여 약물을 관리할 수 있는 능력

결과평가: 유지 (점) 향상 (점)

지표 \ 측정척도	극도로 손상됨 1	상당히 손상됨 2	보통으로 손상됨 3	약간 손상됨 4	전혀 손상되지 않음 5

- 약 확인
- 정확한 용량 말함
- 자기감시 활동 수행
- 치료효과 감시
- 치료효과를 달성하기 위해 약물 조정
- 약물 주의사항 따르기
- 약물 부작용 감시
- 보조기억장치 사용
- 정확하게 모니터링 장비 사용
- 필요한 물품 유지
- 약을 올바르게 보관
- 처방대로 약 사용
- 약품을 올바르게 폐기
- 필요한 검사를 받기
- 검사결과의 의미 이해

328. 자가 간호: 구강 위생

(Self-Care: Oral Hygiene)

정의: 독립적으로나 보조장치 없이 자신의 구강과 치아를 관리할 수 있는 능력

결과평가: 유지 (점) 향상 (점)

측정척도 / 지표	심각함	상당함	보통	약간	없음
	1	2	3	4	5

- 양치질
- 치실질
- 구강세정제 사용
- 의치나 치아기구 세척
- 구강, 잇몸, 혀 닦기
- 정기적으로 치과검진 받기

329. 자가 간호: 비경구 투약

(Self Care: Parenteral Medication)

정의: 독립적으로나 보조장치 없이 치료 목표를 달성하기 위해 비경구 투약을 할 수 있는 능력

결과평가: 유지 (점) 향상 (점)

측정척도 / 지표	극도로 손상됨	상당히 손상됨	보통으로 손상됨	약간 손상됨	전혀 손상되지 않음
	1	2	3	4	5

- 약 확인
- 정확한 용량 말하기
- 치료효과 감시
- 치료효과를 달성하기 위해 약물 조정
- 약물 주의사항 따르기
- 약물 부작용 감시
- 보조기억장치 사용
- 자기 감시 활동 수행
- 정확하게 모니터링 장비 사용
- 필요한 물품 유지
- 처방대로 약 사용
- 약을 올바르게 보관
- 약을 올바르게 폐기
- 주사기와 바늘을 올바르게 폐기
- 무균술 유지
- 주사부위 감시
- 필요한 검사 받기

330. 자가 간호: 배뇨/배변
(Self-Care: Toileting)

정의: 스스로 대·소변을 볼 수 있는 능력

결과평가: 유지 (점) 향상 (점)

측정척도 / 지표	극도로 손상됨	상당히 손상됨	보통으로 손상됨	약간 손상됨	전혀 손상되지 않음
	1	2	3	4	5

- 적시에 방광이 차는 것에 대해 반응
- 적시에 배변욕구에 반응
- 화장실에 들어가고 나오기
- 옷 벗기
- 변기에 스스로 앉기
- 배뇨충동을 느끼고 배뇨하기 전에 화장실에 도착
- 방광 비우기
- 장 비우기
- 변기에서 일어나기
- 배뇨후 스스로 닦기
- 배변후 스스로 닦기
- 용변후 옷을 올바로 입기

331. 간호에 대한 자가 지시
(Self-Direction of Care)

정의: 가정이나 지역사회에서 기능하는데 필요한 신체적인 일, 개별적 간호 활동을 수행하거나 보조하도록 다른 사람에게 지시하는 것

결과평가: 유지 (점) 향상 (점)

측정척도 / 지표	전혀 나타나지 않음	드물게 나타남	때때로 나타남	자주 나타남	항상 나타남
	1	2	3	4	5

- 건강관리 목적 설정
- 적절한 간호 설명
- 필요한 자원 얻기
- 다른 사람에게 적절한 간호 행위를 가르치기
- 다른 사람이 제공한 간호 평가
- 간호행위가 적절하게 완료되었는지 결정
- 문제해결에 대한 자신감을 표현
- 간호가 부적절할 때 바로잡는 조치를 취하기
- 타인에게 적절한 건강유지 활동을 가르치기

332. 자존감
(Self-Esteem)

정의: 자신의 가치에 대한 개인의 판단

결과평가: 유지 (　　　점)　향상 (　　　점)

지표 \ 측정척도	전혀 긍정적이지 않음	드물게 긍정적임	때때로 긍정적임	자주 긍정적임	항상 긍정적임
	1	2	3	4	5

- 자기 수용을 말하기
- 자신의 한계를 수용
- 똑바로 선 자세를 유지
- 눈 접촉을 유지
- 자신에 대해 설명
- 다른 사람을 고려
- 개방적인 의사소통
- 개인적인 중요한 역할을 성취
- 몸단장과 위생을 유지
- 그룹에서 참여와 경청이 균형을 이룸
- 자신감의 수준
- 다른 사람들의 칭찬을 수용
- 다른 사람들의 반응을 기대
- 건설적인 비평을 수용
- 자진해서 다른 사람과 대면
- 직장에서의 성공을 말하기
- 학교에서의 성공을 말하기
- 사회 집단에서의 성공을 말하기
- 자부심을 말하기
- 자아존중감에 대한 생각

333. 자해 억제
(Self-Mutilation Restraint)

정의: 고의적으로 자신에게 상처 입히는 것을 자제하는 능력

결과평가: 유지 (　　　점)　향상 (　　　점)

지표 \ 측정척도	전혀 나타나지 않음	드물게 나타남	때때로 나타남	자주 나타남	항상 나타남
	1	2	3	4	5

- 자해하기 위한 수단을 모으는 것을 삼가
- 필요에 따라 도움 받기
- 자해하지 않겠다는 약속을 유지
- 치료 처방을 따르기
- 효과적인 대응전략을 사용
- 감독 없이 자기 통제를 유지
- 자해를 삼가
- 정신건강증진 활동에 참여
- 이용할 수 있는 지지그룹을 사용
- 처방된 대로 약을 사용

334. 감각 기능
(Sensory Function)

정의: 피부자극, 소리, 자기수용, 맛과 냄새, 그리고 시각적 형상 각각을 정확하게 느끼는 정도

결과평가: 유지 (점) 향상 (점)

지표 \ 측정척도	정상범위에서 극도로 벗어남 1	정상범위에서 상당히 벗어남 2	정상범위에서 보통정도 벗어남 3	정상범위에서 약간 벗어남 4	정상범위에서 벗어나지 않음 5

- 촉각
- 청각
- 머리의 위치변경을 감지하는 능력
- 체위변경을 감지하는 능력
- 후각
- 미각
- 시각

335. 감각 기능: 촉각
(Sensory Function: Cutaneous)

정의: 손상된 부위의 피부가 자극을 감지하는 정도

결과평가: 유지 (점) 향상 (점)

지표 \ 측정척도	정상범위에서 극도로 벗어남 1	정상범위에서 상당히 벗어남 2	정상범위에서 보통정도 벗어남 3	정상범위에서 약간 벗어남 4	정상범위에서 벗어나지 않음 5

- 날카로움과 둔함을 식별
- 두 지점 식별
- 진동 식별
- 따뜻함 식별
- 차가움 식별
- 간지럼과 가려움 식별
- 유해 자극 식별

	심각함 1	상당함 2	보통 3	약간 4	없음 5

- 감각 이상
- 과감각
- 저림
- 감각상실

336. 감각 기능: 청각
(Sensory Function: Hearing)

정의: 보청기를 사용할 때나 사용하지 않을 때 소리를 감지한 정도

결과평가: 유지 (점) 향상 (점)

지표 \ 측정척도	정상범위에서 극도로 벗어남	정상범위에서 상당히 벗어남	정상범위에서 보통정도 벗어남	정상범위에서 약간 벗어남	정상범위에서 벗어나지 않음
	1	2	3	4	5

- 청력(좌)
- 청력(우)
- 소리의 공기 전도(좌)
- 소리의 공기 전도(우)
- 소리의 뼈 전도(좌)
- 소리의 뼈 전도(우)
- 공기 전도와 뼈 전도의 비율
- 분리음 식별
- 왼쪽 귀로부터 15cm 떨어진 곳에서의 속삭임이 들림(음성검사)
- 오른쪽 귀로부터 15cm 떨어진 곳에서의 속삭임이 들림(음성검사)
- 소리에 고개를 돌림
- 청각 자극에 관심을 보임
- 소리의 근원을 인식

	심각함	상당함	보통	약간	없음
	1	2	3	4	5

- 이명(좌)
- 이명(우)
- 고음 상실
- 소음이 있는 환경에서 대화를 알아듣는 능력 상실

337. 감각 기능: 고유수용감각
(Sensory Function: Proprioception)

정의: 머리와 신체의 위치와 움직임을 제대로 감지하는 정도

결과평가: 유지 (점) 향상 (점)

지표 \ 측정척도	정상범위에서 극도로 벗어남	정상범위에서 상당히 벗어남	정상범위에서 보통정도 벗어남	정상범위에서 약간 벗어남	정상범위에서 벗어나지 않음
	1	2	3	4	5

- 머리의 위치 식별
- 머리의 움직임 식별
- 상지의 움직임 식별
- 하지의 움직임 식별
- 상지의 위치 식별
- 하지의 위치 식별
- 몸통의 움직임 식별
- 몸통의 위치 식별
- 균형 감각

	심각함	상당함	보통	약간	없음
	1	2	3	4	5

- 현훈
- 어지러움
- 안구진탕

338. 감각 기능: 미각과 후각
(Sensory Function: Taste & Smell)

정의: 타액에 녹아있거나 흡입한 화학물질을 제대로 감지하는 정도

결과평가: 유지 (점) 향상 (점)

지표 \ 측정척도	정상범위에서 극도로 벗어남	정상범위에서 상당히 벗어남	정상범위에서 보통정도 벗어남	정상범위에서 약간 벗어남	정상범위에서 벗어나지 않음
	1	2	3	4	5

- 냄새 식별
- 단맛 인지
- 짠맛 인지
- 쓴맛 인지
- 신맛 인지

	심각함	상당함	보통	약간	없음
	1	2	3	4	5

- 왜곡된 냄새
- 왜곡된 맛
- 금속성 맛
- 편측 후각 마비

339. 감각 기능: 시각
(Sensory Function: Vision)

정의: 시각상을 제대로 감지하는 정도

결과평가: 유지 (점) 향상 (점)

지표 \ 측정척도	정상범위에서 극도로 벗어남	정상범위에서 상당히 벗어남	정상범위에서 보통정도 벗어남	정상범위에서 약간 벗어남	정상범위에서 벗어나지 않음
	1	2	3	4	5

- 중심 시력(좌)
- 중심 시력(우)
- 주변 시력(좌)
- 주변 시력(우)
- 중심 시야(좌)
- 중심 시야(우)
- 주변 시야(좌)
- 주변 시야(우)
- 시각 자극에 반응

	심각함	상당함	보통	약간	없음
	1	2	3	4	5

- 편측시야 결손
- 부유물
- 빛이 번쩍임
- 달무리
- 거미줄
- 복시
- 흐린 시력
- 왜곡된 시력
- 왜곡된 색각
- 야맹증
- 주맹증
- 두통
- 눈의 피로
- 어지럼증

340. 성 기능
(Sexual Functioning)

정의: 신체적, 사회정서적, 지적인 측면이 통합된 성적 표현 및 수행

결과평가: 유지 (점) 향상 (점)

지표 \ 측정척도	전혀 나타나지 않음	드물게 나타남	때때로 나타남	자주 나타남	항상 나타남
	1	2	3	4	5

- 성적 흥분에 이르기
- 오르가즘을 통해 음경/음핵 발기 지속
- 오르가즘을 통해 흥분 지속
- 필요에 따라 보조기구 사용
- 필요에 따라 성적 기술 조정
- 필요에 따라 호르몬 대체요법 사용
- 성적 표현에 편안함을 말함
- 성적 기능에 반대되는 영향을 미치는 약물을 삼가
- 신체적 결함에도 불구하고 성적으로 수행하는 능력을 표현
- 파트너의 성적 욕구를 알고 있음을 표현
- 개인의 성적 욕구를 알고 있음을 표현
- 파트너와 성적 욕구를 의사소통
- 파트너와 편안하게 의사소통
- 파트너와 성적인 선호를 의사소통
- 환경이 허락되면 성적으로 수행
- 신체에 편안함을 표현
- 파트너의 강압없이 성적으로 수행
- 자존감을 표현
- 성적 관심을 표현
- 친밀할 수 있는 능력을 표현
- 성적 의지를 표현
- 파트너를 존중한다는 것을 표현
- 파트너를 받아들임을 표현
- 파트너의 성적 능력을 알고 있음을 표현
- 개인의 성적 능력을 알고 있음을 표현
- 동의한 파트너를 보고

341. 성 주체성: 수용
(Sexual Identity: Acceptance)

정의: 자신의 성 주체성을 인정하고 수용하는 것

결과평가: 유지 (점) 향상 (점)

지표 \ 측정척도	전혀 나타나지 않음	드물게 나타남	때때로 나타남	자주 나타남	항상 나타남
	1	2	3	4	5

- 자신을 성적인 존재로서 단언
- 성적 성향을 보임
- 성적 성향에 편안함을 보임
- 성적 정체성 위기를 해결하기 위해 건강한 대처 행위를 사용
- 부정적인 성적 자아상에 도전
- 인생 역할에 성적 성향을 통합시킴
- 건강한 친밀관계를 보고
- 사회적 지지를 구하기
- 건강한 성적 기능을 보고
- 성적 활동과 관련된 위험을 말하기
- 개인의 성적 가치체계를 말하기
- 개인의 성적 경계를 정하기
- 성적 활동과 관련된 위험을 최소화하기 위해 예방조치를 사용

342. 골격 기능
(Skeletal Function)

정의: 신체를 지지하고 움직임을 가능하게 하는 뼈의 능력

결과평가: 유지 (점) 향상 (점)

지표 \ 측정척도	극도로 손상됨	상당히 손상됨	보통으로 손상됨	약간 손상됨	전혀 손상되지 않음
	1	2	3	4	5

- 뼈의 통합성
- 골 밀도
- 관절의 움직임
- 체중 부하
- 골격 정렬
- 관절의 안정성

343. 수면
(Sleep)

정의: 신체가 회복되는 동안 주기적으로 되풀이하는 생리적인 의식 상실

결과평가: 유지 (점) 향상 (점)

지표 \ 측정척도	극도로 손상됨	상당히 손상됨	보통으로 손상됨	약간 손상됨	전혀 손상되지 않음
	1	2	3	4	5

- 수면시간
- 관찰된 수면시간
- 수면 양상
- 수면의 질
- 수면의 효율성
- 수면 후 원기회복을 느낌
- 수면 습관
- 밤새 잔다
- 제 시간에 잠을 이루지 못함
- EEG 결과
- EMG 결과
- EOG 결과
- 편안한 방안 온도
- 편안한 침대

	심각함	상당함	보통	약간	없음
	1	2	3	4	5

- 잠들기 어려움
- 수면 중단
- 부적절한 낮잠
- 수면 무호흡
- 수면제 의존
- 악몽
- 야뇨증
- 코를 골다
- 통증

344. 금연 행위

(Smoking Cessation Behavior)

정의: 금연을 하기 위한 개인 행동

결과평가:	유지 (점)		향상 (점)		
지표 \ 측정척도	전혀 나타나지 않음 1	드물게 나타남 2	때때로 나타남 3	자주 나타남 4	항상 나타남 5

- 흡연을 중단할 의지를 표현
- 흡연을 중단할 수 있는 능력에 대한 믿음을 표현
- 금연의 이로운 점을 확인
- 흡연의 부정적인 결과를 확인
- 금연을 위한 효과적인 전략을 개발
- 금연의 장벽을 확인
- 필요에 따라 금연 전략을 조정
- 선택한 금연 전략을 따름
- 관련 건강문제에 대한 검진을 받음
- 금단증상에 대처하기 위한 전략을 사용
- 행동수정 전략을 사용
- 효과적인 대응 전략을 사용
- 건강전문가로부터 도움을 받음
- 개인의 지지체계를 사용
- 신뢰할 만한 정보원을 사용
- 니코틴 대체요법을 사용
- 대체요법을 사용
- 흡연에 영향을 주는 감정 상태를 확인
- 금연을 촉진하는 생활방식을 조정
- 지시에 따라 처방된 약물을 사용
- 지시에 따라 비처방 약물을 사용
- 이용가능한 지지그룹을 사용
- 이용가능한 지역사회 자원을 사용
- 상담에 참여
- 전화상담에 참여
- 우울 징후에 대한 모니터

345. 사회적 상호작용 기술

(Social Interaction Skills)

정의: 효과적인 상호작용을 증진하는 개인의 행동

결과평가:	유지 (점)		향상 (점)		
지표 \ 측정척도	전혀 나타나지 않음 1	드물게 나타남 2	때때로 나타남 3	자주 나타남 4	항상 나타남 5

- 적절한 폭로를 사용
- 수용적으로 보임
- 다른 사람과 협력
- 다른 사람에게 세심해 보임
- 적절한 적극적 행동을 사용
- 적절한 대립을 사용
- 배려
- 진지함
- 따뜻함
- 침착함
- 관대함
- 다른 사람과 관계를 맺기
- 신뢰하다
- 적절한 타협을 사용
- 갈등 해결 전략을 사용

346. 사회적 참여
(Social Involvement)

정의: 개인, 그룹 또는 조직과의 사회적 상호작용

결과평가: 유지 (점) 향상 (점)

지표 \ 측정척도	전혀 나타나지 않음 1	드물게 나타남 2	때때로 나타남 3	자주 나타남 4	항상 나타남 5

- 친한 친구와의 상호작용
- 이웃과의 상호작용
- 가족과의 상호작용
- 직장 구성원과의 상호작용
- 교회 구성원으로 참여
- 적극적인 교회 활동에 참여
- 조직 활동에 참여
- 조직의 임원으로 참여
- 자원봉사자로 참여
- 다른 사람과 여가활동에 참여
- 팀 스포츠에 참여

347. 사회적 지지
(Social Support)

정의: 다른 사람들로부터 신뢰할 수 있는 도움

결과평가: 유지 (점) 향상 (점)

지표 \ 측정척도	적절치 않음 1	약간 적절함 2	보통으로 적절함 3	상당히 적절함 4	완전히 적절함 5

- 자진해서 다른 사람들에게 도움을 요청
- 필요한 경우 다른 사람들로부터 돈을 구할 수 있음
- 다른 사람들이 제공한 도움
- 다른 사람들이 제공한 시간
- 다른 사람들이 제공한 노동
- 다른 사람들이 제공한 정보
- 다른 사람들이 제공한 정서적 도움
- 친구 관계
- 필요에 따라 도와줄 수 있는 사람
- 도움이 되는 사회망
- 도와주는 사회적 접촉
- 안정된 사회망

348. 영적 건강
(Spiritual Health)

정의: 자신, 다른 사람, 높은 권력, 모든 생명, 자연 그리고 자신을 초월하고 힘을 주는 우주와의 유대감

결과평가: 유지 (점) 향상 (점)

지표 \ 측정척도	극도로 손상됨	상당히 손상됨	보통으로 손상됨	약간 손상됨	전혀 손상되지 않음
	1	2	3	4	5

- 신앙의 질
- 희망의 질
- 삶의 의미와 목적
- 종교적 세계관의 성취
- 평온함을 느낌
- 사랑할 능력
- 용서할 능력
- 기도할 능력
- 예배할 능력
- 영적 경험
- 영적 만족감
- 종교적 통과의례에 참여
- 묵상
- 영적 독서
- 종교 지도자와 상호작용
- 음악을 통한 표현
- 미술을 통한 표현
- 글쓰기를 통한 표현
- 내적 자아와의 유대감
- 다른 사람들과의 유대감
- 생각, 감정, 믿음을 공유하기 위한 다른 사람들과의 상호작용

349. 스트레스 수준
(Stress Level)

정의: 기존의 평정을 변화시키는 요인으로 인해 나타나는 신체적 또는 정신적 긴장의 중증도

결과평가: 유지 (점) 향상 (점)

지표 \ 측정척도	심각함	상당함	보통	약간	없음
	1	2	3	4	5

- 혈압 증가
- 요골맥박 증가
- 호흡수 증가
- 동공 확대
- 목, 어깨, 등의 근긴장도 증가
- 긴장성 두통
- 손바닥에 땀이 남
- 향정신성 약물 사용의 증가
- 분열
- 구강, 인후 건조
- 설사
- 빈뇨
- 음식 섭취량 변화
- 위장의 불편감
- 안절부절 못함
- 수면 방해
- 사고과정 중단
- 건망증
- 장기 결근
- 불안
- 우울
- 불안정
- 의심이 많음
- 성욕의 변화
- 빈번한 사고의 증가
- 생산성 감소
- 흡연 증가
- 음주 증가
- 강박적인 행동

350. 학생 건강 상태
(Student Health Status)

정의: 학령기 어린이의 신체적, 인지적, 감정적 그리고 사회적 상태

결과평가: 유지 (점) 향상 (점)

지표 \ 측정척도	극도로 손상됨 1	상당히 손상됨 2	보통으로 손상됨 3	약간 손상됨 4	전혀 손상되지 않음 5

- 신체적 건강
- 정신적 건강
- 학교 출석률
- 학습 준비도
- 학년 또는 상급 수준에 학업성적
- 학년 또는 상급 수준에 수능시험성적
- 예정된 일정에 따라 졸업을 진행
- 보건실 방문 후 교실로 돌아감
- 진료소 방문
- 응급실 방문
- 제 시간에 약물치료를 위해 보건실에 보고
- 지시받은 검사에 참여
- 가족 추후 검진 소개
- 자가간호 활동에 참여
- 개별 건강관리 계획/개별 교육 계획에 따라 만성 질환이나 특별한 요구를 가진 학생들을 관리
- 건강관리를 위한 재원
- 교과과정 활동에 참여
- 교과과정이외의 활동에 참여
- 신체적 활동에 참여
- 성장
- 발달
- 적정 체중
- 건강식이 습관
- 성적 활동 연기

	심각함 1	상당함 2	보통 3	약간 4	없음 5

- 음주
- 마약 사용
- 약물섭취를 증가시키는 활동
- 흡연
- 사고 발생
- 분열성 행동
- 섭식 장애
- 성병 발생
- 임신 위험성

351. 물질 중독 결과
(Substance Addiction Consequences)

정의: 물질 중독으로 인한 건강상태와 사회적 기능 변화의 심각성

결과평가: 유지 (　　　점) 향상 (　　　점)

측정척도 / 지표	심각함 1	상당함 2	보통 3	약간 4	없음 5

- 신체적 활동에 지속적인 감소
- 만성 운동기능 장애
- 만성 피로
- 만성 지구력 감소
- 만성 인지기능 장애
- 만성 호흡 장애
- 질병으로부터의 회복지연
- 직장에 잦은 결근
- 학교에 잦은 결석
- 역할수행유지의 어려움
- 직장 유지의 어려움
- 적절한 가정유지의 어려움
- 재정적 자립의 어려움
- 사회적 상호작용 유지의 어려움
- 주사바늘 공유로 인한 감염 위험성

	심각함 (4회이상) 4회이상	상당함 (3회) 3회	보통 (2회) 2회	약간 (1회) 1회	없음 (0) 0

- 지난 일년 이내에 교통사고
- 지난 일년 이내에 교통위반 딱지
- 지난 일년 이내에 심장마비
- 지난 일년 이내에 응급실 방문
- 지난 일년 이내에 입원

352. 물질 금단 심각성
(Substance Withdrawal Severity)

정의: 마약, 독성 화학물질, 담배, 또는 알코올의 금단증상으로 유발된 신체적, 정신적 증상 또는 징후의 중증도

결과평가: 유지 (　　　점) 향상 (　　　점)

측정척도 / 지표	심각함 1	상당함 2	보통 3	약간 4	없음 5

- 물질 추구 행동
- 물질 갈망
- 흥분
- 초조
- 감정 폭발
- 우울
- 반사항진
- 간대성 근경련
- 연축
- 근육통
- 떨림
- 활력징후의 변화
- 리듬 장애
- 식욕 변화
- 오심
- 구토
- 복통
- 설사
- 콧물
- 눈물흘림
- 동공변화
- 소름
- 뜨겁고 차가운 섬광
- 눈부심
- 감각이상
- 비정상적인 과민성
- 두통
- 하품
- 집중력 장애
- 지남력 장애
- 불면증
- 환각
- 발작
- 열
- 오한
- 홍조
- 발한
- 피로
- 허약감
- 혈액내 알코올 수치
- 혈액내 물질 수치
- 소변내 물질 수치

353. 고통의 심각성
(Suffering Severity)

정의: 잠재적으로 장기적 효과를 가진 고통스러운 증상, 손상 또는 상실과 관련된 고통의 중증도

결과평가: 유지 (점) 향상 (점)

지표 \ 측정척도	심각함 1	상당함 2	보통 3	약간 4	없음 5

- 자기 몰두
- 우울
- 슬픔
- 무력감
- 애도
- 죄책감
- 절망감
- 속수무책
- 무가치감
- 영적 고통
- 절망
- 외로움
- 재발에 대한 두려움
- 참을 수 없는 통증에 대한 두려움
- 알 수 없는 상황에 대한 두려움
- 혼자되는 것에 대한 두려움
- 다른 사람들에 대한 괴로움
- 취약함

354. 자살 자제
(Suicide Self-Restraint)

정의: 자살하려는 몸짓과 시도를 자제하려는 개인의 행동

결과평가: 유지 (점) 향상 (점)

지표 \ 측정척도	전혀 나타나지 않음 1	드물게 나타남 2	때때로 나타남 3	자주 나타남 4	항상 나타남 5

- 감정을 표현
- 유대관계를 유지
- 필요에 따라 도움을 받기
- 자살하고 싶은 생각을 말하기
- 희망을 표현
- 충동을 자제
- 자살 방법 수집을 삼가
- 불법소지물을 나누어주는 것을 삼가
- 감독없이 자제력을 유지
- 이용가능한 정신의료서비스를 이용
- 미래에 대해 계획
- 물질남용에 대한 치료를 받기
- 우울증에 대한 치료를 받기
- 자살시도를 자제
- 기분에 영향을 주는 비처방 물질 사용을 삼가
- 자살 계획이 있는 경우 공개
- 심각한 손상을 입히는 것을 삼가
- 사회적 지지 그룹을 사용
- 자살예방 자원들을 사용
- 만성통증에 대한 적절한 통증관리를 보고

355. 연하 상태
(Swallowing Status)

정의: 음료나 음식물을 입에서 위장까지 안전하게 통과

결과평가: 유지 (점) 향상 (점)

지표 \ 측정척도	극도로 손상됨 1	상당히 손상됨 2	보통으로 손상됨 3	약간 손상됨 4	전혀 손상되지 않음 5
- 입안에 음식물을 담고 있다. - 구강 분비물을 처리한다. - 타액 생성 - 씹는 능력 - 연하반사에 맞추어 음식물 덩어리를 하인두로 보낸다.	- 구강을 깨끗하게 하는 능력 - 시기에 맞는 음식물 덩어리 형성 - 음식물을 받아들임 - 연하 검사 결과		- 음식물 덩어리 크기/질감에 맞게 삼키는 횟수 - 먹는 양에 대한 식사 시간 - 시기에 맞는 연하반사 - 머리와 몸통의 중립자세 유지		
	심각함 1	상당함 2	보통 3	약간 4	없음 5
- 음성변화 - 질식 - 기침	- 구역 - 연하운동 감소 - 위 역류		- 연하 불편감		

356. 연하 상태: 식도 부분
(Swallowing Status: Esophageal Phase)

정의: 음료나 고형음식물이 인두에서 위로 적절하게 통과되는 것

결과평가: 유지 (점) 향상 (점)

지표 \ 측정척도	극도로 손상됨 1	상당히 손상됨 2	보통으로 손상됨 3	약간 손상됨 4	전혀 손상되지 않음 5
- 머리와 목의 중립 자세 유지 - 음식물을 받아들임	- 용량을 받아들임		- 연하검사결과: 식도부분		
	심각함 1	상당함 2	보통 3	약간 4	없음 5
- 야간에 기침 - 야간에 구토 - 야간에 질식 - 연하시 질식	- 연하시 기침 - 위 역류 - 삼키기 불편 - 상복부 통증		- 이갈기 - 산성호흡 냄새 - 토혈 - 반복적인 연하		

357. 연하 상태: 구강 부분
(Swallowing Status: Oral Phase)

정의: 입에서 음료나 고형음식물을 삼키기 위해 준비하고 흘리지 않게 뒤쪽으로 적절하게 넘기는 상태

결과평가: 유지 (점) 향상 (점)

지표 \ 측정척도	극도로 손상됨 1	상당히 손상됨 2	보통으로 손상됨 3	약간 손상됨 4	전혀 손상되지 않음 5

- 입안에 음식물을 담고 있다.
- 구강 분비물을 처리한다.
- 음식물 덩어리를 만든다.
- 시기에 맞는 음식물 덩어리를 만든다.
- 저작 능력
- 연하반사에 맞추어 하인두로 음식물 덩어리를 보냄
- 구강을 깨끗하게 하는 능력
- 입을 다물다.
- 음식물 덩어리 크기/질감에 맞게 삼키는 횟수
- 효율적으로 젖을 물다.
- 음식물 소비율
- 구역 반사
- 연하검사결과: 구강단계

	심각함 1	상당함 2	보통 3	약간 4	없음 5

- 삼키기 전에 기침
- 삼키기 전에 질식
- 삼키기 전에 구역
- 비강 역류

358. 연하 상태: 인두 부분
(Swallowing Status: Pharyngeal Phase)

정의: 음료나 고형음식물이 입에서 식도로 적절하게 통과 되는 것

결과평가: 유지 (점) 향상 (점)

지표 \ 측정척도	극도로 손상됨 1	상당히 손상됨 2	보통으로 손상됨 3	약간 손상됨 4	전혀 손상되지 않음 5

- 시기에 맞는 연하 반사
- 음식물 덩어리 크기/질감에 맞게 삼키는 횟수
- 머리와 목의 중립 자세 유지
- 후두 상승
- 음식물을 받아들임
- 연하검사결과: 인두단계

	심각함 1	상당함 2	보통 3	약간 4	없음 5

- 음성 변화
- 질식
- 기침
- 구역
- 연하운동 감소
- 비강 역류
- 흡인

359. 증상 조절
(Symptom Control)

정의: 신체적 및 정서적 기능상의 해로운 변화 인지를 최소화하기 위한 개인적 조치

결과평가: 유지 (점) 향상 (점)

지표 \ 측정척도	전혀 나타나지 않음 1	드물게 나타남 2	때때로 나타남 3	자주 나타남 4	항상 나타남 5

- 증상 발현을 감시
- 증상이 지속되는 것을 감시
- 증상의 심각성을 감시
- 증상의 빈도를 감시
- 증상의 변화를 감시
- 예방조치를 사용
- 증상경감 조치를 사용
- 이용가능한 자원을 사용
- 경계징후 발생시 의료서비스를 받기
- 시간이 지남에 따라 증상을 모니터하기 위해 일지를 사용
- 증상관리를 보고

360. 증상 심각성
(Symptom Severity)

정의: 신체적, 정서적, 사회적 기능상에서 인식된 유해 변화에 대한 중증도

결과평가: 유지 (점) 향상 (점)

지표 \ 측정척도	심각함 1	상당함 2	보통 3	약간 4	없음 5

- 증상의 강도
- 증상의 빈도
- 증상의 지속성
- 불편감
- 안절부절
- 두려움
- 불안
- 신체적 기동성 장애
- 역할 수행 장애
- 대인관계 장애
- 기분 장애
- 손상된 인생의 즐거움
- 불충분한 수면
- 수면 결핍
- 식욕 부진

361. 증상 심각성: 폐경전후
(Symptom Severity: Perimenopause)

정의: 호르몬 수치 감소로 인한 증상의 중증도

결과평가:	유지 (	점)		향상 (	점)
지표 \ 측정척도	심각함 1	상당함 2	보통 3	약간 4	없음 5

- 월경불순
- 복부경련
- 일과성 열감
- 야간 발한
- 질 건조
- 기분 동요
- 월경 흐름
- 불면증
- 피로
- 근골격계 통증
- 체중 증가
- 성욕 감퇴
- 심계 항진
- 현훈
- 기억력 변화

362. 증상 심각성: 월경전 증후군
(Symptom Severity: Premenstrual Syndrome (PMS))

정의: 주기적인 호르몬 변화로 인한 증상의 중증도

결과평가:	유지 (	점)		향상 (	점)
지표 \ 측정척도	심각함 1	상당함 2	보통 3	약간 4	없음 5

- 복부 팽만
- 복부 경련
- 배변양상 변화
- 배뇨량 감소
- 여드름
- 불안
- 요통
- 유방 압통
- 현훈
- 구토
- 에너지 감소
- 우울
- 수분 정체
- 식탐
- 두통
- 불면증
- 흥분
- 기분 동요
- 오심

363. 전신적 독소 제거: 투석
(Systemic Toxin Clearance: Dialysis)

정의: 복막투석이나 혈액투석을 통해 신체의 독소를 제거

결과평가: 유지 (　　　점)　향상 (　　　점)

지표 \ 측정척도	정상범위에서 극도로 벗어남	정상범위에서 상당히 벗어남	정상범위에서 보통정도 벗어남	정상범위에서 약간 벗어남	정상범위에서 벗어나지 않음
	1	2	3	4	5

- 혈압
- 혈청 칼륨
- 혈청 나트륨
- 혈청 크레아티닌
- 혈청 칼슘
- 혈청 중탄산염
- 혈청 마그네슘
- 혈청 인
- 혈청 크레아티닌 청소율
- BUN/Creatinine
- URR ≥ 65%

	심각함	상당함	보통	약간	없음
	1	2	3	4	5

- 오심
- 구토
- 허약
- 권태
- 식욕부진
- 불면증
- 부종
- 어지러움
- 가려움증
- 복수
- 근경련
- 빈혈
- 체중증가
- 농도장애

364. 체온 조절
(Thermoregulation)

정의: 열 생산, 열 획득 및 열 손실 사이의 균형

결과평가: 유지 (　　　점)　향상 (　　　점)

지표 \ 측정척도	극도로 손상됨	상당히 손상됨	보통으로 손상됨	약간 손상됨	전혀 손상되지 않음
	1	2	3	4	5

- 추울때 닭살이 돋는다.
- 심첨맥박수
- 요골맥박수
- 호흡수
- 체온 안정
- 더울때 발한
- 추울때 떨림

	심각함	상당함	보통	약간	없음
	1	2	3	4	5

- 피부온도 증가
- 피부온도 감소
- 고체온
- 저체온
- 두통
- 근육통
- 흥분
- 졸음
- 피부색 변화
- (근)단일수축
- 탈수
- 열경련
- 열사병
- 동상

365. 체온 조절: 신생아
(Thermoregulation: Newborn)

정의: 신생아기 동안 열 생산, 열 획득 및 열 손실 사이의 균형

결과평가:	유지 (점)		향상 (점)		
지표 \ 측정척도	**극도로 손상됨** 1	**상당히 손상됨** 2	**보통으로 손상됨** 3	**약간 손상됨** 4	**전혀 손상되지 않음** 5

- 체중증가
- 비오한 열생산
- 저체온증과 열정체
- 미숙아 보육기에서 유아용 침대로 이동
- 고체온증과 열소실
- 산/염기 균형

	심각함 1	**상당함** 2	**보통** 3	**약간** 4	**없음** 5

- 불안정한 체온
- 고체온
- 저체온
- 불규칙한 호흡
- 빈호흡
- 안절부절
- 기면
- 피부색 변화
- 탈수
- 불안정한 혈당
- 고빌리루빈혈증

366. 조직 통합성: 피부와 점막
(Tissue Integrity: Skin & Mucous Membranes)

정의: 피부와 점막이 구조적으로 완전하고 생리적 기능이 정상적인 상태

결과평가:	유지 (점)		향상 (점)		
지표 \ 측정척도	**극도로 손상됨** 1	**상당히 손상됨** 2	**보통으로 손상됨** 3	**약간 손상됨** 4	**전혀 손상되지 않음** 5

- 피부온도
- 감각
- 탄력성
- 수화
- 발한
- 피부결
- 두께
- 조직관류
- 모발성장
- 피부통합성

	심각함 1	**상당함** 2	**보통** 3	**약간** 4	**없음** 5

- 비정상적인 색소침착
- 피부 병변
- 점막 병변
- 흉터 조직
- 피부암
- 피부 각질
- 피부 낙설
- 홍반
- 창백
- 괴사
- 경화

367. 조직 관류: 복부 장기
(Tissue Perfusion: Abdominal Organs)

정의: 복부 내장의 작은 혈관을 통해 혈액이 흘러서 기관의 기능을 유지하는 정도

결과평가: 유지 (점) 향상 (점)

지표 \ 측정척도	정상범위에서 극도로 벗어남	정상범위에서 상당히 벗어남	정상범위에서 보통정도 벗어남	정상범위에서 약간 벗어남	정상범위에서 벗어나지 않음
	1	2	3	4	5

- 이완기 혈압
- 수축기 혈압
- 평균 혈압
- 배뇨량
- 장음
- 전해질과 산/염기 균형
- 요비중
- BUN
- 혈장 크레아티닌
- 간기능 검사 결과
- 췌장 효소

	심각함	상당함	보통	약간	없음
	1	2	3	4	5

- 비정상적인 갈증
- 복통
- 오심
- 구토
- 흡수장애/결핍증
- 만성 위염
- 복부팽만
- 복수
- 위장 정맥류
- 변비
- 설사
- 체액균형 변화
- 식욕부진

368. 조직 관류: 심장
(Tissue Perfusion: Cardiac)

정의: 혈액이 관상동맥관을 통해 흘러서 심장의 기능을 유지하는 정도

결과평가: 유지 (점) 향상 (점)

지표 \ 측정척도	정상범위에서 극도로 벗어남	정상범위에서 상당히 벗어남	정상범위에서 보통정도 벗어남	정상범위에서 약간 벗어남	정상범위에서 벗어나지 않음
	1	2	3	4	5

- 심첨맥박수
- 요골맥박수
- 수축기 혈압
- 이완기 혈압
- 박출률
- 운동부하 검사 결과
- 폐쐐기압
- 심장박출지수
- 심전도 검사 결과
- 심장 효소
- 관상동맥조영술 결과
- 탈륨스캔 결과

	심각함	상당함	보통	약간	없음
	1	2	3	4	5

- 협심증
- 부정맥
- 빈맥
- 서맥
- 발한 과다
- 오심
- 구토

369. 조직 관류: 세포
(Tissue Perfusion: Cellular)

정의: 세포 수준의 기능을 유지하기 위해서 맥관 구조를 통한 혈류의 적절성

결과평가: 유지 (점) 향상 (점)

지표 \ 측정척도	정상범위에서 극도로 벗어남	정상범위에서 상당히 벗어남	정상범위에서 보통정도 벗어남	정상범위에서 약간 벗어남	정상범위에서 벗어나지 않음
	1	2	3	4	5

- 수축기 혈압
- 이완기 혈압
- 평균 동맥혈가스
- 산소포화도
- 체액 균형
- 심첨맥박수
- 심장리듬
- 전해질과 산/염기 균형
- 모세혈관 재충만
- 배뇨량
- 크레아티닌 청소율

	심각함	상당함	보통	약간	없음
	1	2	3	4	5

- 초조
- 괴사
- 오심
- 구토
- 통증
- 의식수준 저하
- 창백하고 차가운 피부
- 피부 손상

370. 조직 관류: 뇌
(Tissue Perfusion: Cerebral)

정의: 혈액이 뇌동맥관을 통해 흐르고, 뇌 기능을 유지하는 정도

결과평가: 유지 (점) 향상 (점)

지표 \ 측정척도	정상범위에서 극도로 벗어남	정상범위에서 상당히 벗어남	정상범위에서 보통정도 벗어남	정상범위에서 약간 벗어남	정상범위에서 벗어나지 않음
	1	2	3	4	5

- 두개내압
- 수축기 혈압
- 이완기 혈압
- 평균 혈압
- 뇌혈관 조영술 결과

	심각함	상당함	보통	약간	없음
	1	2	3	4	5

- 두통
- 경동맥 잡음
- 안절부절
- 무기력
- 알 수 없는 불안
- 초조
- 구토
- 딸꾹질
- 실신
- 열
- 인지장애
- 의식수준 저하
- 신경계 반사 장애

371. 조직 관류: 말초
(Tissue Perfusion: Peripheral)

정의: 혈액이 사지의 작은 혈관을 통해 흘러서 조직의 기능을 유지하는 정도

결과평가: 유지 (점) 향상 (점)

지표 \ 측정척도	정상범위에서 극도로 벗어남 1	정상범위에서 상당히 벗어남 2	정상범위에서 보통정도 벗어남 3	정상범위에서 약간 벗어남 4	정상범위에서 벗어나지 않음 5

- 손가락 모세혈관 재충만
- 발가락 모세혈관 재충만
- 사지 피부 온도
- 경동맥 맥박 강도(우)
- 경동맥 맥박 강도(좌)
- 위팔맥박 강도(우)
- 위팔맥박 강도(좌)
- 수축기 혈압
- 이완기 혈압
- 평균 혈압
- 요골맥박 강도(우)
- 요골맥박 강도(좌)
- 넙다리 맥박 강도(우)
- 넙다리 맥박 강도(좌)
- 발등맥박 강도(우)
- 발등맥박 강도(좌)

	심각함 1	상당함 2	보통 3	약간 4	없음 5

- 사지 잡음
- 말초 부종
- 국소 사지 통증
- 괴사
- 무감각
- 저림
- 창백
- 근쇠약
- 근경련
- 피부손상
- 발적
- 감각이상

372. 조직 관류: 폐
(Tissue Perfusion: Pulmonary)

정의: 혈액이 폐포/모세혈관을 관류하면서 적절한 혈압과 양을 유지한 상태로 폐혈관을 통해 흐르는 정도

결과평가: 유지 (점) 향상 (점)

지표 \ 측정척도	극도로 손상됨 1	상당히 손상됨 2	보통으로 손상됨 3	약간 손상됨 4	전혀 손상되지 않음 5

- 환기관류 스캔
- 폐동맥압
- 호흡리듬
- 호흡수
- 수축기 혈압
- 이완기 혈압
- 평균 혈압
- PaO_2
- $PaCO_2$
- 동맥혈 pH
- 산소포화도

	심각함 1	상당함 2	보통 3	약간 4	없음 5

- 흉통
- 흉막마찰음
- 객혈
- 알 수 없는 불안
- 호흡곤란
- 가스교환 장애

373. 이동 수행
(Transfer Performance)

정의: 보조장치를 이용하거나 보조장치가 없이 독립적으로 신체의 위치를 변경하는 능력

결과평가: 유지 (점) 향상 (점)

측정척도 / 지표	극도로 손상됨	상당히 손상됨	보통으로 손상됨	약간 손상됨	전혀 손상되지 않음
	1	2	3	4	5

- 침대에서 의자로 이동
- 의자에서 침대로 이동
- 의자에서 의자로 이동
- 휠체어에서 탈 것으로 이동
- 탈 것에서 휠체어로 이동
- 누워있는 동안 한쪽 면에서 다른 쪽으로 이동
- 휠체어에서 화장실로 이동
- 화장실에서 휠체어로 이동

374. 치료 행위: 질병 또는 손상
(Treatment Behavior: Illness or Injury)

정의: 병리적 증상을 완화시키거나 없애는 개인의 행위

결과평가: 유지 (점) 향상 (점)

측정척도 / 지표	전혀 나타나지 않음	드물게 나타남	때때로 나타남	자주 나타남	항상 나타남
	1	2	3	4	5

- 권고한 예방책 이행
- 권고한 치료요법 이행
- 처방한 절차 수행
- 처방한 활동수준 이행
- 약물요법 이행
- 처방한 식이 이행
- 병세를 악화시키는 행동 피하기
- 능력에 맞는 자가 간호를 수행
- 치료 효과 감시
- 치료 부작용 감시
- 질병 부작용 감시
- 질병 상태 변화 감시
- 치료 장치를 정확하게 사용
- 치료 요구를 충족시키기 위해 역할 활동 변화
- 활동과 휴식 균형 유지
- 필요에 따라 전문가의 조언을 구함
- 필요에 따라 건강전문가에게 예약

375. 배뇨 조절
(Urinary Continence)

정의: 방광으로부터 소변배출을 조절

결과평가:	유지 (점)		향상 (점)		
지표 / 측정척도	전혀 나타나지 않음 1	드물게 나타남 2	때때로 나타남 3	자주 나타남 4	항상 나타남 5
- 배뇨 충동 인지 - 예측할 수 있는 배뇨양상 유지 - 적절한 시기에 충동에 대응 - 적절한 용기에 배뇨	- 배뇨욕구에서 소변배출 전에 화장실에 도착 - 매번 150cc 이상의 배뇨 - 소변 줄기를 시작하고 멈추기 - 방광을 완전하게 비우기 - 충분한 수분섭취		- 혼자서 옷 입기 - 독립적으로 배뇨 - 배뇨조절을 방해하는 약물 확인		
	항상 나타남 1	자주 나타남 2	때때로 나타남 3	드물게 나타남 4	전혀 나타나지 않음 5
- 소변누출과 배뇨사이 - 배뇨후 잔뇨량 〉100-200cc	- 복부압력증가로 소변누출(예, 재채기, 웃음) - 낮 동안 옷이 젖음		- 밤 동안 옷과 침대가 젖음 - 요로감염		

376. 배뇨
(Urinary Elimination)

정의: 소변을 모으고 배설하는 능력

결과평가:	유지 (점)		향상 (점)		
지표 / 측정척도	극도로 손상됨 1	상당히 손상됨 2	보통으로 손상됨 3	약간 손상됨 4	전혀 손상되지 않음 5
- 배설 양상 - 소변 냄새 - 소변 양	- 소변 색 - 소변의 투명도 - 수분 섭취		- 방광을 완전하게 비우기 - 배뇨충동을 인지		
	심각함 1	상당함 2	보통 3	약간 4	없음 5
- 소변 입자들이 보임 - 소변내 혈액이 보임 - 배뇨시 통증 - 배뇨시 작열감 - 배뇨지연	- 빈뇨 - 긴박뇨 - 요정체 - 야뇨증 - 요실금		- 복압성 요실금 - 절박성 요실금 - 기능적 요실금		

377. 시력 보상 행위
(Vision Compensation Behavior)

정의: 시각 장애를 보상하기 위한 개인의 활동

결과평가: 유지 (점) 향상 (점)

지표 \ 측정척도	전혀 나타나지 않음	드물게 나타남	때때로 나타남	자주 나타남	항상 나타남
	1	2	3	4	5

- 시력 감퇴의 증상을 감시
- 시력에 유리한 자리에 위치
- 다른 사람에게 시력에 유리한 기법을 사용하도록 말함
- 활동을 위해 적절한 조명을 사용
- 안경을 정확하게 착용
- 콘텍트렌즈를 정확하게 착용
- 안경류를 정확하게 다룸
- 시력 보조장치를 사용
- 동물의 도움을 사용
- 컴퓨터 보조장치 사용
- 저시력을 위한 지원서비스 사용
- 점자를 사용

378. 활력 징후
(Vital Signs)

정의: 체온, 맥박, 호흡 및 혈압의 정도

결과평가: 유지 (점) 향상 (점)

지표 \ 측정척도	정상범위에서 극도로 벗어남	정상범위에서 상당히 벗어남	정상범위에서 보통정도 벗어남	정상범위에서 약간 벗어남	정상범위에서 벗어나지 않음
	1	2	3	4	5

- 체온
- 심첨맥박수
- 심첨 리듬
- 요골맥박수
- 호흡수
- 호흡리듬
- 수축기 혈압
- 이완기 혈압
- 맥압
- 흡기의 깊이

379. 체중: 체질량
(Weight: Body Mass)

정의: 신장, 골격, 성별, 연령에 알맞은 체중, 근육, 지방의 정도

결과평가: 유지 (점) 향상 (점)

지표 \ 측정척도	정상범위에서 극도로 벗어남 1	정상범위에서 상당히 벗어남 2	정상범위에서 보통정도 벗어남 3	정상범위에서 약간 벗어남 4	정상범위에서 벗어나지 않음 5

- 체중
- 세갈래근 피부주름 두께
- 어깨밑근 피부주름 두께
- 허리/엉덩 둘레 비율(여자)
- 목/허리 둘레 비율(남자)
- 체지방률
- 머리둘레의 백분위수(아동)
- 신장의 백분위수(아동)
- 체중의 백분위수(아동)

380. 체중 증가 행위
(Weight Gain Behavior)

정의: 자발적이나 비자발적으로 현저한 체중감소 후에 체중을 증가시키기 위한 개인의 활동

결과평가: 유지 (점) 향상 (점)

지표 \ 측정척도	전혀 나타나지 않음 1	드물게 나타남 2	때때로 나타남 3	자주 나타남 4	항상 나타남 5

- 건강전문가로부터 체중에 관한 도움
- 체중감소의 원인 확인
- 적절한 치아관리
- 도달할 수 있는 체중 증가 목표를 설정
- 건강한 목표 체중을 선택
- 칼로리 섭취 필요량을 확인
- 영양가가 높은 음식과 수분의 적절한 공급을 유지
- 음식을 구입하기 위해 재정적인 지원을 받음
- 연하를 향상시키는 음식 준비
- 맛을 향상시키는 것을 사용
- 음식을 준비할 때 도움을 받음
- 좋아하고 싫어하는 음식과 수분 확인
- 알레르기 음식을 확인
- 비타민/미네랄 보충제 사용
- 매일 8잔의 물 섭취
- 전해질 불균형의 증상과 징후 인지
- 전해질 불균형에 대한 치료 받음
- 식욕 수준 감시
- 식욕을 증가시키기 위해 처방된 약물 사용
- 체중증가를 향상시키기 위해 처방된 약물 사용
- 영양 보충제 사용
- 고단백, 고열량 음식과 수분 선택
- 식사 사이에 영양가가 높은 음식과 수분 섭취
- 수분 균형을 유지
- 충분한 수면을 유지
- 음식과 수분 섭취량을 감시하기 위해 일기 사용
- 처방에 따라 경장튜브 영양을 투여
- 처방에 따라 비경구적 영양을 투여
- 체중증가를 향상시키기 위해 개인의 지지체계를 사용
- 지지그룹에 참여
- 영양 감시에 참여
- 체질량 지수를 감시
- 체중을 감시

381. 체중 감소 행위
(Weight Loss Behavior)

정의: 식이, 운동, 행동수정을 통하여 체중을 감소시키기 위한 개인의 활동

결과평가: 유지 (점) 향상 (점)

지표 \ 측정척도	전혀 나타나지 않음	드물게 나타남	때때로 나타남	자주 나타남	항상 나타남
	1	2	3	4	5

- 건강전문가로부터 체중감소 전략에 대한 정보를 얻음
- 건강한 목표 체중 선택
- 건강에 좋은 식사 계획
- 영양가가 높은 음식과 수분 선택
- 음식 1회 섭취분량을 조절
- 일상적인 운동을 설정
- 칼로리 섭취량을 초과해서 칼로리를 소모
- 음식에 대한 집착 조절
- 음식과 수분섭취량에 영향을 미치는 감정 상태를 확인
- 음식과 수분섭취량에 영향을 미치는 사회적 상황을 확인
- 음식과 수분섭취량에 영향을 미치는 상황에 대해 계획
- 행동 수정 전략을 사용
- 혼잣말로 동기부여
- 고칼로리 음식과 수분을 피함
- 매일 8잔의 물을 섭취
- 체중감소 계획에 비타민을 포함시킴
- 처방에 따라 식욕억제제를 사용
- 처방에 따라 체중감소 약물을 사용
- 체중감소를 향상사키기 위한 개인의 지지 체계를 사용
- 체중감소 지지 그룹에 참여
- 체중 감시
- 체질량 지수 감시
- 음식과 수분 섭취량을 감시하기 위해 일기 사용
- 목표 체중을 향하여 나아가고 있음
- 상업적인 다이어트 제품을 안전하게 사용

382. 체중 유지 행위
(Weight Maintenance Behavior)

정의: 최적 체중을 유지하기 위한 개인의 활동

결과평가: 유지 (점) 향상 (점)

지표 \ 측정척도	전혀 나타나지 않음	드물게 나타남	때때로 나타남	자주 나타남	항상 나타남
	1	2	3	4	5

- 체중 감시
- 최적 1일 칼로리 섭취량 유지
- 균형잡힌 칼로리 섭취량과 운동
- 영양가가 높은 식사 선택
- 영양가가 높은 간식 선택
- 매일 8잔의 물 섭취
- 필요에 따라 영양보충제 사용
- 배고픔에 반응하여 먹음
- 권장된 식사 양상을 유지
- 섭취된 음식을 유지
- 수분 균형을 유지
- 건강전문가로부터 도움을 받기
- 개인의 지지체계를 사용
- 음식과 수분섭취에 영향을 미치는 사회적 상황 확인
- 음식과 수분섭취에 영향을 미치는 감정 상태 확인
- 음식과 수분섭취에 영향을 미치는 상황에 대해 계획
- 음식에 대한 집착을 조절
- 체중에 대한 집착을 조절
- 충분한 수면을 유지
- 최적 체중을 유지

383. 삶에 대한 의지
(Will to Live)

정의: 생존을 위한 갈망, 결의 및 노력

결과평가:	유지 (	점)		향상 (	점)
측정척도 / 지표	극도로 손상됨 1	상당히 손상됨 2	보통으로 손상됨 3	약간 손상됨 4	전혀 손상되지 않음 5

- 삶에 대한 결의를 표현
- 희망을 표현
- 낙관적인 표현
- 통제감각을 표현
- 감정을 표현
- 질병에 관심이 있음
- 치료에 관심이 있음
- 질병과 관련된 문제를 해결하기 위한 전략을 사용
- 생명연장을 위한 치료를 사용
- 건강 증진을 위한 전략을 사용
- 생명 연장을 위한 전략을 사용

	심각함 1	상당함 2	보통 3	약간 4	없음 5

- 우울
- 자살 사고
- 비관적인 사고

384. 상처 치유: 일차 유합
(Wound Healing: Primary Intention)

정의: 고의적인 봉합 후에 세포와 조직이 재생된 정도

결과평가:	유지 (	점)		향상 (	점)
측정척도 / 지표	없음 1	한정됨 2	보통 3	상당함 4	광대함 5

- 피부 접합
- 상처 가장자리 접합
- 반흔 형성

	광대함 1	상당함 2	보통 3	한정됨 4	없음 5

- 화농성 배액
- 장액성 배액
- 혈액성 배액
- 장액혈액성 배액
- 배액관으로 혈액성 배액
- 배액관으로 장액혈액성 배액
- 홍반
- 멍
- 상처주위에 부종
- 피부온도 증가
- 나쁜 상처 냄새
- 상처 부위 : ____________________

385. 상처 치유: 이차 유합
(Wound Healing: Secondary Intention)

정의: 개방 상처에 세포와 조직이 재생된 정도

결과평가:	유지 (	점)		향상 (	점)
측정척도 / 지표	**없음** 1	**한정됨** 2	**보통** 3	**상당함** 4	**광대함** 5
– 육아 형성 – 반흔 형성	– 상처크기 감소				
	광대함 1	**상당함** 2	**보통** 3	**한정됨** 4	**없음** 5
– 화농성 배액 – 장액성 배액 – 혈액성 배액 – 장액혈액성 배액 – 홍반 – 상처 염증 – 상처주위 염증	– 물집이 생긴 피부 – 짓무른 피부 – 괴사 – 딱지 형성 – 나쁜 상처 냄새 – 상처 부위 : ____________				

참고문헌

최순희, 김유정, 문 희, 박민정, 선정주, 양영옥, 엄애용, 이경완, 정향인, 조인숙, 지혜련(2010). 간호과정. 서울: 현문사.

Abbott, P. A. (2000). The challenges of data mining in large nursing home datasets. *Information Technology in Nursing*, 12(3), 9-14.

Aydelotte, M (1962). The use of patient welfare as a criterion measure. *Nursing-research*, 11, 10-14.

Baernholdt, M,, & Lang, N.M. (2003). Why an ICNP? Links among quality information and policy, *International Nursing Review*, 50, 73-78.

Benner, P,. Sheets, V., Uris, P., Malloch, K., Schwed, K., & Jamison, D. (2002). Individual, practice and system causes of errors in nursing: A taxonomy. *JONA*, 32(10), 509-523.

Berger, A. M., & Berger, C. R. (2004). Data mining as a tool for research and knowledge development in nursing. *Computers, Informatics, Nursing (CIN),* 22(3), 123-131.

Bulechek, G. M., Butcher, H. K., & Dochterman, J. M. (2008). *Nursing Interventions Classfication (NIC)* (5th ed.). St. Louis: Mosby.

Capenito-Moyet, L. J. (2004). *Nursing care plans & documentations* (4th ed.). Philadelphia: Lippincott Williams & Wilkins.

Craven, R. F., & Hirnle, C. J. (2007). Fundamental of Nursing (5th ed.). Philadelphia: Lippincott williams & wilkins.

Delaney, C. (2006). Nursing Minimum Data Set (NMDS) Systems. In V. Saba & K. McCormick (Eds.), *Essentials of nursing informatics* (4th ed., pp. 249-261). New York: McGraw-Hill.

Dochterman, J. M., & Bulechek, G. M. (2004). *Nursing interventions classification (NIC)* (4th ed.). St. Louis: Mosby.

Dochterman, J., Titler, M., Wang, J., Reed, Pettit, D., Mathew-Wilson, M., Budreau, G., Bulechek, G., Kraus, V., & Kanak, M. (2005). Describing use of nursing interventions for three groups of patients. *Journal of Nursing Scholarship*, 37(1), 57-66.

Dyck, M. J. (2007). Nursing staffing and resident outcomes in nursing homes: Weight loss and dehydration, *Journal of Nursing Care Quality*, 22(1), 59-65.

Goodwin, L., VanDyne, M., Simon, L., & Talbert, S. (2003). Data mining issues and opportunities for building nursing knowledge. *Journal of Biomedical Informatics*, 36(4-5), 379-388.

Heater, B. S., Becker, A. M., & Olson, R. K. (1988). Nursing interventions and patient outcomes: A meta-analysis of studies. *Nursing Research*, 37, 303-307.

Hover, J., & Zimmer, M. (1978), Nursing quality assurance: The Wisconsin system. *Nursing Outlook*, 26, 242-248.

Johnson, M., & Bulechek, G. (2001). *Nursing diagnosis, outcome and interventions. NANDA, NOC and NIC linkages*. St. Louis: Mosby.

Johnson, M., Maas, M., & Moorhead, S. (2000). *Nursing Outcomes Classification(NOC)*. St. Louis: Mosby.

Johnson, M., & Bulechek, G. (2006) *Nursing diagnosis, outcome and interventions. NANDA, NOC and NIC linkages*. St. Louis: Mosby.

Kerr, P. (2005). *Nursing interventions & risk adjustment of selected patient outcomes*. Unpublished doctoral dissertation, University of Iowa, Iowa City, Iowa.

Lang, N. M., & Clinton, J. F. (1984) Assessment of quality of nursing care. *Annual Review of Nursing Research*, 2, 135-163.

Maas, M. L., & Delaney, C. (2004). Nursing process outcome linkage research: Issues, current status, and health policy implications. *Medical Care*, 42(2 Suppl), 1140-1148.

Marek, K. D. (1997). Measuring the effectiveness of nursing care. *Outcomes Management for Nursing Practice*, 1(1), 8-12.

Moorhead, S., Johnson, M., Maas, M., & Reed, D. (2003). Testing the nursing outcomes classification in three clinical unites in a community hospital. *Journal of Nursing Measurement*, 11(2), 171-181.

McCloskey, J. C., & Bulechek, G. M. (2000). *Nursing intervention classification(NIC)* (3rd ed.). St. Louis: Mosby.

Moorhead, S., Johnson, M., & Maas, M. (2004). *Nursing outcomes classification(NOC)* (3rd ed.). St. Louis: Mosby.

Moorhead, S., Johnson, M., Maas, M. L., & Swanson, E. (2008). *Nursing Outcomes Classification (NOC)* (4th ed.). St. Louis: Mosby.

NANDA (2009). *Nursing daignoses definitions and classification 2009-2011.* Philadelphia: Wiley-Blackwell.

Rantz, M. J., Hicks, L., Petroski, G. F., Madsen, R. W., Mehr, D. R., Conn, V., Zwygard-Staffacher, M., & Maas. M. (2005). Stability and sensitivity of nursing home quality indicators. *Journal of Gerontology*: MEDICAL SCIENCES, 59A(1), 79-82.

Shever, L., Titler, M., Dochterman, J., Fei, Q., & Picone, D.M. (2007). Patterns of nursing intervention use across six days of acute care hospitalization for three older patient populations *The international Journal of Nursing Terminologies and Classification*, 18(1), 18-29.

Titler, M., Dochterman, J., Pettit, D., Everett, L., Xie X., Kanak, M., & Fei, Q. Cost of hospital care for elderly at risk fo falling. *Nursing Economics*, 23(6), 290-306.

Titler, M., Dochterman, J., Xie, X., Kanak, M., Fei, Q., Picone, D., & Shever, L. (2006). Nursing interventions and other factors associated with discharge disposition in older patients after hip fractures. *Nursing Research*, 55(4), 231-242.

Deaton, C., & Grady, K. L. (2004). State of the science for cardiovascular nursing outcomes. *Journal of Cardiovascular Nursing*, 19(5), 329-338.

Lake, E. T., & Cheung, R. B. (2006). Are patient falls and pressure ulcers sensitive to nurse staffing? *Western Journal of Nursing Research*, 28(6), 654-657.

저자소개

최순희 전남대학교 간호대학 교수

이은주 서영대학교 간호학과 교수

박민정 호남대학교 간호학과 겸임교수

김혜숙 목포 가톨릭대학교 간호학과 교수

김미향 순천 청암대학교 간호학과 교수

최자윤 전남대학교 간호대학 교수

간호결과 및 측정지표

Nursing Outcomes Measurement Indicators

인쇄 | 2012년 1월 20일
발행 | 2012년 1월 30일

공저 | 최순희·이은주·박민정·김혜숙·김미향·최자윤
발행인 | 김윤수
발행처 | 전남대학교출판부

등록 | 1981. 5. 21. 제53호
주소 | 500-757 광주광역시 북구 용봉로 77
전화 | (062) 530-0571~3
팩스 | (062) 530-0579
홈페이지 | http://altair.chonnam.ac.kr/~cnup

값 23,000원

ISBN 978-89-7598-980-3 (93510)

이 도서의 국립중앙도서관 출판시도서목록(CIP)은 e-CIP홈페이지(http://www.nl.go.kr/ecip)와 국가자료공동목록시스템(http://www.nl.go.kr/kolisnet)에서 이용하실 수 있습니다.
(CIP제어번호 : CIP2012000233)